PREMIERS SECOURS

AUX MALADES ET AUX BLESSÉS

PREMIERS SECOURS

ET

SOINS A DONNER

AUX MALADES ET AUX BLESSÉS

DU MÊME AUTEUR

L'acide salicylique et ses composés. Usages thérapeutiques, ouv. cour. par la Faculté de Médec. 1877 (épuisé).

L'Endémie paludéenne de la campagne de Rome, 1880 (épuisé).

De la solution d'ergot de seigle pour injections hypodermiques, 1880.

Etude sur la falsification des aliments, 1881.

De l'organisation de l'inspection des substances alimentaires, 1881.

The Bread Reform League, Londres, 1881.

Législation de l'Angleterre et des Etats-Unis concernant les falsifications, 1881.

Les travaux du Laboratoire municipal, 1882.

Les falsification du lait, 1882.

La médecine publique en Angleterre, 1883.

The British and American Schools, — Rapports annuels de l'œuvre, 1884 à 1890.

L'hôpital des mariniers, 1885.

De l'isolement des infectieux, 1885.

Etude sur les Hôpitaux d'isolement en Angleterre (en collaboration), ouv. c. (Prix Montyon) par l'Institut de France, 1886.

Du transport des malades et des blessés, 1887.

Un hôpital orthopédique modèle : l'Hôpital de Philadelphie, 1888.

Rapport sur l'administration hospitalière anglaise, 1888.

Les Progrès de la Médecine moderne (en collaboration), 1889.

Nouvelles études sur l'isolement des contagieux en France et en Angleterre (en collaboration), 1890.

Manuel de l'Infirmière-Hospitalière (en collaboration), 2e édition, 1890.

L'œuvre des Chevaliers de Saint-Jean de Jérusalem en Angleterre, 1890.

L'Assistances aux Anglais à Paris et aux Français à Londres, 1891.

L'Hygiène scolaire dans les Etablissements d'enseignement secondaire de la Grande-Bretagne, 1892.

Premiers secours aux malades et aux blessés, 8e édit., 1923.

PREMIERS SECOURS

ET

SOINS A DONNER

AUX MALADES ET AUX BLESSÉS

PAR

Walter DOUGLAS HOGG

Docteur en Médecine, Lauréat de la Faculté de Paris,
Membre de la Commission d'Hygiène du VIIIe arrondissement,
Officier de la Légion d'Honneur,
Croix de guerre.

Préface de M. le Dr MAURICE LETULLE

Professeur à la Faculté de Médecine, Membre de l'Académie de Médecine,
Médecin des Hôpitaux,
Médecin Principal de 1re classe,
Commandeur de la Légion d'Honneur.

---

104 figures dans le texte

HUITIÈME ÉDITION REVUE ET AUGMENTÉE

PARIS

LIBRAIRIE OCTAVE DOIN

GASTON DOIN EDITEUR

8, PLACE DE L'ODÉON, 8

1923

Tous droits réservés

HUITIÈME EDITION

PRÉFACE

DE M. LE PROFESSEUR MAURICE LETULLE

PROFESSEUR A LA FACULTÉ DE MÉDECINE
MEMBRE DE L'ACADÉMIE DE MÉDECINE
MÉDECIN DES HOPITAUX
MÉDECIN PRINCIPAL DE PREMIÈRE CLASSE
Commandeur de la Légion d'Honneur

———

Mon cher ami,

En me demandant d'écrire une nouvelle préface pour la VIIIᵉ édition de ton Livre, tu viens d'accomplir un vrai miracle : à peine m'étais-je mis à lire tes bonnes feuilles que, tout d'un coup, une grande lumière est apparue ; il m'a semblé que, rajeunis tous deux, d'une vingtaine d'années, nous revivions une époque lointaine déjà, brumeuse et quasi légendaire. Nous étions, au laboratoire, discutant, dans la quiétude et l'allégresse, sur les meilleures méthodes à suivre pour faire pénétrer dans l'âme populaire les notions fondamentales de l'Hygiène et pour enseigner à nos infirmières les bons principes de l'assistance aux blessés et aux malades, les bases de la Prophylaxie des maladies évitables et les *désiderata* de la Médecine publique.

Les plus audacieux d'entre nous commençaient à parler à voix basse de Médecine sociale ! Heureux temps préhistorique, à jamais perdu, où la vie nous était à tous d'une douceur sereine et le labeur un réconfort. Et dans cet éclair illuminant le Passé toi, triomphant, tu me montrais la première édition de ton petit Manuel de la Parfaite Infirmière de l'Union des Femmes de France !...

Quel chemin parcouru, depuis lors, par ton ouvrage ! Aujourd'hui, le succès a si bien couronné tes persévérants efforts, que voici, pour la huitième fois, ton texte remanié, refondu, mis à jour et prêt à partir pour des conquêtes nouvelles. Vers toi s'élancent les jeunes cohortes, avides d'instruction et désireuses de trouver un guide pratique et sûr pour la mise en œuvre de trois splendides qualités morales : l'esprit de charité, la soif du dévouement et le sublime appétit du sacrifice, vertus magnifiques qui demeurent, partout et toujours, l'apanage du sexe féminin...

*
* *

Cela dit, il faut, en toute honnêteté, chercher les raisons du succès intarissable de ces éditions réitérées. C'est mon devoir et c'est aussi ma joie. De ces sources de la fortune qui ne cesse de sourire à ton petit Livre, je connais au moins trois, d'inégale valeur certes, mais toutes coopérantes. De prime abord, le Titre du volume : « *Premiers secous et soins à donner...* » Je n'en sais pas de plus suggestif ni, d'ailleurs, qui soit mieux approprié.

Voici un cas urgent qui réclame, sur le champ, le geste libérateur ; pas un moment n'est à perdre : c'est un blessé par accident, une personne asphyxiée, un noyé qu'on vient de retirer de l'eau... Vous comprenez qu'il faut agir *vite* et *bien ;* la vie de la victime est entre vos mains. Les « Premiers Secours » sont là . Vous courez à la table des matières et vous trouvez, sur le champ, en bonne place, en caractères faciles à lire, *tout ce qu'il y a à faire.*

En vérité, cher ami, le titre seul suffirait pour assurer à ton Manuel une place de choix, bien sous la main, chez toutes les jeunes mamans, chez les institutrices, chez les instituteurs et chez les infirmières « de fortune », voire chez les professionnelles encore inexpérimentées.

Quiconque aura lu tous tes chapitres ressentira l'impression saisissante de la riche documentation dont ils sont remplis et, surtout, de la multiplicité des détails pratiques, présentés avec une précision ordonnée qui les met en valeur et les fixe sans peine dans la mémoire du lecteur. Les données scientifiques dont tu as cru nécessaire de faire état, parce qu'elles doivent être connues et bien comprises de tout le monde, j'allais dire de tous tes élèves, tu les a mises à leur portée avec un art incomparable. Telle est à mes yeux la seconde cause de ton succès.

Il en est une troisième, d'un intérêt majeur ; elle fait, de toi, un vulgarisateur précieux et, par suite, un véritable bienfaiteur de l'Humanité : c'est ta façon, toute personnelle, de présenter les faits les plus ordinaires et les vérités scientifiques les plus abstraites : la clarté de ton exposition et la simplicité de ton style, jointes à une bonhomie toujours souriante, parfois malicieuse, prennent le lecteur, fixent son attention et le conquièrent sans retour.

*
* *

Et voilà comment, la grande guerre étant finie, mais les devoirs d'assistance civile, loin de s'atténuer, étant devenus plus impérieux et plus multiples que jamais, ton livre garde le même intérêt et récupère une nouvelle jeunesse. Mieux qu'autrefois, nous devons protéger nos adorables « tout petits », et, par eux, assurer l'avenir de la douce France ; plus que jamais aussi, il nous faut, à tout prix, bien soigner nos blessés et nos malades, les guérir et garantir leur convalescence. Plus que partout ailleurs, enfin, chez nous la nécessité s'impose, inéluctable, de préserver contre tous les « maux évitables » l'universalité des êtres vivant sur notre sol et, par là même, collaborant d'une manière effective à la Renaissance de notre chère Patrie !

Ainsi, ton Livre est un bel acte d'Espérance et de Foi.

Paris, 18 août 1922.

Professeur MAURICE LETULLE.

PRÉFACE

DE M. LE PROFESSEUR MAURICE LETULLE

Mon cher ami,

Tu me demandes une Préface pour ton livre, qui compte, déjà, vingt-six ans de succès et qui a pu, sans vieillir, affronter victorieusement six éditions !

C'est pour moi un grand honneur et une joie profonde. Car, je l'ai vu naître, ce bon petit Guide pratique pour les premiers secours à donner aux malades et aux blessés. Que dis-je? je t'ai vu le « vivre » cinq années durant, puis l'enfanter, alors que tu prodiguais, avec un zèle et une compétence exemplaires, tes conférences à l'*Union des Femmes de France*, sous l'énergique impulsion de notre tant regrettée présidente et amie, Mme KOECHLIN-SCHWARTZ. En ces temps lointains cette admirable Française d'Alsace, dont le cœur généreux et l'ardent patriotisme ne voulaient

pas désespérer de l'avenir, venait de fonder, avec
l'ami Bouloumié et quelques autres, aujourd'hui
hélas ! presque tous disparus, une Ligue nouvelle
de Secours aux blessés et aux victimes des désas-
tres publics. De cette œuvre, vraiment féminine,
nous entendions que tous les membres devinssent,
pour les médecins, non seulement des collaboratri-
ces dévouées, mais aussi des infirmières expérimen-
tées. Pendant plus de vingt ans, tu fus chargé,
cher ami, de leur enseigner, précisément ces premiers « secours » et ces premiers « soins ».

Ton livre a donc été le bon guide de ces premières générations d'infirmières-ambulancières,
qui, depuis, ont si souvent et si bien mérité de
la Patrie.

*
* *

Que puis-je en dire, de ce petit volume utile,
agréable à feuilleter et qui, à chaque nouvelle
apparition, s'approchait davantage de la perfection par toi rêvée ?

Voici la septième édition. J'y retrouve toutes les
qualités de clarté, de précision méthodique, de
Science mise à la portée de tous et rendue pratique, que j'admirais déjà, sans réserve, dans les
premières éditions.

Oui, tu as raison, cher ami, de dire que la première Partie du volume, consacrée aux *Secours
d'urgence*, est « celle que tout le monde devrait
savoir par cœur et, surtout, bien appliquer, le
cas échéant ». Tous ces chapitres, concis mais
complets, qui se succèdent : *Secours d'urgence
aux malades, Premiers secours aux blessés, Hémor-*

ragies, *Points de compression des artères, Fractures, Luxations et entorses, Piqûres, Brûlures, Transport des malades et des blessés, Sauvetage des noyés,* représentent autant de petits tableaux, finement décrits, pris souvent sur le vif et illustrés, la plupart, d'une façon ingénieuse.

Mais, d'autre part, comment ne pas louer au plus haut point la seconde Partie de l'ouvrage.

Au chevet d'un malade ou d'un blessé, il faut songer, sans cesse, à ne rien oublier de ce qui peut lui être utile ; il faut éviter tout ce qui risque de lui nuire. Prenez le livre de HOGG et interrogez-le dans cette pensée ; aucun détail n'a été omis ; aucune manœuvre, aucun soin qui soit demeuré dans le vague : tout est dit et tout est au point ! Grâce à ces 180 dernières pages, n'importe qui, s'il le veut sincèrement, peut, avec un peu de bonne volonté et beaucoup d'attention, savoir, vite et bien, son rôle et le remplir d'une façon convenable.

Il y a plus et, si l'on peut ainsi parler, mieux encore. Car ce *vade-mecum* de la garde-malade et de l'infirmière est rempli de notions détaillées sur l'*Hygiène individuelle* : la propreté corporelle, l'alimentation, les régimes, pour ne citer que les principales.

L'*Hygiène publique*, elle aussi, figure en bonne place : les mesures à prendre contre les maladies infectieuses, le mode de transmission de ces maux, la pratique de la désinfection, sont étudiés avec un soin particulièrement suggestif.

***

Aidés de pareils Manuels, nous avons le droit d'escompter l'avenir et de prévoir, avec les philanthropes, une humanité plus heureuse.

Les générations prochaines seront, mieux que la nôtre, soucieuses de préserver l'inestimable trésor qu'est la Vie humaine. Elles assureront à nos successeurs une existence meilleure, dans une Patrie, aussi « douce » qu'autrefois certes, mais dont les habitants, unis dans un esprit de solidarité fraternelle, sauront mieux se défendre contre nos ennemis héríditaires : j'ai nommé les « maladies évitables », avec leurs affreux messagers habituels, les crachats, les mouches et les poussières ménagères.

Paris, 15 octobre 1912.

Maurice LETULLE.

INTRODUCTION

A LA HUITIÈME ÉDITION

Cette huitième édition succède à sa devancière après un intervalle de près de dix années, années fécondes en misères et en deuils, mais aussi, au regard du sujet qui nous intéresse, fécondes en enseignements.

L'ouvrage était dédié « aux professionnels sans doute, mais plus particulièrement aux gardes-malades et infirmières improvisées et volontaires ».

Les volontaires sont devenues légion ; les recrues féminines ont concouru spontanément à la défense nationale. Tandis que les hommes versaient leur sang au front, les mères, les épouses, les jeunes filles, ont pris pour champ de bataille les hôpitaux et les ambulances ; elles ont combattu les maux terribles et inouïs qu'avait inventés la malfaisance teutonne.

Elles ont assuré pour leur part le salut de la nation, en sauvant des milliers de jeunes gens, en les conservant et en les confortant pour le travail de la paix et la reconstruction du pays.

Nous les avons vues à l'action, à l'hôpital où nous eûmes l'honneur de servir sous les ordres et aux côtés de notre maître et ami, le Professeur Maurice **Letulle** (1). Collaborateur, c'est-à-dire admirateur de cette infatigable équipe, témoin quotidien de leur généreux effort, c'est leur évocation qui inspire et, qu'on nous pardonne cette fierté, ennoblit ce modeste volume dont nous leur offrons l'hommage.

Et d'abord à celles qui sont mortes pour la France : elles se nombrent à trois cents environ, dont plus de trente tuées à l'ennemi. Hommage aussi à celles qui survivent aux blessures, aux fatigues, aux maladies contractées dans les formations sanitaires de l'armée (2).

Les « Infirmières de guerre » consacreront désormais l'expérience acquise dans leur tâche patriotique au cercle plus étroit, moins émouvant, de la famille, de l'école, des Institutions d'assistance.

Nous avons confiance que seront appliqués désormais avec plus de discernement et de sûreté les conseils pratiques que suggèrent ces pages.

Grâce à toutes ces charités aujourd'hui démilitarisées, mais toujours militantes, la race sera fortifiée et rendue plus apte aux épreuves qui attendent encore les générations d'après-guerre.

Telle est la mission sociale qui est dévolue à

(1) Hôpital temporaire du Lycée Buffon de 710 lits, organisé et dirigé pendant toute la durée de la guerre par le Médecin Principal de 1re Classe Maurice Letulle.

(2) *Ministère de la Guerre.* — Statistique non encore officielle :

	Tués à l'ennemi	Morts de maladies	Blessés
Médecins	802	689	3.800
Pharmaciens	35	128	160
Aumôniers	73	20	180
Officiers d'Administration	27	118	71

tous les membres de la cité : tous, qu'ils possèdent ou non le droit électoral, ont le devoir de contrôle et de coopération à l'hygiène publique.

C'est à cette œuvre que ce petit manuel apporte sa contribution et c'est sous l'auspice de ces idées que nous avons l'ambition de le placer.

Nos directives, s'il nous est permis d'employer ce terme, visent avant tout les malades et les blessés ; mais comme les règles de l'hygiène usuelle sont d'une application plus générale et intéressent presque au même degré les personnes bien portantes, celles-ci, qui forment heureusement la majorité, trouveront peut-être à glaner dans ces pages.

Paris, 1923.

INTRODUCTION

A LA SEPTIÈME ÉDITION

Le maître éminent Maurice LETULLE, avec l'indulgence d'une vieille amitié, a bien voulu présenter la nouvelle édition de ce petit ouvrage ; il serait téméraire d'affirmer que d'autres ne suivront pas : ce serait nier les progrès de l'hygiène et de la thérapeutique. Ce que ces deux disciplines suggèrent de plus pratique et de plus éprouvé pour l'application des premiers secours aux malades et aux blessés, se trouve résumé dans ce bréviaire. En attendant que ces notions, encore dédaignées par l'enseignement officiel, figurent sur les programmes au même titre que l'arithmétique et l'orthographe, nous avons cru devoir les grouper ici, depuis les définitions élémentaires et classiques jusqu'aux modestes recettes de cuisine. Quant aux prescriptions, nous les avons rédigées en style formulaire pour qu'elles soient plus facilement retenues et exécutées.

Notre manuel s'adresse aux professionnels sans doute, mais plus particulièrement aux gardes-malades et infirmières improvisées et volontaires. Ce rôle peut échoir à chacun de nous. Quelle angoisse, quelle humiliation de se sentir impuissant à soulager les souffrances, à préserver peut-être une vie ! quelle sécurité, au contraire, quand on a conscience de dispenser des soins raisonnés — surtout à des êtres chers — et quelle fierté de contribuer à la guérison !

Outre l'exercice constant de l'esprit de sacrifice, cette fonction de collaborateur du médecin a une haute portée ; son action bienfaisante ne se limite pas aux individus qu'elle réconforte ; elle se prolonge et s'amplifie dans le grand œuvre d'assistance sociale, de protection sanitaire qui s'impose aux collectivités modernes comme une de leurs plus impérieuses obligations. C'est pourquoi nous avons consacré les chapitres de conclusion à l'organisation administrative de l'hygiène. En France, l'intérêt national y est gravement impliqué ; les statistiques dénoncent la déchéance numérique et physique de la population ; il n'est plus permis de laisser se perdre ou détériorer aucune force vive.

Ces considérations donneront — nous aimons à le croire — à ce répertoire de leçons de choses toute sa signification.

Paris, 1913.

PREMIERS SECOURS
ET SOINS A DONNER
AUX MALADES ET AUX BLESSÉS

Je le pansay, Dieu le guarit.
AMBROISE PARÉ (1517-1590).

PREMIÈRE PARTIE

CHAPITRE PREMIER

I. — CONDUITE A TENIR EN PRÉSENCE D'UN MALADE OU D'UN BLESSÉ

Du sang-froid, de l'initiative, de la méthode et quelques connaissances acquises, sont nécessaires pour porter utilement secours à un malade ou à un blessé. Procéder de la manière suivante :

Examiner rapidement :

1° Si l'individu respire ;
2° S'il perd du sang.

Il faut en effet aller au plus pressé. Un asphyxié succombe parfois pour n'avoir pas été traité par la respiration artificielle quelques instants plus tôt. Une hémorragie grave *peut amener la mort en quelques minutes.*

Si le blessé parle, recueillir de lui et des assistants des renseignements sur l'accident, pendant que l'on continuera l'examen ;

3° Chercher, en même temps que l'on étendra le malade sur le dos (la tête un peu relevée de côté), à découvrir où il est blessé ;

4° Allonger ses jambes avec précaution, rapprocher les bras du corps pour les comparer et remarquer s'il y a une fracture : dans ce dernier cas, on sentirait de la résistance, ou bien, une fois en place, les membres apparaîtraient de longueur inégale ;

5° S'il y a hémorragie, mettre rapidement la partie blessée à nu, en déchirant ou en coupant les vêtements, et arrêter l'écoulement de sang, suivant les procédés indiqués pages 137 et suivantes ;

6° Relever les paupières pour constater si les pupilles sont dilatées ou resserrées ; si les yeux louchent (apoplexie) ;

7° Noter si l'haleine a une odeur alcoolique, ce qui différencie l'apoplectique de l'ivrogne (voir p. 42, en note).

Enfin, s'appliquer à saisir tous les symptômes capables de fournir des indications sur les secours à donner.

Le tableau suivant en énumère quelques-uns des plus frappants ; il convient de les avoir toujours présents à la mémoire.

II. — SIGNES OU SYMPTOMES
DE QUELQUES MALADIES

PERTE DE CONNAISSANCE *(évanouissement, syncope)*..............
- Affections diverses du cerveau ;
- Blessure grave. Choc (1) ;
- Empoisonnement (opium, morphine, chloroforme) ;
- Insolation :
- Urémie (maladie des reins avec signes d'hydropisie).

CONVULSIONS..........
- Convulsions de l'enfance ;
- Epilepsie ;
- Hystérie ;
- Ivresse et alcoolisme ;
- Urémie.

ÉCOULEMENT DE SANG...
- *par le nez..* — Rupture de quelques vaisseaux du nez (V. p. 52).
- *par le nez et la bouche (vomissements de sang).....* — Maladies des poumons, de l'estomac.
- *par le nez, la bouche et l'oreille ..* — Fracture de la base du crâne.
- *par une plaie.....* — Blessures de veines (le sang est couleur rouge foncé) ; d'artères (le sang est couleur vermeille).

(1) Voir *Choc*, p. 6.

PERTE SUBITE DE L'USAGE D'UN OU PLUSIEURS MEMBRES .... } Paralysie, fracture.

POULS...
- *faible* ...... } Commotion cérébrale ; Hémorragie (perte de sang) ; Syncope (évanouissement).
- *irrégulier* .. } Maladie du cœur.
- *lent* .... } Apoplexie ; Compression du cerveau.

PUPILLES
- *dilatées* .... } Epilepsie ; Paralysie ; Apoplexie ; Ivresse alcoolique.
- *de grandeur inégale...* } Affection de l'œil ou du cerveau (apoplexie, etc.).
- *contractées* . } Contusion à la tête ; Congestion et inflammation du cerveau ; Empoisonnement par l'opium.

FACE ROUGE CONGESTIONNÉE .... } Apoplexie ; Congestion cérébrale (coup de sang) ; Insolation ; Ivresse.

VERTIGES............... } Inanition ; Maladies du cerveau, de l'estomac, de l'oreille (maladie de Ménière), des reins.

RESPIRATION BRUYANTE, RONFLEMENT .... } Apoplexie ; Compression du cerveau ; Insolation.

RESPIRATION DIFFICILE.. } Fracture de côtes; Maladie du cœur; Obstacle dans les voies aériennes.

DÉVIATION DE LA FACE — Yeux qui louchent (*strabisme*)............. } Apoplexie; Convulsions de l'enfance.

Dans la rue, le premier secours n'a qu'un but : opérer le transport du malade sans aggraver son état. Dans l'intérieur d'une habitation, on dispose, en attendant l'arrivée du médecin, de moyens qui permettent une intervention moins sommaire.

En premier lieu, mettre le malade au lit.

Cette opération se fera avec beaucoup de soin, en décousant ou en coupant les vêtements au besoin pour éviter tout mouvement douloureux. Mettre de côté les vomissements, les crachats, les déjections, pour les soumettre au médecin (1).

Si le malade délire, il convient de prévenir une chute en l'attachant à son lit, en nouant le bas de la chemise et les manches, au moyen de liens, au pied et aux côtés du lit.

S'il y a des vomissements, ne rien donner à absorber, à moins que l'on sache à quelle cause ils sont dus (empoisonnement).

Se borner à appliquer des serviettes chaudes au creux de l'estomac et à faire sucer de petits morceaux de glace, de façon à n'introduire dans l'estomac que très peu de liquide..

(1) Voir *Visite du médecin*, p. 213.

Si le blessé a des frissons, est froid ou en état de *choc*, ce qui arrive notamment dans les accidents de chemin de fer, c'est-à-dire s'il respire doucement, a un regard vague, voilé, est sur le point de tomber en syncope, a des déjections involontaires, il faut chercher à *le réchauffer* avec des boules, des briques chaudes, mais pas brûlantes (1) ; faire des frictions sèches, lui donner à boire du thé, du vin chaud ou de l'eau chaude avec un peu d'eau-de-vie. *Tous les blessés ont froid*, la douleur abaisse la température de 1° à 2°.

S'il perd connaissance, si les battements du cœur sont inégaux, à peine perceptibles, lui faire des injections intramusculaires d'éther (2). Ne pas craindre d'injecter la totalité de la seringue de Pravaz jusqu'à dix fois dans l'espace d'une heure ou deux, à la condition essentielle cependant de bien enfoncer l'aiguille dans les masses musculaires de la face antérieure de la cuisse. *Ces injections sont très douloureuses et donnent lieu presque toujours à des eschares.* L'huile camphrée est indolore, mais son act'on est moins énergique.

S'il y a asphyxie, recourir à la respiration artificielle (page 80).

Les données précédentes présentent un caractère très général et pèchent par leur insuffisance. Celles qui suivent comportent quelques précisions qui permettront, à défaut de soins médicaux, de faire provisoirement le nécessaire.

(1) La chaleur devient douloureuse à partir de 48°.

(2) Laver préalablement la peau avec de l'éther, de l'alcool, ou avec une solution de sublimé. (Voir *Injections hypodermiques*, p. 312).

III. — SECOURS D'URGENCE
(ORDRE ALPHABÉTIQUE)

ABCÈS. — Voir *Furoncles*.

ALIÉNATION MENTALE (*Crise d'*). — **Cause :** Hérédité, maladies acquises, alcoolisme.

Symptômes : Hallucinations délirantes, fureurs.

Secours : Empêcher le malade de se blesser ou de nuire aux autres. Si la crise est très violente, lui jeter un drap de lit sur la tête et l'enrouler dedans. Dégager la tête et transporter ensuite le fou sur un matelas ; le ligoter fortement avec des serviettes en guise de liens. Appeler un médecin.

En règle générale, quand on envoie chercher un médecin, il est toujours préférable, au lieu de se fier à un message verbal, de lui indiquer par écrit de quoi il s'agit.

AMPOULES (*cloques*). — **Causes :** Froissement de la peau par un corps dur. Coups. Brûlures (voir p. 181 et *vésicatoire*).

Symptômes : Tumeur formée par de la sérosité épanchée entre le derme et l'épiderme.

Secours : Traverser l'ampoule au moyen d'une aiguille, préalablement flambée, en évitant de déchirer la pellicule épidermique. Appliquer un petit bandage sec aseptique, bien serré.

S'il y a écorchure, panser comme une plaie ordinaire (1).

ANGINES. — Causes : Froid, humidité, infection microbienne.

Symptômes : Fièvre, courbature générale, gonflement des ganglions du cou douloureux à la pression ; gorge et amygdales rouges, enflées ; celles-ci présentent des plaques d'un blanc crémeux, qui s'enlèvent facilement, quelquefois des vésicules herpétiques. S'observent souvent au début de maladies telles que : oreillons, rougeole, variole, fièvre typhoïde, scarlatine, etc.

Secours : Lavages et gargarismes avec de l'eau très chaude bouillie ou une infusion d'eucalyptus ; jus de citron.

ANGINE DE VINCENT. — Affection d'origine bacillaire, caractérisée par une ulcération recouverte de membranes apparaissant sur une amygdale, avec enflure et fièvre. Se traite au moyen de badigeonnages avec du bleu de méthylène ou de la teinture d'iode. Exige des soins médicaux immédiats.

Par crainte de la diphtérie, il est toujours prudent d'appeler le médecin dès qu'un enfant présente les signes d'un mal de gorge. On sait qu'il ne s'en plaint d'ordinaire qu'après l'âge de cinq ans.

ANGINE DIPHTÉRIQUE. — Voir *Diphtérie.*

(1) Voir *Blessures,* p. 11.

ANGINE DE POITRINE. — **Cause** : Maladie du cœur ou des artères (aortite).

Symptômes : Douleur poignante s'étendant de la poitrine au bras gauche et au cou ;

Attaques brusques, suffocantes, avec menace de syncope ; au bout de quelques minutes la souffrance disparaît et il ne reste qu'une grande fatigue.

Secours : Cordiaux ; faire respirer de l'éther ; sinapismes appliqués soit au creux de l'estomac, soit sur les membres; mettre le malade à l'abri de toute émotion.

Affection très grave.

ANTHRAX (*agglomération de furoncles*). — Voir ce mot. Toujours sérieux. Appeler un médecin.

APOPLEXIE (*hémorragie cérébrale, coup de sang.*). — **Cause** : Epanchement de sang dans le cerveau.

Symptômes : Face rouge, congestionnée ; perte de connaissance ;

Insensibilité et paralysie d'un côté du corps ;
Le malade louche;
Bouche de travers, semble fumer sa pipe ;
Langue déviée ;
Respiration bruyante, ronflement.

Secours : Coucher le malade, la tête haute ; desserrer ses vêtements, surtout autour du cou. Compresses d'eau fraîche ou glacée sur la tête. Sinapismes aux jambes. Si le pouls est faible, irrégulier, la respiration difficile, faire une dizaine d'injections d'éther (voir page 6).

Ne rien faire prendre ou respirer et mander un médecin.

APPENDICITE. — **Cause** : Inflammation de l'appendice iléo-cœcal de l'intestin.

Symptômes : Douleur vive et brusque dans la région située au-dessus de l'aîne, à droite, ayant son maximum d'intensité au milieu d'une ligne allant de l'ombilic à l'angle supérieur du bassin. A ce niveau, le muscle sous-cutané est plus dur, et la peau a une sensibilité particulière (Dieulafoy). Si elle persiste, avec fièvre, vomissements, ballonnement du ventre, le cas est grave et l'intervention du chirurgien devient urgente.

Secours : En attendant, repos, diète absolue ; sac à glace sur le ventre (1).

ASPHYXIÉ (voir p. 77).

ATTAQUE D'ASTHME. — **Causes** : Maladie nerveuse de la région pulmonaire. Arthritisme

Symptômes : Suffocation, angoisse, respiration pénible ; toux d'abord sèche, puis expectoration ; dure parfois de trois à six heures.

Secours : Tenir la tête haute, enlever tout ce

---

(1) Emploi du sac à glace (vessie de porc ou poche en caoutchouc): interposer une compresse ou une serviette pour éviter la gelure et pour absorber l'eau de condensation. Cette précaution est inutile lorsqu'il s'agit de la tête, protégée par les cheveux ; mais elle devient nécessaire quand le crâne est chauve ou rasé.

qui peut gêner les mouvements respiratoires, renouveler l'air, faire des frictions irritantes sur les membres inférieurs, plonger les mains dans de l'eau chaude ; tenir l'asthmatique dans une atmosphère de vapeurs ammoniacales, que l'on fait dégager en plaçant dans la chambre des assiettes remplies d'alcali volatil. Fumigations avec des feuilles de datura stramonium. Comprimer le nerf pneumogastrique en appuyant fortement un doigt contre un des côtés de la trachée, au-dessus de la pomme d'Adam (voir *Hoquet*).

BLESSURES LÉGÈRES (*coupures, écorchures, éraflures, piqûres, crevasses, etc.*) (1).

Symptômes : Douleur, hémorragie.

Secours : 1° Avec de la teinture d'iode : badigeonner la partie lésée avec un pinceau ou un tampon d'ouate, imbibé de teinture d'iode, le plus tôt possible après l'accident. Activer l'évaporation de l'alcool, qui tient l'iode en dissolution, en soufflant dessus ; le froid ainsi produit atténue la sensation de cuisson. Recommencer plusieurs fois sans craindre de déborder la petite plaie. *Inutile de la laver* : se borner à enlever les échardes, le gravier et autres corps étrangers dont elle pourrait être souillée. Recouvrir d'une compresse sèche, d'un peu d'ouate et fixer le tout avec une bande. Le soir ou le lendemain, renouveler le pansement dans les mêmes conditions, puis

(1) Pour plus de détails, voir *Pansements d'urgence*, p. 86

espacer et ne plus y toucher que tous les trois ou quatre jours (voir p. 94) ;

2° A défaut de teinture d'iode : laver la blessure abondamment avec de l'eau bouillie, en laissant couler de l'eau dessus : ne pas se servir de linge, ni d'éponge, qui pourraient l'infecter. Si la chair est à vif, terminer par un lavage avec une solution antiseptique (eau oxygénée, solution de sublimé au millième, de l'alcool, de l'eau-de-vie), appliquer une compresse sèche stérilisée, un tampon d'ouate hydrophile, et maintenir en place avec quelques tours de bande.

Pour remplacer le linge aseptisé, on peut employer des mouchoirs fins *récemment repassés*, ou mieux, que l'on repasse de nouveau au moment de s'en servir, en évitant tout contact pouvant les contaminer ; la chaleur du fer les stérilise.

Piqûres. — Plus dangereuse qu'une coupure, même étendue, une piqûre au doigt peut amener un panaris, ou un phlegmon, quand l'accident se produit aux autres parties du corps.

Les piqûres dues à une arête de poisson ou à un instrument ayant été en contact avec de la viande, si fréquentes à la cuisine, sont susceptibles de développer en vingt-quatre heures, quelquefois moins, des accidents inflammatoires dangereux.

Il faut sur l'heure les soigner au moyen de bains chauds salés prolongés, de compresses trempées dans l'eau bouillie ou dans une solution de sublimé, très chaudes, ou encore par des applications répétées de teinture d'iode, comme pour une plaie ordinaire.

L'emploi de toute espèce d'onguent est nuisible et fait perdre un temps précieux.

Si la douleur persiste après vingt-quatre heures de traitement, si des *élancements* troublent le sommeil, il n'y a pas d'autre remède qu'une opération avec le bistouri ; c'est le seul qui puisse mettre à l'abri de conséquences telles que la déformation ou la perte du membre atteint.

Crevasses du sein : La région aréolaire sera lavée après chaque tétée à l'alcool à 90°. Si ce lavage devient douloureux, ce qui indique la présence d'une crevasse, on enduira la région avec une pommade composée de : sous-nitrate de bismuth 8 gr., cérat 100 gr. La cicatrisation est obtenue en quelques heures (1).

Hameçons. — Une fois enfoncé, ne pas chercher à le retirer par sa voie d'entrée, mais, au contraire, après avoir coupé le fil, pousser la pointe en avant jusqu'à ce qu'elle ait percé la peau et qu'on puisse la saisir.

BRONCHITE. — **Causes :** Froid, changement brusque de température ; suite de rhume de cerveau. Contagion.

Symptômes : Fièvre, toux, expectoration d'a-

(1) Dᴿ. Lᴇ Lᴏʀʀɪᴇʀ, *Soc. d'Obtétrique et de gynécologie.* Juillet 1920.

bord blanchâtre, aérée, puis opaque, de couleur jaune.

Secours : Diète, bouillon de légumes, boissons chaudes pour favoriser la transpiration et l'évacuation urinaire des toxines microbiennes. Cataplasmes sinapisés sur la poitrine ; *ventouses*. Garder la chambre et craindre les rechûtes pouvant amener une bronchite chronique.

Lorsqu'elle tend à prendre ce caractère, rechercher si les expectorations ne contiennent pas le bacille de la tuberculose.

Si la température s'élève à 38°, appeler un médecin.

Bronchite capillaire (broncho-pneumonie). — Gêne de la respiration : le malade suffoque, ses mains et son visage bleuissent, fièvre intense. Gravité extrême.

BRULURES (voir p. 181).

CATALEPSIE. — **Causes** : Les mêmes que l'hystérie (voir ce mot).

Symptômes : Abolition momentanée du mouvement et de la volonté sans perte de connaissance. — Les membres restent fixes et immobiles dans chacune des positions qu'on leur fait prendre.

Secours : Frictions sèches sur les membres, de bas en haut, friction et insufflation des paupières ; aspersions froides sur le visage. Intervention médicale urgente.

CHOLÉRA. — **Cause** : Contagion due au bacille

virgule de Koch (1), transmise par les eaux pol-
luées, par les déjections des malades. (selles et
vomissements), par les mouches et par tous les
objets ayant servi à des cholériques.

Symptômes : Parfois malaise subit, évacuations
répétées suivies de syncopes.

Le plus souvent précédé, pendant un ou

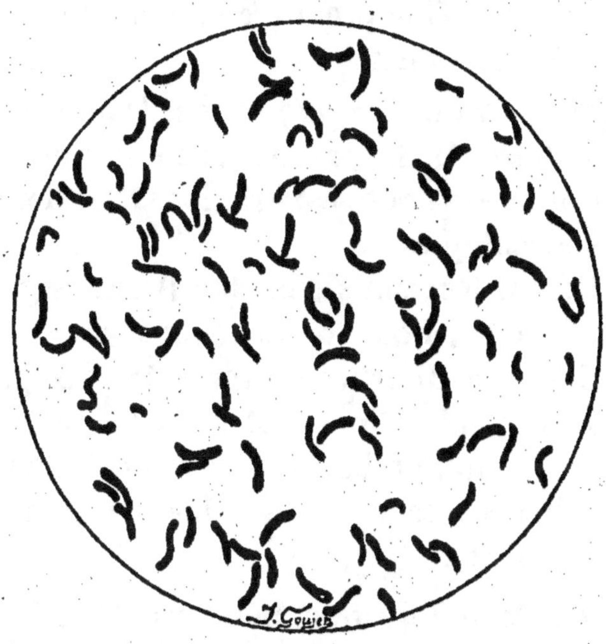

Fig. 1. — *Vibrion cholérique*. (D'après J. Courmont.) (2)
Découverte par Koch, en 1884. Existe dans les déjections des malades, dans les eaux et les boues. Facilement
détruit par les antiseptiques et la chaleur (60°).

deux jours, de coliques sourdes, de diarrhée
(*diarrhée prémonitoire*). Puis surviennent des

(1) Ce n'est pas pour faire montre d'érudition, que le lecteur doit se rappeler le nom des savants auxquels nous devons la découverte de l'agent microbien d'une maladie et,
par suite, du moyen de la combattre ; mais en témoignage
de reconnaissance pour les bienfaits qu'ils ont rendus à
l'humanité, par quoi ils méritent de vivre éternellement dans
la mémoire des hommes.

(2) *Précis de Bactériologie*, Paris, Doin, 1911.

vomissements et des selles de matières liquides, ressemblant à de l'eau de riz ; crampes
très pénibles et douloureuses, refroidissement
général.

Si le malade doit guérir, ces symptômes
diminuent rapidement.

La durée moyenne du choléra est de un à
trois jours. Une première atteinte ne préserve
pas des suivantes.

Secours : *Traiter énergiquement la diarrhée prémonitoire*. Diète, eau de riz en boisson.

Contre les crampes: Frictions avec des liquides alcooliques.

Contre les vomissements : Boissons glacées,
champagne, liqueurs alcooliques ;

Contre la diarrhée : Administrer XX gouttes
d'élixir parégorique toutes les heures ;

Contre le refroidissement : Punch, thé, café
bouillants ; sachets de sable, briques chaudes, etc. (1).

Mesures de préservation en temps d'épidémie. —
Le meilleur mode consiste à n'absorber aucun
aliment sans l'avoir préalablement soumis à
l'action de la chaleur ; il suffit d'une température de 60° pour détruire le vibrion cholérique. — Faire bouillir l'eau de boisson et de
toilette et ne manger que des produits alimentaires cuits. Les fruits et les crudités devront
être immergés pendant une ou deux minutes
dans l'eau bouillante ; flamber la croûte du

(1) Désinfecter les selles avec un lait de chaux ou une
solution de sulfate de cuivre à 5 p. 100. Voir *Mesures à prendre contre la propagation des maladies contagieuses*, p. 387.

pain, du fromage et les ustensiles dont on se sert à table : couteaux, fourchettes, cuillers ; passer les assiettes au-dessus de la flamme d'une lampe à alcool. Toutes les substances déjà cuites seront conservées sous des cloches grillagées pour les mettre à l'abri des *mouches*, principaux agents de la dissémination des germes contagieux.

CHOLÉRA INFANTILE. — Voir *Diarrhée infantile*.

COLIQUES DES NOURRISSONS. — **Causes** : Excès d'alimentation ou lait de mauvaise qualité.

Symptômes : Douleurs, selles vertes.

Secours : Une cuillerée d'eau de Vichy après chaque tétée ; compresses chaudes sur le ventre ; une cuillerée à café d'eau d'aneth ou de fleurs d'oranger. Faire analyser le lait (voir *Diarrhée infantile*, p. 26).

COLIQUES HÉPATIQUES. — **Causes** : Présence de calculs dans la vésicule et les voies biliaires. Arthritisme.

Symptômes : Douleur très vive dans le côté droit, se prolongeant dans le sein droit, le cou et l'épaule, revenant par accès ; vomissements, parfois jaunisse. Calculs dans les selles.

Secours : Diète complète ; bains prolongés de trois quarts d'heure à une heure, à 35° ou 36°; cataplasmes ; fomentations très chaudes (voir p. 256), avaler un verre à bordeaux d'huile d'olive. Suivre un régime approprié.

Maladie douloureuse mais ne présentant pas de danger immédiat.

COLIQUES INTESTINALES. — **Cause** : Irritation de l'intestin provenant de la présence d'aliments mal digérés.

Symptômes : Contractions douloureuses, flatuosités, diarrhée ou constipation.

Secours : Infusions chaudes de menthe, d'anis, de badiane ; eau albumineuse (p. 70) ; eau de riz (p. 289) ; applications chaudes sur le ventre. Elixir parégorique, une demi-cuillerée à café dans un peu d'eau. Après l'accès, prendre un purgatif.

COLIQUES NÉPHRETIQUES (*gravelle*). — **Causes** : Présence de calculs dans les reins ou leurs annexes.

Symptômes : Douleurs plus ou moins vives dans la région lombaire : tremblement, refroidissement de la peau ; quelquefois vomissements opiniâtres.

Secours : Bains chauds. Augmenter la sécrétion urinaires par des boissons abondantes (tisanes de chiendent, de queues de cerises, etc.). (Voir *Régime des arthritiques*, p. 276).

COLIQUES DE PLOMB (*Saturnisme*). — **Cause** : Absorption par les voies respiratoires, digestives et par la peau, de plomb ou de ses composés céruse, minium, litharge, cosmétiques à base de céruse, etc.).

Symptômes : Douleurs extrêmement vives à l'abdomen qui est dur et affaissé. Liseré bleuâtre sur le rebord des gencives ; névralgies, paralysie des muscles de la main et du bras. Tremblement dans les membres. Anémie profonde, qui peut amener la mort.

Secours : Purgatifs (5o grammes d'huile de ricin), thé ou café forts. Coucher le malade en attendant le médecin.

COMMOTION CÉRÉBRALE. — **Causes** : Coups sur la tête ou chute d'un lieu élevé.

Symptômes : *Commotion légère* :

Étourdissement ;

Éblouissements ;

Le malade étendu sans mouvement répond difficilement ;

Agitation ;

Vomissements.

Commotion grave : Perte de connaissance ;

Peau pâle et froide ;

Pouls et respiration faibles.

Secours : Coucher le malade, la tête un peu relevée, à l'abri de la lumière et du bruit ; réchauffer le corps et surtout les membres. Grave. Appeler un médecin.

CONGÉLATION (voir page 184).

CONGESTION CÉRÉBRALE. — **Causes** : Maladies du cœur, alcoolisme, insolation, refroidissement brusque pendant la digestion, émotions vives, etc.

Symptômes : Face rouge, yeux injectés ;

Éblouissements ;

Perte de connaissance momentanée ;

Troubles ressemblant à ceux de l'apoplexie.

Secours : Coucher le malade, la tête haute, à

l'air frais, glace ou compresses froides sur la tête. Sinapismes aux membres inférieurs.

S'il y a des signes d'asphyxie, respiration artificielle (voir page 80). Injections d'éther (voir pp. 6 et 312).

Ne rien faire prendre.

CONGESTION PULMONAIRE. — **Causes** : Maladies des voies respiratoires (tuberculose) ; complication dans divers états morbides. A la suite d'un refroidissement (surtout chez les jeunes enfants).

Symptômes : Frissons, fièvre, point de côté ; toux, crachats, souvent rosés. Puis la température diminue et tombe après deux ou quatre jours.

Secours : Frictions sèches avec de la térébenthine ; larges cataplasmes fortement sinapisés ; ventouses sèches ou scarifiées (voir p. 307), de chaque côté du dos. Position assise dans le lit (appuie-dos). Pas de vésicatoire. Chez les enfants, bottes d'ouate (voir p. 24) (jambe et cuisse), en attendant la venue du médecin.

CONTUSION. — **Causes** : Coup, chute.

Symptômes : Douleur, épanchement de sang sous la peau (ecchymose), inflammation des tissus.

Secours : Appliquer des compresses trempées dans de l'eau très chaude et fréquemment renouvelées. Massage (voir p. 314).

CONTUSION A LA TÊTE. — **Causes** : Violence extérieure, coup ou chute.

Symptômes : Agitation ;

Pupilles contractées ;

Difficulté ou impossibilité de parler ;

Souvent perte de connaissance.

Secours : Compresses froides ou glacées sur la tête ; frictionner les jambes avec de l'esprit-de-vin, du cognac, pour y appeler le sang.

CONVULSIONS DES ADULTES. — **Causes** : Trouble fonctionnel des nerfs ou des centres nerveux (épilepsie, hystérie, tétanos, rage, éclampsie des femmes enceintes, delirium tremens des alcooliques, urémie, etc.).

Symptômes : Contractions violentes, involontaires et désordonnées, se produisant à intervalles plus ou moins longs. Tremblements, secousses rapides, crampes ; les yeux sont fixes, révulsés, la face rouge. Les accès diminuent graduellement, laissant après eux une courbature générale et un abattement profond.

Secours : Quelle que soit la cause, mettre le malade hors d'état de se blesser ; maintenir les mains avec des serviettes nouées autour des poignets, sans exercer de violence ; supprimer sur le corps et surtout au cou toute cause de compression ; humecter les tempes avec de l'eau fraîche ; faire respirer quelque odeur forte, mais avec précaution (*toujours grave ; appeler de suite un médecin*).

CONVULSION DES ENFANTS (*éclampsie des enfants*). — **Causes** : Emotion subite (colère, frayeur), dentition, vers intestinaux, indigestion, hérédité ; au début d'une fièvre éruptive, de la fièvre typhoïde ; *alcool absorbé par la nourrice et passant en nature dans le lait.*

Symptômes : Face violacée, tête renversée, yeux convulsés ; la crise dure quelques minutes, puis abattement profond et sommeil. Grincement des dents, écume aux lèvres, contraction des bras, crispation des doigts ; le corps est raidi, le pouls petit et accéléré.

Secours : Débarrasser les enfants de leurs vêtements ; pas de lumière vive ; pas de sinapismes, ni d'excitant quelconque. Lotions d'eau fraîche sur la tête et sur le visage ; plonger l'enfant jusqu'à la taille dans un bain à 38° et placer sur sa tête une éponge imbibée d'eau froide. L'éclampsie des enfants réclame l'intervention immédiate du médecin.

COQUELUCHE. — **Cause** : Contagion (cocco-bacille découvert par Boret et Gengou en 1906). Se propage par les crachats expectorés pendant les accès de toux. Isolement pendant 15 jours après la cessation des quintes. Récidive très rarement.

Symptômes : Toux convulsive, survenant par quintes et terminées par une inspiration profonde, sifflante ; expectorations, vomissements.

Secours : Isoler l'enfant à la chambre ; faire bouillir des feuilles d'eucalyptus dans de l'eau (15 gr. par litre) pour rendre l'air humide ; éviter les refroidissements, qui peuvent produire des complications dont la plus redoutable est la broncho-pneumonie. Pendant l'accès, asperger avec un peu d'éther le lit et les vêtements du malade, à la condition qu'il n'y ait ni feu, ni lumière dans ou près de la chambre. S'il survient une syncope ou une menace d'asphyxie par suite de quintes violentes, respiration artificielle (p. 80). Au cours de la convalescence, forcer l'alimentation ; huile de foie de morue. Consulter.

CORYZA (rhume de cerveau). — **Causes** : Variations de température ; contagion microbienne due aux poussières, au voisinage de personnes qui éternuent ou toussent ; celles-ci projettent des miriades de germes à plusieurs mètres de distance.

Symptômes : Congestion de la muqueuse nasale. L'inflammation peut gagner le larynx (laryngite), puis les bronches (bronchite).

Secours : Au début, dès que l'on ressent des picotements et des accès d'éternument, mouiller la muqueuse de la cloison nasale avec une goutte de solution de sublimé au millième, ou d'huile goménolée, plusieurs fois par jour. Pulvérisations dans les narines d'huile goménolée à 10 %. Prendre un granule de un milligramme d'atropine. Un cachet de 25 centigrammes de sulfate de quinine, matin et soir. À l'état chronique, bonne hygiène, huile de foie de morue. Rechercher s'il n'existe pas chez l'enfant de tumeurs adénoïdes. En sortant d'un endroit chauffé, d'une salle de spectacle, par exemple, respirer au travers de son mouchoir, d'un cache-nez, jusqu'à ce que l'équilibre de la température interne et externe soit établie. Se rappeler que la *surface sanguine pulmonaire*, impressionnée par la respiration, *mesure plus de* 100 *mètres carrés* (p. 232).

Le froid agit en diminuant la circulation superficielle de la muqueuse du nez, et, par suite, la sécrétion du mucus nasal qui possède des propriétés antiseptiques très actives : les microbes en profitent pour envahir la muqueuse et, de là, pénétrer dans le sang, causant rhumes, bronchites, pneumonies, etc.

Le coryza est grave chez le nouveau-né, qui ne peut téter sans être menacé de suffocation. Pas de lavages : introduire sous les paupières une goutte de collyre à l'argyrol (nucléinate d'argent) ; cet antiseptique pénètre dans le nez par les conduits lacrymaux et se diffuse à la surface de la muqueuse nasale (Dr P. Chatin). Verser lentement dans chaque narine 2 à 3 gouttes d'huile goménolée à un demi gramme pour cent et mettre des bottes ouatées, c'est-à-dire envelopper les jambes dans de la ouate que l'on fixe avec une bande lâche ou mieux, les passer dans des houzeaux de flanelle ; laisser en place toute la nuit.

CRACHEMENTS DE SANG (hémoptisie). — **Causes** : Congestion chez les tuberculeux ; maladies du cœur.

Symptômes : Emission par la bouche d'un sang rouge, mousseux, provenant des poumons.

Secours : Repos, silence, air frais. Tenir la tête haute. Sinapismes aux jambes. Grave : appeler un médecin.

CRAMPES. — **Causes** : Contraction parfois extrêmement douloureuse d'un ou plusieurs muscles, généralement ceux du mollet, résultant souvent d'une fausse position ; de la compression d'un nerf, d'une artère ; s'observent dans certaines maladies (coliques de plomb, empoisonnement par la strychnine).

Symptômes : Douleur plus ou moins forte : les muscles sont noués, pour ainsi dire.

Certaines *crampes d'estomac* paraissent dues également à la contraction nerveuse des parois musculaires de cet organe.

Secours : Les crampes de la jambe cessent souvent instantanément dès qu'on appuie fortement le talon sur le sol. Mal passager, sans gravité (voir p. 195, *Crampe des nageurs*).

CRAMPES D'ESTOMAC. — **Causes** : Tempérament nerveux, allaitement prolongé, digestion imparfaite.

Symptômes : Douleur violente au creux de l'estomac; le malade pâlit, se tord en respirant péniblement.

Secours : Flanelle chaude étendue sur la région douloureuse. Une cuillerée à café de bicarbonate de soude dans un verre d'eau.

Traiter la maladie qui cause ces accidents (voir *Indigestion*).

CROUP. — Voir *Diphtérie*.

DÉLIRE. — **Causes** : Résultat de la fièvre (délire fébrile) ; signe d'un état grave. Manifestation de la folie.

Symptômes : Agitation, loquacité.

Secours : Silence, obscurité. Application d'eau froide sur la tête. Soins médicaux urgents

DELIRIUM TREMENS (*folie alcoolique*). — Cause : Abus de boissons fermentées, même à petites doses, mais répétées.

Symptômes : Tremblements, convulsions, délire, hallucinations.

Secours : Mettre le malade hors d'état de se nuire à lui-même ou aux autres, à l'aide de serviettes passées autour du corps. Si l'accès succède à un excès de boisson, administrer un vomitif (voir *Ivresse*).

DIARRHÉE. — Symptôme de l'état inflammatoire des intestins (voir *Choléra*, *Coliques intestinales*, *Dysenterie*).

DIARRHÉE INFANTILE (*gastro - entérite*). — Causes : Développement d'espèces microbiennes (*proteus*), ou transformation virulente de microbes contenus normalement dans l'intestin (coli-bacille). Alimentation défectueuse.

Symptômes : Coliques douloureuses ; selles fréquentes, vertes.

Secours : Compresses chaudes sur le ventre. Une demi-cuillerée à café d'eau d'anis étoilé ou de fleurs d'oranger. Si la diarrhée est abondante, ne donner que de l'eau bouillie sucrée, ou albumineuse, par cuillerée à café, tous les quarts d'heure; y ajouter un peu de rhum ou de cognac (20 à 40 grammes dans les vingt-quatre heures). Consulter.

Le bacille de la diarrhée infantile (*proteus*) se trouve sur les fruits, légumes crus, croûtes de fromage et tous comestibles et denrées des étalages accessibles aux mouches (V. ce mot).

Celles-ci le transportent après s'être posées sur le fumier et *le crottin de cheval* (Metchnikoff) et infectent tous les objets avec lesquels elles prennent contact.

Surveiller avec le plus grand soin ce qui approche de la bouche des bébés ; ne leur offrir le sein ou le biberon que bien lavés et ne les toucher qu'avec des mains propres.

Empêcher le contact des mouches en entourant leur berceau de rideaux de tulle.

Le bacille *proteus* est très sensible à l'action de la chaleur : quelques secondes d'immersion dans l'eau bouillante ou un flambage avec une lampe à alcool, suffisent pour le détruire (voir plus loin : *Entérites*).

DIPHTÉRIE. — **Cause** : Infection générale de l'organisme due aux toxines sécrétées par le bacille de Klebs-Lœffler. Plus fréquente entre 2 et 7 ans. La maladie localisée à la gorge (pharynx) prend le nom d'angine diphtérique (dite couenneuse) et au larynx, celui de laryngite diphtéritique ou *croup vrai* (pour la distinguer du *faux croup*).

Symptômes : 1° Forme légère : abattement, peu de fièvre (38°), fausses membranes sur l'amygdale, le palais, la luette, blanches puis grises, se reproduisant quand on les enlève. Ne dure que quelques jours.

2° Forme grave : les fausses membranes envahissent les voies respiratoires, deviennent fétides et sont expulsées par le nez et les accès de toux. Cou enflé ; fièvre intense entre 39° et 40°. Complications à redouter.

Secours : Isoler l'enfant immédiatement et prendre de minutieuses précautions contre la contagion ; se protéger les yeux avec des lunettes. Désinfecter les linges et tous objets ayant eu

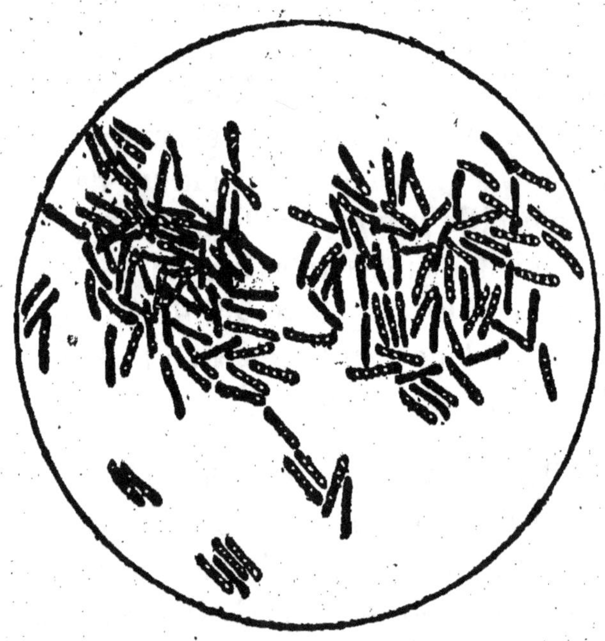

Fig. 2. — *Bacille diphtérique.* (D'après J. Courmont.)

Découvert par Klebs et Loeffler (1884). Produit la diphtérie pseudo-membraneuse chez l'homme (angines, laryngites).

La chaleur (60°), les antiseptiques, le tuent rapidement. Mais il reste virulent pendant cinq à six mois dans les fausses membranes desséchées ; un ou deux mois seulement quand elles sont exposées à l'air et à la lumière.

Le sérum de Behring et Roux (1890×1894) amène la guérison dans l'immense majorité des cas, quand il est administré à temps. On l'emploie également pour préserver les personnes exposées à la contagion.

contact avec le malade (voir p. 371). Le danger de transmission existe, depuis les premiers symptômes jusqu'à la convalescence, pendant trente jours au moins.

Appeler un médecin d'urgence. Répandre dans la chambre des vapeurs, en faisant bouillir de l'eau contenant quelques feuilles d'eucalyptus ; grands lavages par jet d'eau bouillie chaude (2 litres toutes les 3 heures, qui entraînent mécaniquement les fausses-membranes et calment la douleur). Se munir de sérum antidiphtérique de Roux (1) (deux ou quatre flacons de 10 grammes) dont le médecin peut avoir un besoin immédiat. Au bout de vingt-quatre heures, le remède ne donne plus que des résultats incertains (2).

Faux croup. — Laryngite striduleuse.

Accès subit de suffocation chez un enfant bien portant ; toux rauque, stridente, voix enrouée ; après un temps plus ou moins long, l'enfant se calme et s'endort jusqu'au nouvel accès. *Il n'a pas de fièvre*, ni de plaques sur les amygdales. Rarement dangereux.

Décongestionner le cou par des applications

(1) Sérum organique retiré du sang des chevaux immunisés contre le bacille de Klebs-Loeffler et obtenu par l'injection de quantités peu à peu croissantes de toxine diphtérique (Voir *Sérothérapie*, p 277).

(2) Dans les familles, les écoles, les crèches et, d'une façon générale, dans l'entourage d'un malade, on joint à l'isolement et à la désinfection la sérothérapie *préventive* ; nouveau-nés et jusqu'à 2 ans, 5 centimètres cubes ; de 2 à 15 ans 10 centimètres cubes ; au-dessus de 15 ans, 10 à 15 centimètres cubes. (*Atlas de Bactériologie*, de MM. Fournier, frères, de Paris).

de linges ou d'éponges imbibées d'eau très chaude.

DYSENTERIE (*amibienne*, dans les pays chauds ; *bacillaire*, dans les régions tempérées). — **Causes** : La chaleur, les variations brusques de

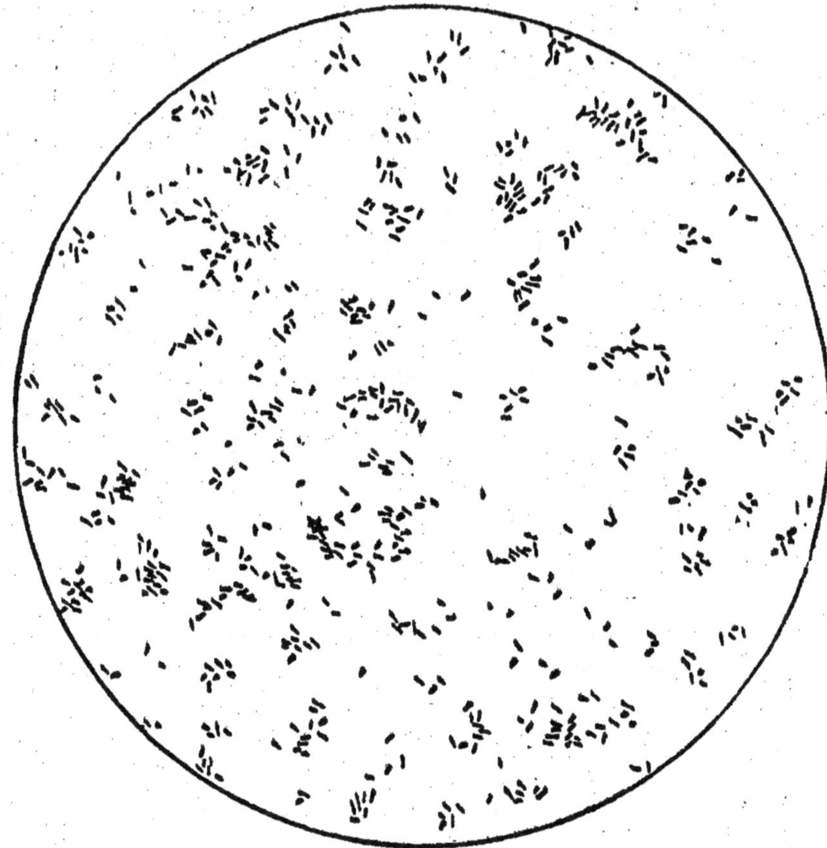

Fig. 3. — *Bacille de la dysenterie.* (D'après DOPTER.)

la température ; l'eau stagnante, entraînant le catarrhe intestinal d'abord, la dysenterie ensuite ; la contagion est produite par un agent microbien (1).

(1) Bacille de Shiga, isolé par les Prof CHANTEMESSE et WIDAL, en 1888. Le sérum de MM VAILLARD et DOPTER, du Val-de-Grâce, a fait tomber la mortalité de 50 p. 100 à 3 ou 4 p. 100 Résiste deux jours dans les selles, mais est tué instantanément par le sublimé à 1 p. 20.000.

Symptômes : Diarrhée plus ou moins violente ; évacuations fréquentes d'aspect muqueux ou puriformes, parfois mêlées de sang. Délire, fièvre.

Secours : Boissons chaudes et féculentes ; eau albumineuse (battre quatre blancs d'œufs en neige et mélanger à 1 litre d'eau bouillie, sucrer et aromatiser avec de l'eau de fleurs d'oranger), *pas de bouillon* ; XX gouttes d'élixir parégorique toutes les heures en attendant le médecin. — *Grave*.

Lorsque cette maladie règne dans une localité, il est prescrit de ne consommer que du lait ayant bouilli pendant au moins 10 minutes ; de ne pas mettre de glace dans la boisson ; de s'abstenir de consommer à l'état cru les fruits et légumes, notamment les salades, radis, cresson, céleri, etc.

DYSPNÉE (voir *Attaque d'asthme*).

ÉLECTROCUTION (voir p. 185).

EMBARRAS GASTRIQUE (voir *Indigestion*).

EMBOLIE. — **Cause** : Caillot de sang détaché de la paroi du cœur ou d'un vaisseau malade et entraîné dans la circulation, oblitérant une artère ou la cavité du cœur.

Symptômes : Lorsque le caillot s'arrête dans le cœur, la mort est foudroyante et tous les secours sont inutiles. D'autres fois, syncope plus ou moins prolongée.

Secours : Demander d'urgence l'intervention du médecin. En attendant, frictions sur la poitrine, sinapismes et respiration artificielle p. 80).

EMPOISONNEMENTS (voir p. 69).

ENGELURES. — **Causes** : froid, lymphatisme.

Symptômes : Gonflement, rougeur, ulcérations.

Secours : Eviter le froid et l'humidité aux extrémités. Exciter la circulation et la calorification par des frictions avec de l'alcool camphré, de l'eau blanche. Si les engelures siègent aux mains, contracter vivement les doigts, les bras lovés et appuyés sur le coude ; faire la manœuvre pendant 5 minutes, une dizaine de fois par jour.

Panser les ulcérations avec une solution de salicylate de soude à 5%, qui calme la douleur et favorise la cicatrisation ; traiter comme une plaie ordinaire.

ENTÉRITES. — **Causes** : Inflammation intestinale due à la multiplication d'un microbe, le colibacille ; un refroidissement, un état neuro-arthritique, etc.

Symptômes : 1° entérite aiguë : coliques, diarrhée, selles liquides jaunâtres sanguinolentes, fièvre, ventre tendu, douloureux ; 2° chronique : selles d'aliments mal digérés, muscosités visqueuses très fétides, ou matières dures contenant des filaments blanchâtres, des fausses membranes parfois striées de sang.

Secours : 1° forme aiguë : cataplasmes ou compresses humides chaudes sur le ventre ; diète hydrique ou bouillon de légumes (p. 290) ;

2° forme chronique : régime sévère, grands lavages de l'intestion deux ou trois fois par semaine avec de la décoction de guimauve tiède, jusqu'à la disparition des glaires et membranes. Consulter.

ENTORSES (page 160).

ÉPILEPSIE (haut mal). — **Cause** : Affection du système nerveux

Symptômes : Face congestionnée ;
Perte subite de connaissance ;
Les poings sont fermés, *les pouces en dedans* ;
Écume sanguinolente à la bouche ;
Convulsions désordonnées ;
Respiration tantôt nulle, tantôt bruyante.

Ces symptômes disparaissent graduellement avec la fin de l'attaque, suivie d'un sommeil profond.

Secours : Maintenir le malade et l'empêcher de se blesser ; desserrer ses vêtements, lotions fraîches sur la face. Introduire un morceau de bois entre les dents pour éviter la morsure de la langue. Compresses imbibées d'éther à respirer. Respecter le sommeil qui suit l'attaque.

ÉPISTAXIS. — (Voir *Saignement de nez*).

ÉRYSIPÈLE. — **Cause** : Pénétration d'un microbe (*streptocoque*) par une plaie cutanée.

Symptômes : Gonflement et rougeur, limités par un bourrelet ; fièvre, maux de tête, vomissements, délire. Toujours grave et redoutable par ses complications.

Secours : Dans l'attente de soins médicaux, compresses humides avec de l'eau oxygénée.

Prendre toutes les précautions d'isolement et d'antisepsie usitées en présence d'une affection contagieuse (voir p. 296).

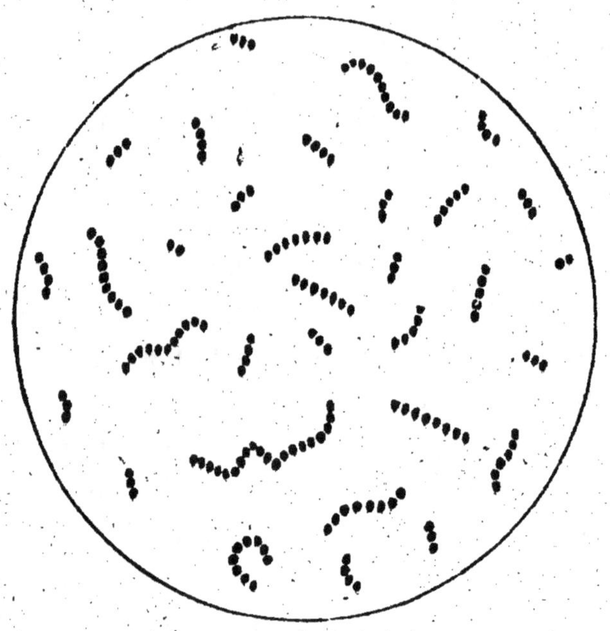

Fig. 4. — *Streptocoque pyogène.* (D'après J. Courmont.)

Découvert par Pasteur et Doleris (1879).

Existe dans l'air, le sol, l'eau, les poussières, les matières fécales ; on le rencontre dans les voies respiratoires (nez, bouche, gorge, bronches) et sur toute la surface de la peau.

Il pénètre dans l'organisme, où il donne naissance à la suppuration des tissus situés profondément ; tandis que le staphylocoque agit plutôt à la superficie du corps.

Toute brèche — écorchure, piqûre — lui livre une voie d'entrée.

L'eau bouillante le tue en une minute ; le sublimé en solution faible, très rapidement.

Il est l'agent des maladies suivantes : érysipèle, infection purulente, fièvre puerpérale, pleurésie purulente, angines, bronchites, phlébites, etc.

Éviter l'infection ou une récidive en aseptisant aussitôt toute écorchure à la figure, si minime qu'elle soit, avec une goutte de sublimé (solution alcoolique au millième), ou, s'il s'agit du nez, avec un lavage à l'eau boriquée. — La petite plaie produite par l'arrachement d'un poil, une coupure de rasoir, peut servir de voie d'entrée au microbe.

ÉTOURDISSEMENTS (voir *Vertiges*).

FOULURES (voir p. 160).

FRACTURES (voir p. 152).

FURONCLES (*clou*). — **Causes** : Tumeur due à l'inflammation, d'origine microbienne (staphylocoque), d'une glande sébacée.

La réunion de plusieurs clous constitue l'*anthrax*.

Symptômes : Saillie douloureuse qui ne tarde pas à suppurer ; guérison à la suite de la sortie du bourbillon.

Secours : Pansements humides (eau et alcool à parties égales), savonnages fréquents et lavages à l'éther de la peau alentour, pour éviter l'infection des régions voisines. On peut souvent arrêter le développement d'un furoncle en le recouvrant de trois ou quatre couches successives de teinture d'iode ; cette application est également utile parce qu'elle

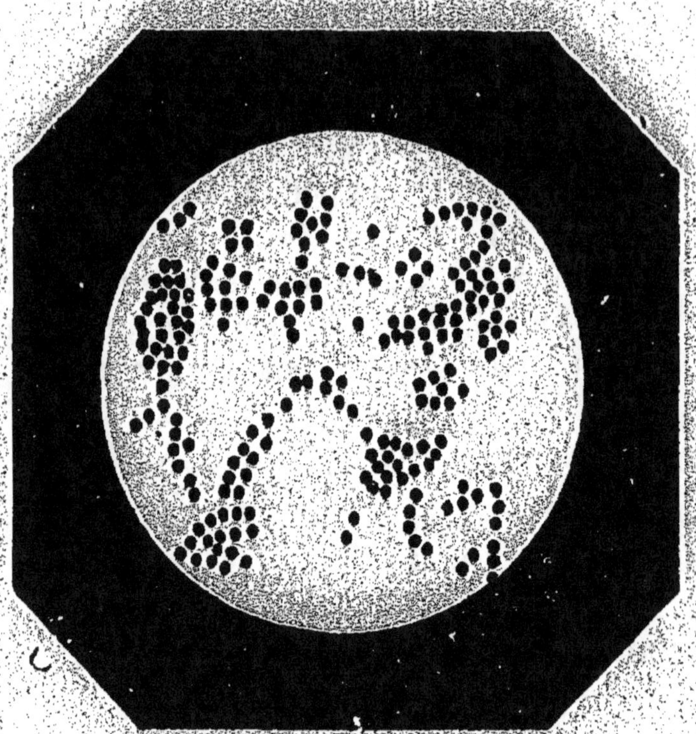

FIG. 5. — *Staphylocoque pyogène.* (D'après J. COURMONT.)

Vu par LUCKE, KLEBS, EBERTH et cultivé pour la première fois par PASTEUR (1880). Agent de la production du pus dans les infections superficielles.

Très répandu dans l'air, le sol, l'eau. Il pullule sur la peau et sur les muqueuses (nez, bouche, organes digestifs).

L'eau bouillante, les antiseptiques, le tuent en quelques minutes.

Le soleil et la lumière le détruisent rapidement.

C'est le microbe d'un très grand nombre d'affections, notamment du furoncle, de l'anthrax, de la tourniole, du coryza, des angines, de la bronchite, des otites, conjonctivites, etc.

préserve le voisinage du microbe infectieux.

Prendre de la levure de bière. Lorsqu'il y a formation de pus, faire inciser.

GALE. — **Cause** : Affection de la peau due à un parasite, le sarcopte de la gale (*acarus scabiei*).

Se communique par contact direct avec un galeux, ou indirectement par sa literie ou ses vêtements.

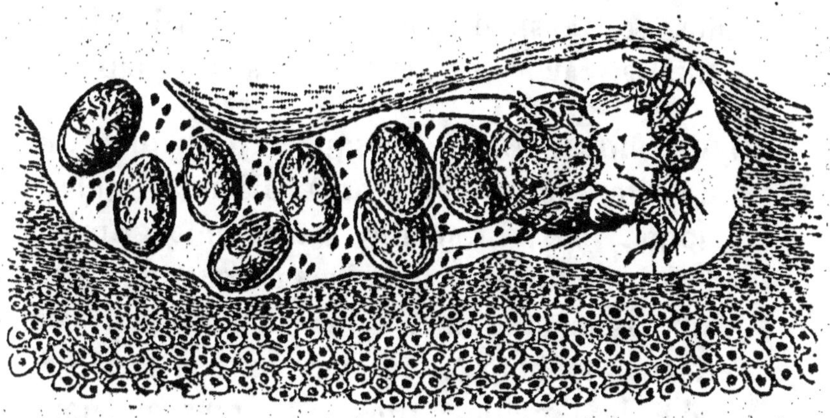

Fɪɢ. 6. — *Femelle de Sarcopte de la gale pondant au fond du sillon qu'elle creuse dans la couche cornée de l'épiderme.* (D'après Vᴇʀᴅᴜɴ.)

Symptômes : Démangeaisons cuisantes, surtout la nuit, causées par l'acare qui creuse des sillons sous la peau, et qui peuvent amener des éruptions graves. Celles-ci siègent surtout aux doigts, au poignet, au sein, à la cheville.

Secours : Prendre un bain chaud d'une demi-heure, avec frictions vigoureuses au savon noir ; puis onctions sur tout le corps, excepté la tête, avec de la pommade au soufre (pommade antipsorique ou d'Helmerich) que l'on peut remplacer par de l'huile de cade. Conserver l'enduit pendant douze heures. Les jours suivants, bains tièdes prolongés.

La literie et les vêtements seront désinfectés avec soin au soufre ou à l'étuve.

GRIPPE (*influenza*). — **Cause** : Maladie infectieuse et transmissible dûe au *bacille de Pfeiffer*, fréquemment associé au *pneumocoque* et au *streptocoque*, qui compliquent gravement la maladie. Se transmet par le mucus nasal (éternûments) et par les goutelettes de salive (toux).

Symptômes : Début brusque ; courbature, mal de tête, fièvre (39 à 40°). Rhume, mal de gorge, toux, bronchite, pneumonie grippale. Peut produire de l'embarras gastrique avec vomissements ou des accidents intestinaux (forme typhoïde), ou nerveux (vertiges), du côté de l'oreille (otite), etc., plus ou moins graves suivant les sujets.

Secours : Repos au lit, boissons chaudes abondantes pour favoriser la transpiration et l'élimination des toxines par les reins et par la peau : cataplasmes synapisés, ou sinapismes ; ventouses sur la poitrine. Désinfecter le nez (pulvérisations d'huile goménolée, d'eau boriquée) et la gorge (eau oxygénée au 10° : jus de citron en gargarismes). Quinine.

Si les malaises durent plus de 24 heures, appeler un médecin. On peut craindre une pneumonie ou une pleuro-pneumonie.

HÉMATÉMÈSE (voir *Vomissements de sang*).

HÉMOPTYSIES (voir *Crachements de sang*).

HÉMORROIDES. — **Causes** : Varices des veines de la muqueuse rectale ; arthritisme, constipation.

Symptômes : Douleur, congestion, hémorragies.

Secours : Combattre la constipation, suivre un régime (voir régime des arthritiques, p. 276). Suppositoires calmants. Badigeonnages de collodion sur les tumeurs variqueuses externes. Contre la tension et le gonflement, lotions cinq à six fois par jour avec de l'eau très chaude 50° à 55°).

Dans les états graves, opération chirurgicale

HERNIE (effort). — **Cause** : Effort violent qui fait saillir sous la peau une portion d'intestin, soit par l'orifice de l'ombilic, soit par les anneaux situés au niveau de l'aîne (anneaux inguinal et crural) par où passent les vaisseaux et les nerfs de la cuisse.

Symptômes : Douleur et grosseur à l'aîne ou à l'ombilic (nombril).

Secours : Coucher le malade la tête basse, replier les jambes et élever les cuisses *écartées* sur le ventre : chercher à faire rentrer la tumeur dans le ventre en la comprimant *doucement* ; s'arrêter bientôt si l'on ne réussit pas ; mettre des compresses d'eau froide ou un sac à glace (1) et appeler un médecin en toute hâte (menace d'étranglement).

HERNIE ÉTRANGLÉE. — **Cause** : Constriction exercée sur l'intestin par les parois abdominales

____

(1) *Sac à glace*, voir p. 10.

qui s'opposent à la rentrée de la tumeur et l'étrangle.

Symptômes : Vive douleur, s'étendant à la tumeur et à l'abdomen : puis suppression des selles, hoquet, nausées, vomissements, fièvre.

Secours : La gangrène étant imminente si l'on ne parvient à réduire la hernie, chercher de suite un chirurgien. En attendant, coucher le malade sur le dos, un coussin sous le siège, les jambes relevées. Accident grave.

HOQUET. — **Cause** : Spasme convulsif du diaphragme.

Secours : Compression du nerf phrénique, en enfonçant l'index entre les deux attaches inférieures du muscle sténo-cléido-mastoïdien, immédiatement au-dessus du sternum (Docteur Lenoir) ; appuyer fortement le pouce au niveau du cou, au-dessus de la clavicule, contre un des côtés de la pomme d'Adam, où passe le nerf pneumogastrique.

Maintenir la langue en dehors de la bouche pendant quelques minutes (Dr Lépine, de Lyon).

Le professeur Vincent recommande de comprimer fortement le creux sus-claviculaire gauche, à quelques centimètres au-dessus du milieu de la clavicule ; dès que le doigt a touché le cinquième nerf cervical, qui passe dans cette région, le hoquet s'arrête.

Dans les cas très rebelles, faire des tractions rythmées de la langue (v. p. 80) : la saisir solidement ; tirer et relâcher en suivant les mouvements de la respiration. Dix à vingt gouttes d'éther sur du sucre, ou en perles.

HYSTÉRIE (*attaque de nerfs*). —**Causes**: Frayeur, hérédité (plus fréquente chez la femme).

Symptômes : Suffocation ; constriction à la gorge (boule hystérique) ; palpitations, éructations ; face congestionnée ; yeux hagards louchent quelquefois ; grincements de dents ; cris ou sanglots : parfois convulsions plus ou moins violentes; délire.

Secours : Desserrer les vêtements, air frais, aspersions d'eau froide sur la face ; inhalations d'éther. Comprimer successivement l'un des ovaires, en enfonçant fortement le poing sur le côté du bas-ventre (aîne). Rarement dangereux.

INDIGESTION. — **Causes** : Irritation de l'estomac par l'ingestion d'aliments altérés ou mal supportés (toxines alimentaires). Mastication et insalivation insuffisantes, tachyphagie (voir ce mot). — Empoisonnements. — Maladies de l'estomac. — Les vomissements sont parfois dus à une cause éloignée, par action réflexe sur le cerveau, telle que vers intestinaux, affections de l'oreille (maladie de Ménière), etc.

Symptômes : Migraine, fièvre (38°, 39°), vertiges, vomissements.

Secours : Provoquer les vomissements mécaniquement en chatouillant l'arrière-gorge avec le doigt, ou administrer de l'eau tiède pour les favoriser. Peut être le début d'une fièvre typhoïde. Consulter. L'estomac étant débarrassé, si les nausées persistent, faire sucer de la glace pilée (avaler les petits morceaux avant qu'ils ne soient tout à fait fondus) ou boisson froide, eau de Seltz, pastilles de menthe.

Contre les troubles digestifs habituels, pilules de pepsine acidifiée.

INSOLATION (*coup de soleil*). — **Cause** : Exposition au soleil.

Symptômes : Congestion générale, face et yeux rouges, injectés ; respiration ronflante et pénible ; perte de connaissance, délire.

Secours : Desserrer les vêtements ; placer le malade dans un endroit frais et aéré ; douches d'eau fraîche sur la tête et sur tout le corps. Respiration artificielle (1).

IVRESSE. — **Symptômes** : Odeur alcoolique de l'haleine (2) ; insensibilité incomplète ; le malade répond ordinairemnt quand on l'interpelle ; respiration silencieuse ; pupilles de grandeur égale généralement dilatées ; peau froide ; les deux côtés du corps sont également immobiles et inertes.

Secours : Eau fraîche sur la tête, chaleur au corps et aux extrémités. Exciter les vomisse-

(1) *Respiration artificielle*, p. 80.

(2) L'odeur alcoolique de l'haleine ne signifie pas toujour qu'il s'agit d'un ivrogne ; ce peut être un malade quelconque à qui on a fait prendre un stimulant contenant de l'alcool.

ments (voir p. 70, *Vomitifs*) ; puis thé ou café;
5 à 6 gouttes d'ammoniaque dans un verre
d'eau sucrée. Frictions énergiques sur tout le
corps (voir alcoolisme chronique, p. 294).

JAUNISSE (*Ictère*). — **Causes** : Obstruction des
voies biliaires par des calculs ; infection microbienne .

Symptômes : Coloration jaune de la peau et des
yeux due à la bile ; démangeaisons, vomissements, hémorrhagies.

Secours : Lait, boissons alcalines en abondance.
Applications très chaudes sur la région du foie.
Consulter : peut être le symptôme d'une mala-
die grave.

LARYNGITE AIGUE (*mal de gorge*). — **Causes** :
Infection microbienne de la muqueuse du larynx.

Symptômes : Douleur, toux.

Secours : Repos à la chambre ; gargarismes
émolients ; ouate hydrophile trempée dans de
l'eau bien chaude et recouverte de taffetas
chiffon, ou cataplasme sinapisé autour du cou.
S'il s'agit d'un enfant, toujours penser à un
début de diphtérie et le faire examiner.

LUMBAGO. — **Causes** : Manifestation rhumatis-
male qui affecte les articulations des vertèbres
au niveau des reins ; froid, effort brusque, fatigue, arthritisme.

Symptômes : Douleur subite dans la région
lombaire, se manifestant au moindre mouvement ; quelquefois, fièvre légère.

Secours : Repos, frictions avec un liquide irritant ; térébenthine, alcool camphré. Repasser la région douloureuse avec un fer chaud. *Appliquer des ventouses sèches*, un sinapisme volant. Massage très léger, électricité. Injection sous la peau de la masse lombaire d'un centimètre cube d'eau stérilisée. Suivre le régime des arthritiques.

MAL DE MER. — Position horizontale : ceinture de flanelle bien serrée. Champagne frappé ; mordre un citron à pleines dents. Préventif : prendre un granule de un milligramme de sulfate d'atropine, à jeun, un quart d'heure avant de monter à bord ; un ou deux autres au cours de la traversée, si le besoin s'en fait sentir.

Se faire boucher les oreilles *hermétiquement*, avec un bourdonnet d'ouate par le médecin du bord.

MÉNINGITE AIGUE. — **Causes** : Inflammation des enveloppes du cerveau survenant à la suite de blessures à la tête ; au cours de maladies infectieuses et par propagation microbienne du nez et des oreilles. Toxines sécrétées par des parasites (ténia).

Symptômes : Mal de tête intense ; vomissements ; fièvre élevée ; convulsions, contractures. Les yeux louchent : pupilles inégales ; délire. Toujours très grave.

Secours : Compresses d'eau froide ou vessie de glace sur la tête, en attendant l'arrivée du médecin.

MÉNINGITE TUBERCULEUSE. — Infection spécifique chez les enfants de 2 à 7 ans ; est presque toujours fatale.

La *méningite cérébro-spinale*, épidémique et contagieuse, sévit dans l'enfance et chez les jeunes soldats ; elle a pour agent le bacille de Welchselbaum (1887) ou *méningocoque*. La découverte par Flexner et Dopter (1907) d'un sérum antiméningococcique, a fait descendre la mortalité de 65% à 12%. Le Dʳ Martin, de l'Institut Pasteur, a composé un sérum polivalent, c'est-à-dire qui agit à la fois sur les méningocoques et les para-méningocoques.

MÉTRORRAGIE (*hémorragie utérine*). — **Causes** : métrites ,fibrômes, polypes, fausse-couche, cancer, etc.

Symptômes : Douleur dans les reins et le bas-ventre, écoulement sanguin plus ou moins considérable.

Secours : En attendant le traitement médical ou chirurgical : repos absolu dans la position horizontale ; soulever le bassin en passant un coussin sous les reins ; sac à glace (1) sur le ventre. Faire respirer de l'oxygène. Injections d'eau très chaude (45°) ; moyen efficace, même dans les cas graves.

Si le sang continue à couler et que le péril soit extrême, on peut tenter la compression de l'aorte (voir figure de la *Circulation du sang*, p. 142).

(1) *Sac à glace*, p. 10.

Dans ce but, on déprime fortement, avec les doigts réunis, l'abdomen au niveau de l'ombilic, jusqu'à ce que l'on sente la résistance de la paroi osseuse de la colonne vertébrale, et l'on maintient cette position en appuyant de toutes ses forces. Soins médicaux urgents.

MORSURES (voir pp. 161 et 172).

MORVE et FARCIN. — **Causes** : Maladies microbiennes qui se transmettent à l'homme par le cheval, l'âne, le mulet et aussi d'homme à homme, par les sécrétions nasales fétides (morve) ou le pus de boutons et d'abcès (farcin). Le microbe s'introduit dans l'organisme par une plaie, une écorchure de la peau, chez ceux qui sont en contact avec les animaux malades, ou avec leurs dépouilles (mégissiers, tanneurs, etc.)

Symptômes : Un à huit jours après l'inoculation de la morve, rougeurs, gonflement locaux, fièvre, maux de tête, vomissements ; douleurs dans les jambes et les articulations, où apparaissent des plaques rouges bulleuses. La face se recouvre de boutons qui suppurent. Les narines jettent des mucosités fétides et sanguinolentes. L'état s'aggrave rapidement et la mort survient cinq à dix jours après l'apparition des premiers symptômes.

Le « farcin », qui est dû à un micro-organisme spécial diffère de la morve par l'absence de jetage par le nez. Très grave également.

Secours : Lien fortement serré au-dessus de la

plaie (entre la plaie et le cœur). La débrider largement et faire saigner. Appliquer de la teinture d'iode : cautériser avec de l'acide nitrique, de la pâte de Vienne, avec le fer rouge. L'essentiel est d'intervenir immédiatement : il peut être trop tard une heure après l'accident.

NOUVEAU-NÉS (voir p. 327).

OCCLUSION INTESTINALE (*étranglement intestinal, volvulus, colique de miséréré*). — **Causes** : Obstruction par des matières fécales : appendice iléo-cæcal qui étrangle une anse intestinale; renversement du gros intestin (invagination ou intussusception) ; cancer, etc.

Symptômes : Douleur abdominale, ballonnement énorme du ventre, absence de selles, vomissements alimentaires, puis fécaloïdes. La mort peut survenir par déchirure de l'intestin.

Secours : Cet accident étant extrêmement grave, appeler un médecin de suite. En attendant, faire sucer de petits morceaux de glace. Sac à glace sur le ventre. — Pas de purgatifs.

ONGLE INCARNÉ. — **Causes** : Taille défectueuse de l'ongle du gros orteil ou des autres doigts : chaussures trop étroites.

Symptômes : Douleur causée par la pénétration du bord de l'ongle dans les chairs ; inflammation, suppuration.

Secours : Amincissement et soulèvement de l'ongle : insérer un tampon d'ouate ou un morceau d'amadou dans le sillon, sous le coupant ; isoler l'orteil malade de son voisin. — Chaussures larges du bout. Tailler les ongles en carré et ne pas arrondir les angles.

OPHTALMIE DES NOUVEAU-NÉS (*Conjonctivite ou ophtalmie purulente*). — **Cause** : Infection microbienne.

Symptômes : Apparition, quelques jours après la naissance d'une inflammation des paupières, avec gonflement et suppuration.

Secours : Ouvrir les yeux de force, en se méfiant du liquide qui en jaillit: les laver avec de l'eau bouillie et faire couler entre les paupières quelques gouttes de jus de citron, d'eau boriquée chaude.

Demander immédiatement les soins d'un médecin, l'enfant pouvant devenir aveugle s'il n'est pas traité à temps. Se munir d'une solution de nitrate d'argent à 1 p. 150 ou de *protargol* (protéate d'argent) à 10 %. Isolement (voir p. 327).

OPHTALMIE GRANULEUSE (*trachome*). — **Cause** : La contagion.

Symptômes : Apparition sur les paupières, parfois aussi sur la cornée de l'œil, de petites taches saillantes de la grosseur d'un grain de millet : peu à peu leur nombre augmente, elles s'agglomèrent et prennent l'apparence d'amas de *tapioca cuit*. Le mucus qu'elles secrètent peut inoculer l'ophtalmie purulente.

Secours : Lavages à l'eau bouillie et avec du

jus de citron, en attendant le traitement médical, *urgent* : c'est une question d'heures. S'il n'est pas appliqué de suite, l'œil est irrémédiablement perdu.

Tenir à la disposition du médecin une solution toute prête de nitrate d'argent à 1 p. 150.

OREILLONS. — Cause : Contagion microbienne : *diplocoque* de Laveran et Catrin. Pas de récidive ou très rarement.

Symptômes : Fièvre, mal de tête, courbature. Gonflement des glandes parotides de chaque côté du cou. La tête s'élargit en forme de poire.

Secours : Gargarismes et lavages de la bouche fréquents : boissons abondantes, purgation. — Calmer l'inflammation du cou par des applications humides ou de liniments.

Généralement sans gravité chez l'enfant ; mais il y a des complications sérieuses à craindre chez l'adulte, du côté des organes génitaux. Bandage suspenseur et *repos absolu au lit*. Isoler le malade dont l'affection est très contagieuse pendant toute sa durée, environ 15 jours (voir p. 334).

PANARIS. — Causes : Piqûre, brûlure, plaie, avec pénétration de microbes (staphylocoques).

Symptômes : Douleur, inflammation avec production de pus.

Secours : Si le panaris est *superficiel (tourniole)*, percer la peau et faire écouler le liquide qui s'est formé. Panser avec une solution anti-septique (pas d'acide phénique).

Le panaris *sous-cutané* et le panaris *profond* exigent une incision *pratiquée dès le début*, surtout lorsqu'ils siègent à l'auriculaire ou au pouce. Inutile d'attendre qu'ils soient *mûrs* ; on risque d'amener des complications graves, notamment la mortification (nécrose) de l'os. *Les pommades et les onguents sont inefficaces* (voir *Piqûres*, p. 12).

PLAIES. — Voir *Blessures légères*, p. 11, et *Pansements d'urgence*, p. 86).

PNEUMONIE (*Fluxion de poitrine*). — **Cause :** Un microbe spécial, le pneumocoque de Talamon-Fraenkel, localisé dans l'arrière-gorge : se rencontre dans les crachats et le mucus nasal.

Symptômes : Débute par un seul grand frisson ; fièvre, température 39 à 40° et plus. Point de côté très douloureux. Etouffements. Crachats visqueux, rouillés, sanglants. Ces signes sont moins caractérisés chez les personnes âgées. Toujours très grave.

Secours : Ne peuvent être donnés que par un médecin. En attendant, décongestionner les poumons au moyen de cataplasmes chauds, avec des ventouses sèches ou mieux, scarifiées; pas de vésicatoires. Faire respirer des vapeurs chargées d'essence d'eucalyptus. Boissons abondantes. Désinfecter les linges, mouchoirs, crachoir, etc. (voir *Désinfection*, p. 371)

ROUGEOLE. — **Cause :** Un microbe découvert

par Anderson et Goldberge. Est contagieuse par les sécrétions nasales et oculaires, dont l'apparition précède l'éruption ; elle cesse de l'être environ quinze jours après le début de la maladie.

Il est donc prudent d'isoler les enfants qui ont été en rapport avec un rubéoleux trois ou quatre jours *avant* que celui-ci tombe malade. Récidive rare.

Maladie *dangereuse* par ses complications possibles : bronchite, qui peut devenir capillaire, conjonctivites, otites et surtout tuberculose chez les enfants affaiblis, etc. Très meurtrière au-dessous de cinq ans.

Symptômes : Après 8 à 10 jours de malaise, fièvre, 39 à 40° ; catarrhe du nez et des bronches, larmoiement ; *pointillé rouge dans la gorge*, puis éruption de petites taches rouges ou roses cintrées de point blanc-bleuâtres à l'intérieur des joues et des lèvres (signe de Koplick). A la face apparaissent de légères saillies roses, puis, sur le corps et les membres ; celles-ci disparaissent après 2 ou 3 jours. *Soins médicaux indispensables.*

Secours : Isolement. Lait, tisanes en abondance; pas de purgatifs. Huile goménolée dans le nez trois fois par jour. Ne pas trop couvrir le malade, mais le tenir au lit, dans une pièce chauffée à 16° ou 18°. Les selles, crachats, linges, ustensiles, seront désinfectés avec une solution de sulfate de cuivre à 45 p. 1000.

La **Rubéole** se distingue de la rougeole par

l'absence de fièvre ; également contagieuse avant et pendant l'éruption : pas pendant la convalescence. La rubéole ne confère pas d'immunité contre la rougeole. Sans gravité.

La méthode du médecin anglais R. Milne contre la contagiosité de la *rougeole* et de la *scarlatine* (v. p. 53), s'emploie avec succès ; elle consiste essentiellement en frictions avec de l'essence d'eucalyptus sur toute la surface du corps, depuis la racine des cheveux jusqu'à la plante des pieds, matin et soir pendant 4 jours, puis une seule fois par jour pendant 6 jours. A ces frictions on joindra des badigeonnages, à l'aide d'un tampon largement imbibé d'huile phéniquée à 1/10, du pharynx, des amygdales et de la région postérieure des fosses nasales, toutes les heures pendant 24 heures. Pour les rubéoleux, on complète le traitement en plaçant les malades sous un voile de gaze aspergé matin et soir d'huile d'eucalyptus, afin d'empêcher la projection dans l'atmosphère ambiante des produits contagieux expulsés par les éternuements et la toux (1).

SAIGNEMENT DE NEZ (*hémorragie nasale, épistaxis*). — **Causes :** Congestion chez les individus pléthoriques, chez ceux qui ont été soumis au feu des fourneaux, qui ont fait de violents efforts, l'estomac chargé ; travail intellectuel trop soutenu ; au début des fièvres (rougeole, fièvre typhoïde) ; dans les maladies du foie, etc.

(1) *Communication a l'Académie de Médecine* par le Médecin Inspecteur Général LEMOINE, Séance du 1er Juin 1920.

Symptômes : S'annonce par de la congestion vers la tête, sensation de picotement dans les fosses nasales. L'écoulement de sang se fait goutte à goutte et passe parfois par l'arrière-gorge ; il s'arrête le plus souvent de lui-même.

Secours : Station assise, la tête droite ; air frais ; élever les bras, pincer les narines ; appliquer des compresses d'eau froide derrière le cou, bain de pieds très chaud. — Mettre dans la narine un tampon d'ouate de Java (Penghawar) ou de coton hydrophile imbibé d'une solution d'antipyrine à 1 p. 20, ou d'adrénaline à 1 p. 2.000, en la comprimant pendant quelques minutes ; puis remplacer par de la ouate sèche, que l'on n'enlèvera que le lendemain, avec précaution.

SCARLATINE. — **Cause** : Contagion directe ou indirecte par un malade pendant 40 jours après le début de l'affection et tant que dure la desquamation.

Symptômes : Fièvre, 39°5 à 41° dès le premier ou le deuxième jour. Mal de tête, angine, avec vive rougeur de la gorge. Pouls, 140 à 180. Éruption pointillée en plaques étendues, d'un rouge foncé, s'effaçant sous la pression du doigt, d'abord sur le tronc, le cou, puis sur les membres ; elles ne tardent pas à se réunir pour donner à la peau une teinte uniforme caractéristique ; langue framboisée, vernissée. La fièvre disparaît ainsi que les rougeurs au bout de 5 à 6 jours. Vers le dixième jour, la peau pâle, jusqu'au vingt-cinquième jour et parfois le quarantième jour. Se complique de néphrite, d'otite, de douleurs musculaires, etc.

Secours (voir aussi *Rougeole*) : Chambre à la température de 16° à 18°. Alimentation lactée, boissons abondantes : tisanes, limonades.

Soins médicaux urgents.

Prendre des précautions minutieuses contre la contagion. Se rappeler que la scarlatine se propage par les mucosités de la gorge, du nez et par les débris de peau qui se détachent lors de la période de desquamation. Antiseptie de la gorge par gargarismes d'eau oxygénée diluée dans deux ou trois fois son volume d'eau bouillie : du nez, avec de l'huile goménolée. Désinfection de tous les objets qui ont été en contact avec le malade ; isolement absolu pendant 40 jours ; choisir pour le soigner une personne ayant déjà eu la maladie, *une première atteinte conférant l'immunité* (voir procédé de Milne, p. 52, et *Désinfection*, p. 371).

SYNCOPE (*évanouissement, perte de connaissance, défaillance*). — **Causes** : Chaleur, indigestion vêtements trop serrés, inanition, maladies du cœur, grossesse, fulguration (1), syncope hystérique.

Symptômes : Perte de connaissance ; pâleur de la face ; pouls et respiration faibles ; les traits sont tirés, le nez aminci, les lèvres décolorées.

(1) V. p. 188.

Secours : Coucher le malade sur le dos, *la tête basse* : desserrer largement les vêtements.

Asperger avec de l'eau froide, frictions énergiques au creux de l'estomac et dans la région du cœur. Faire respirer des sels, du vinaigre, de l'éther. Ne rien donner à boire. Si le malade tarde à revenir à lui, pratiquer la respiration artificielle (voir p. 80) avec persévérance, parfois pendant plusieurs heures, et toujours jusqu'à l'arrivée du médecin.

TÆNIA (*Ver solitaire*). — **Cause :** Petit parasite (cysticerque) qui vit dans le corps du porc ladre,

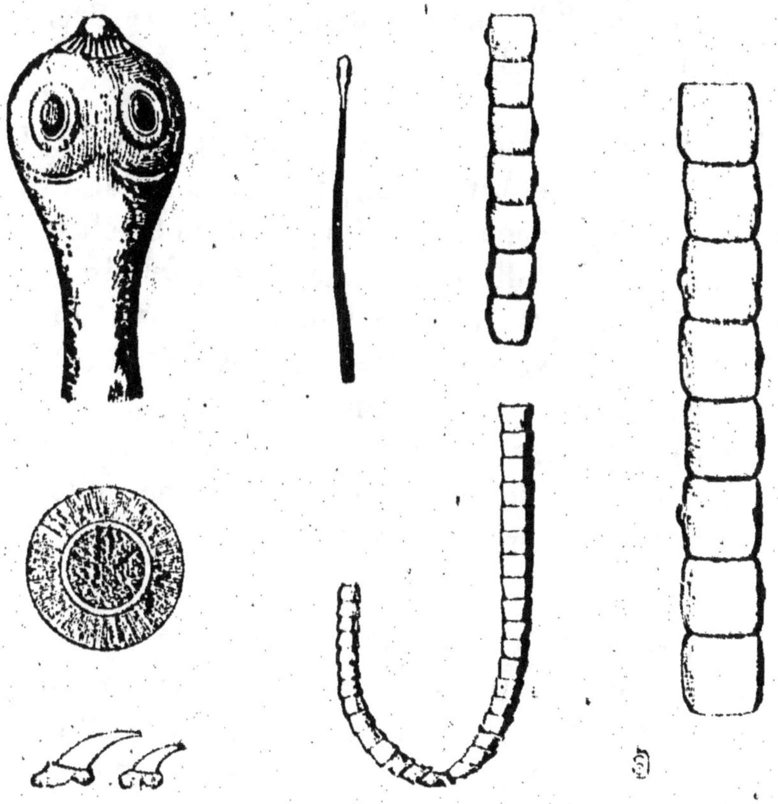

Fig. 7. — *Tænia armé ou solium.* (D'après NÉVEU-LEMAIRE.)
Tête, œuf, crochets, diverses portions de la chaîne.

du bœuf ladre ; parvenu dans l'intestin de l'homme, il s'y fixe, bourgeonne et s'y développe jusqu'à atteindre une longueur de 3 à 6 mètres.

Symptômes : Etourdissements, démangeaisons au nez et à l'anus, crampes d'estomac, amaigrissement en dépit d'une faim vorace ; *présence dans les matières fécales de fragments blanchâtres de 1 centimètre environ, ressemblant à des nouilles aplaties (curcurbitins), qui* se détachent continuellement de l'extrémité du ver. Ils sont pleins d'œufs et ceux-ci ne peuvent éclore que dans l'intestin du porc ou du bœuf qu'ils perforent, pour aller se fixer dans les muscles.

Secours : Tænifuges (extrait de fougère mâle, cousso, pelletiérine, etc.), médicaments destinés à l'expulsion de la tête garnie de crochets du tænia, condition essentielle de la guérison. —Se préserver de la contagion en n'absorbant que de la viande cuite (au-dessus de 50°). Substituer la viande crue de mouton à celle de bœuf, dans le régime des tuberculeux. Ne manger que de la viande de porc bien cuite. Exige les soins d'un médecin.

TÆNIA ÉCHINOCOQUE, HYDATIDE. — Ce parasite provient d'une larve (échinocoque), ayant de 3 à 6 millimètres, qui se développe dans l'intestin *du chien* et d'autres carnassiers. Ingérée par l'homme, elle se fixe dans les tissus, foie, poumons, reins, cerveau, où elle ateint un volume variant de celui d'un grain de chènevis à la grosseur d'une orange (Kystes hydatiques).

La contamination peut se produire quand

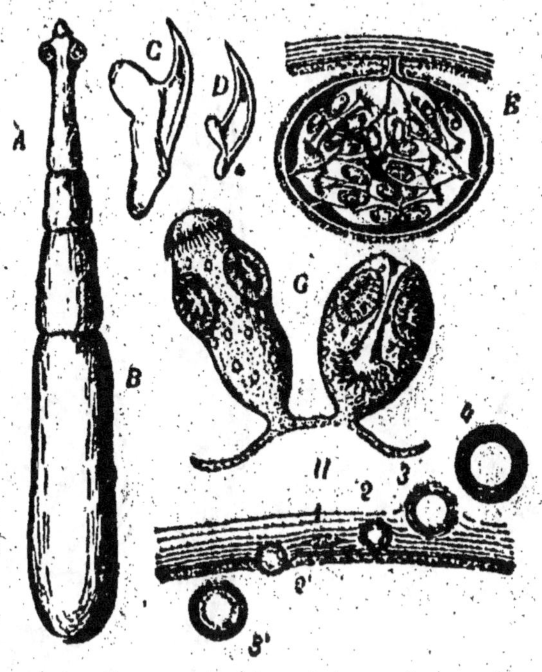

FIG. 8. — *Tænia échinocoque.* (D'après VERDUN.)

A, Parasite très grossi. — B, Le même, grandeur naturelle. — C et D, Crochets du rostre très grossis. — E, Vésicule proligère renfermant des scolex. — G, Scolex invaginé et dévaginé.

on se laisse lécher par un chien, dont la langue a été en contact avec sa région anale, ou par ses excréments qui, desséchés, se mélangent à la poussière et infectent les aliments. *Ce danger est un des arguments les plus sérieux contre les chiens d'appartement.*

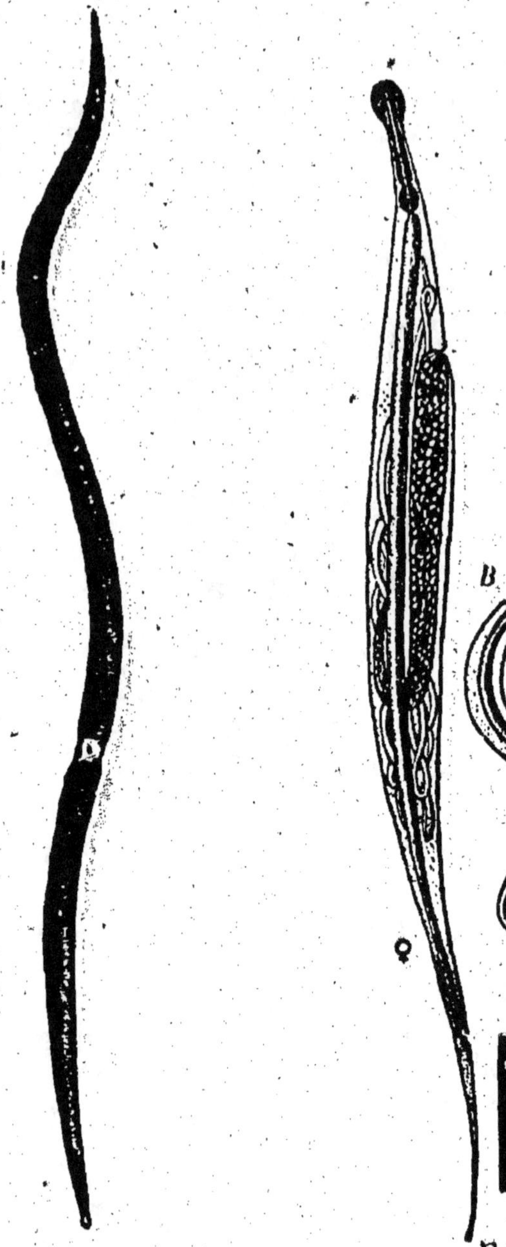

Fig. 9.

Ascaride lombricoïde.

(D'après VERDUN.)

Fig. 10.

Oxyure vermiculaire.
(D'après VERDUN.)
A, Mâle et femelle grandeur
naturelle
B, Les mêmes à un fort
grossissement. — C, Œuf.

AUTRES VERS INTESTINAUX (*Ascarides lombri-coïdes*). — Ver rond de 20 à 40 centimètres de longueur, qui se loge dans le petit intestin où il est très fréquent. On emploie comme vermifuge la poudre de semen-contra, à prendre le matin à jeun, dans du lait, du miel ou de la confiture. Dose pour un adulte : 2 à 6 grammes ; pour un enfant de 5 à 10 ans, 2 à 5 grammes ; de 2 à 5 ans, 1 à 2 grammes. S'abstenir chez les enfants au-dessous de 2 ans.

Oxyures vermiculaires : Petits vers mesurant de 3 à 9 millimètres, suivant le sexe, qui vivent dans l'intestin et dans la muqueuse anale, où ils provoquent de violentes démangeaisons, notamment le soir, après le coucher. Très communs chez les enfants. Le traitement consiste en purgatifs énergiques d'abord, suivis de lavements salés répétés (40 grammes de sel pour 200 grammes d'eau bouillie), ou lavements glycérinés (50 à 100 grammes de glycérine pour un 1/2 litre d'eau bouillie). Le traitement des vers intestinaux doit être confié à un médecin.

TEIGNES (*faveuse, tondante*). — Maladies produites par des champignons microscopiques qui s'attaquent au cuir chevelu des enfants. Très *contagieux*, ces parasites se propagent par la dissémination des débris de croûtes qui se forment sur la tête des sujets atteints et qui souillent les objets dont ils font usage (brosses, peignes, coiffures, vêtements, oreillers, etc.).

Certains animaux deviennent teigneux et peuvent communiquer l'infection (chien, chat souris, veau). Le moyen de s'en préserver consiste dans l'observation des règles de la propreté et dans le lavage fréquent de la tête et des cheveux des enfants (voir p. 246). Quand la maladie est déclarée, consulter un médecin.

TÉTANOS. — **Cause** : Infection microbienne (bacille de Nicolaïer) qui se trouve dans la poussière des routes, des écuries, et généralement

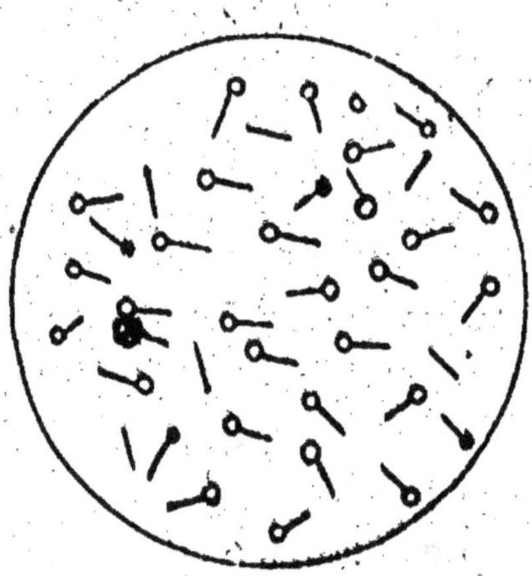

Fig. 11. — *Bacille du tétanos.* (D'après COLLET.)

Découvert par NICOLAÏER, en 1884.
Donne le tétanos aux hommes et aux animaux.
Existe dans la terre cultivée, la poussière des routes, le fumier (de cheval surtout).
La vitalité des spores est très résistante à la chaleur et aux antiseptiques.

dans les terres, surtout celles souillées de crottin de cheval ; pénètre par la moindre écorchure de la peau.

Symptômes : Raideur du cou et de la machoire, s'étendant, après quelques convulsions, aux membres et au corps tout entier, qui est comme pétrifié.

Secours : Affusions froides ; faire respirer de l'éther ; laver la plaie avec une solution de sublimé à 2 p. 1.000, et recouvrir avec une compresse largement imbibée de cette même solution. Se procurer du sérum antitétanique et du sirop de chloral en attendant la venue du médecin appelé d'urgence. Toujours extrêmement grave.

TUBERCULOSE PULMONAIRE. — Causes : Le bacille tuberculeux, agent unique de transmission, découvert par Kock, en 1882. Cette affection microbienne est évitable et guérissable. Brouardel a, en effet, constaté qu'à l'autopsie, 75% des sujets ayant succombé à des causes diverses, portent des *cicatrices d'anciennes lésions tuberculeuses guéries.*

Les principales causes qui prédisposent à l'infection sont : l'usage de l'alcool, le surmenage, les rhumes négligés, la misère physiologique et engendrée par la malpropreté, le manque d'air et de lumière ; chez les enfants, le lait de nourrice ou de vache tuberculeuse ; les maladies telles que la bronchite aiguë, la rougeole, la coqueluche et la grippe.

Dans ces conditions, les globules blancs du sang qui ont pour fonction de détruire les bacilles (voir *Phagocytose*, p. 87) se trouvent réduits à l'impuissance ; cette même inaptitude à remplir leur tâche se produit également chez les sujets sains, lorsqu'ils sont exposés à des contaminations répétées (cohabitation avec des parents tuberculeux).

Bien que l'urine, la sueur, le mucus nasal, la salive (postillons) des porteurs de bacilles soient infectieux, la principale cause de contagion doit être imputée aux *crachats* expectorés par des individus à lésions tuberculeuses *ouvertes*. Ils contiennent des millions de germes que le vent et la poussière disséminent et qui s'introduisent dans l'organisme par les voies respiratoires et digestives.

On ne saurait donc faire trop activement campagne contre l'habitude de cracher, véritable péril social, à laquelle il faut attribuer pour une très grande part, l'extension d'un fléau qui fait, en France seulement, près de 80.000 victimes par an, sept fois plus que la variole, la diphtérie, la fièvre typhoïde, la scarlatine, la coquelche et la rougeole, réunies. On peut avancer qu'il n'y a pas de crachat inoffensif et qu'expectorer, c'est semer la maladie et la mort.

Lorsqu'il est absolument nécessaire d'expulser des mucosités, il ne faut ni les avaler, ni en souiller son mouchoir ou le sol, mais se servir d'un récipient spécial contenant un liquide antiseptique (lessive de soude à 10%, eau de Javel diluée, crésylol sodique à 4%, etc.). Au dehors, ne jamais cracher que dans le ruisseau.

La tuberculose *n'est pas héréditaire* : mais les enfants de parents atteints de bacillose, nés chétifs et vivant dans un milieu contaminé, sont plus tuberculisables et aptes que les autres à contracter la maladie. Une bonne hygiène, le séjour à la campagne, loin des poussières et des agglomérations urbaines, lorsqu'il est prolongé pendant plusieurs mois et même, s'il le faut, pendant plusieurs années, en feront des sujets robustes et bien portants.

Symptômes : Amaigrissement, toux, quintes le soir et au réveil ; expectoration : sueurs nocturnes, fièvre, essoufflement. Aggravation progressive jusqu'à l'asphyxie finale.

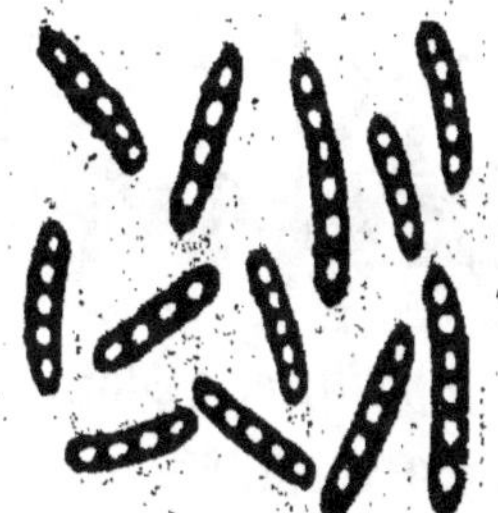

Fig. 12. — *Bacille tuberculeux de Koch*
(Schéma d'après J. Courmont.)

Le plus résistant des bacilles. Conserve sa vitalité pendant plusieurs mois dans les crachats desséchés (poussières des hôpitaux et locaux habités par les phtisiques) : cent cinquante jours et plus dans l'eau, quarante jours au soleil. Dans la terre, il reste encore virulent après deux années.

L'eau bouillante le détruit en un quart d'heure.

Secours : Dès l'apparition des premiers signes de la maladie, recourir aux conseils d'un médecin *et les suivre* (Voir *Régime des tuberculeux* et *Médecine publique*).

TYPHOIDE (*Fièvre*), *Fièvre muqueuse*. — Cause : Le bacille d'Eberth.

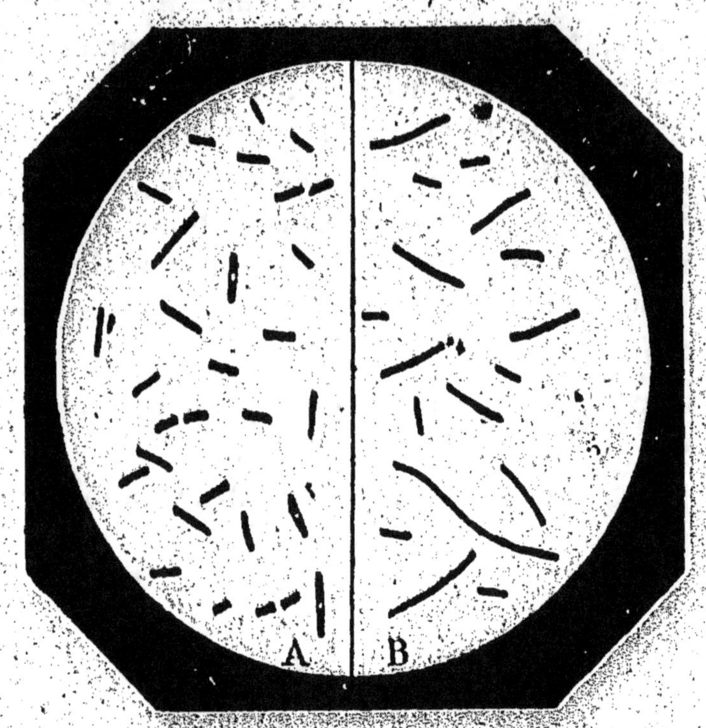

Fig. 13. — *Bacille typhique.* (D'après J. Courmont.)

Découvert par Eberth en 1880.

Microbe de la fièvre typhoïde. Existe dans les eaux, la glace, les poussières du sol, les déjections des malades ; dans ces dernières, et dans le sol, il reste vivant pendant plus de cinq mois.

Une température de 60° le tue en vingt minutes ; les antiseptiques en une minute ; les rayons solaires en huit heures.

Symptômes : Fièvre intense (40°) dès le deuxième jour, mal de tête violent, diarrhée, taches sur le corps, disparaissant à la pression du doigt (6e jour), pouls irrégulier. Complications à redouter : hémorrhagies, pneumonie, affection du cœur et des reins, etc. Toujours grave. Appeler un médecin le plus tôt possible.

Secours : En attendant, sacs à glace sur le cœur et sur l'abdomen, boissons abondantes.

Cette maladie se propage par les matières fécales des typhiques : eau des puits, voisins des fosses mal étanches ; lait, huîtres, légumes crus contaminés. Ces derniers jouent un rôle prépondérant dans la diffusion du bacille. — Sa grande sensibilité à l'acidité fournit un moyen facile pour le rendre inoffensif qui mérite d'être mieux connu. Il suffit simplement de laisser baigner dans de l'eau acidulée (une cuillerée de vinaigre par litre d'eau) pendant environ une heure 1/4, les légumes et produits végétaux (salades, artichauds, radis, céleri, etc.) qui se mangent crus, avant de les consommer.

La science a confirmé la coutume d'assaisonner la salade avec du vinaigre et les huîtres avec du citron. Quant à l'eau de boisson, on devra, pour la stériliser, la maintenir à l'état d'ébullition pendant 40 minutes, en une ou plusieurs fois.

Les vases et les selles des malades seront désinfectés avec de la chaux (1 kilo délayé dans 4 à 5 litres d'eau), avec du sulfate de cuivre à 50%, avec une solution forte (4%) de crésylol sodique, etc. (voir p. 365).

Traitement préventif par les sérums de Chantemesse et Widal, de Vincent ; par le lipovaccin du Dr Le Moignic, etc.

Les affections *paratyphiques* sont dues à des microbes voisins, mais cependant distincts, du bacille d'Eberth : le plus important du groupe est désigné sous le nom de « para B » : le bacille « para A » ne produit que des infections bénignes. Ces maladies sont combattues par le sérum triple du Professeur Widal. On doit à ce savant un procédé, « séro-diagnostic », qui permet de reconnaître dès les premiers jours la nature de l'affection d'après l'examen du sang. Faire une piqûre avec une lancette sur la partie latérale du doigt, préalablement nettoyé à l'éther, et recueillir une vingtaine de gouttes dans un tube stérilisé.

URÉMIE (*empoisonnement du sang par les produits de l'urine*). — **Cause** : Affection des reins (Mal de Bright) : alcoolisme, arthritisme.

Symptômes : Convulsions ; perte de connaissance ; mouvements saccadés des muscles ; délire ; odeur ammoniacale de l'haleine ; signes d'hydropisie.

Secours : Compresses froides sur la tête. Deux cuillerées d'éther d'heure en heure, dans un peu d'eau sucrée.

Recourir au traitement médical. Grave.

VARICELLE ou petite vérole volante. — **Cause** : la contagion.

Symptômes: Environ deux semaines après avoir été contaminé, le malade, dont la fièvre est modérée, présente une éruption formée de vésicules dans la bouche, ressemblant à des aphtes ; puis, apparaissent des petites *bulles* aréolées, par poussées successives, disséminées sur tout le corps : on les a comparées à des gouttelettes d'eau sur une feuille de rose, limpides d'abord, elles deviennent troubles, ensuite et se dessèchent ; la croûte tombe au bout de quelques jours. Ne laissent pas de marques.

Secours : Tenir l'enfant au lit pendant la fièvre, puis à la chambre. Saupoudrer la peau avec du talc boriqué (10%).

Isolement 25 jours depuis le début de l'éruption. N'immunise pas contre la variole.

VARICES (*Rupture de*). — **Causes** : Coup, chute, effort violent.

Symptômes : Écoulement de sang par suite de la rupture d'une veine variqueuse.

Secours : Position élevée du membre. Recouvrir la plaie de compresses d'ouate hydrophile stérilisée, trempées dans de l'eau très chaude et serrer avec une bande. — Exige les soins immédiats d'un médecin.

VARIOLE ou *Petite Vérole*. — **Cause** : La contagion, surtout pendant la période de suppuration et de desquamation des croûtes.

Symptômes : Température 40° à 40° 5, pendant trois à quatre jours, puis diminue. Mal de tête, de reins, vomissements. Pustules sur la langue et dans toute la bouche (caractéristique). Eruption de taches rouges d'abord à la face, puis sur le tronc et les membres : papules saillantes, vésicules, enfin pustules déprimées au centre (ombiliquées). Du 4° au 8° jour, celles-ci suppurent ; se dessèchent vers le 11° jours ; les croûtes tombent du 15° au 20° jour, laissant des cicatrices indélébiles.

Secours : Enduire les parties atteintes avec de la vaseline au sublimé et se hâter de s'assurer des soins médicaux. Grave par elle-même et par ses complications. Isolement 40 jours. Désinfection obligatoire. (Voir *Vaccination*, p. 318).

VERTIGES. — Causes : Inanition, affection de l'estomac, de l'oreille (maladie de Ménière).

Symptômes : Inquiétude, sentiment de vide dans la tête ;
Etourdissements, vue trouble ;
Perte d'équilibre ;
Vomissements.

Secours : Coucher le malade sur le dos et lui administrer un cordial. (Voir *Indigestion*)
Ne pas confondre avec ivresse.

VOMISSEMENTS (voir *Indigestion.*)

VOMISSEMENTS DE SANG (*hématémèse*). — **Causes** : Ulcère de l'estomac, cancer, gastrite suraiguë, hystérie.

Symptômes : Vertiges, douleur dans le côté gauche, pâleur de la face, froid aux membres, vomissements de sang d'un *rouge plus ou moins foncé*, quelquefois noir, et mélangé d'aliments.

Secours : Diète, repos absolu, position horizontale. Sucer de petits morceaux de glace et en avaler quelques-uns avant qu'ils ne soient fondus ; vessie de glace (1) au creux de l'estomac. Si les vomissements persistent, couvrir toute la surface du thorax de ventouses sèches et, au besoin, appliquer des ligatures serrées à la racine des quatre membres.

Conserver le sang rendu, ainsi que les matières fécales qui en contiennent souvent, pour les soumettre au médecin.

IV. — SECOURS AUX EMPOISONNÉS

Lorsque chez une personne bien portante on voit *tout à coup*, à la suite d'un repas ou de l'ingestion d'une substance quelconque, survenir des accidents graves, tels que : vomissements, coliques avec douleurs violentes d'estomac ou d'intestins, du délire ou une somnolence invincible, on peut *soupçonner* l'existence d'un empoisonnement.

(1) Voir *la vessie de glace*, p. 10.

Secours : 1° Se débarrasser du poison en faisant vomir ;

2° Neutraliser les effets du poison par des *antidotes* (contrepoisons) et les combattre par tous les moyens appropriés.

Vomitifs : On peut exciter les vomissements en chatouillant le fond de la gorge (la luette) avec le doigt ou avec les barbes d'une plume ;

A l'aide de sel dissous ou de moutarde délayée dans de l'eau tiède (50 gr. de sel ou une cuillerée à potage de moutarde pour 1 litre d'eau) ;

En administrant 50 centigrammes d'ipéca dissous dans un demi-verre d'eau tiède; renouveler la dose deux et trois fois, à 10 minutes d'intervalle. Enfants : 10 centigrammes par année.

Quand la bouche et les lèvres sont tachées ou brûlées, c'est qu'il s'agit d'un acide ou d'un alcali caustique ; dans ce cas, *ne pas donner de vomitif.*

Antidotes : Les *acides* s'emploient comme contrepoisons des *alcalis* et réciproquement ;

L'*eau albumineuse* (battre 4 blancs d'œufs en neige et délayer dans un litre d'eau), l'*huile d'olive,* parvenues dans l'estomac, protègent les parois contre l'action des substances irritantes ;

On peut se servir encore de *lait,* de *farine* délayée dans de l'eau, d'*amidon bouilli* (une cuillerée à soupe pour 1 litre d'eau):

Comme *laxatif* (par la voie rectale) : 6o grammes
de glycérine dans 5oo grammes d'eau tiède.

Il convient de remarquer qu'il ne faut pas
adopter comme une règle générale l'administration
d'une grande quantité de liquide. Si la substance
est corrosive, de nature à attaquer la muqueuse
digestive, elle devient moins dangereuse en la
délayant. Mais si c'est un poison qui n'agit qu'une
fois absorbé et passé dans le sang, c'est faciliter
cette absorption et sa diffusion que de le dissoudre
dans beaucoup d'eau. Aussi bien, dans ce dernier
cas, ne devra-t-on insister qu'après les premiers
vomissements, lorsque la substance toxique sera,
selon toute apparence, presque entièrement expul-
sée, pour achever le lavage de l'estomac.

———————

POISONS

ACIDES (vitriol (1), esprit de sel, eau-forte, acide phénique, sel d'oseille, acide oxalique, oxalate de potasse, eau de cuivre, bleu de composition, vinaigre, etc.).

Secours : Gorger le malade d'eau tiède (15 gr. de savon blanc pour 2 litres d'eau). Délayer du plâtre, du blanc d'Espagne, de la magnésie calcinée, dans de l'eau ; puis lait, *huile d'olives.*

ACIDE PRUSSIQUE ou CYANHYDRIQUE (eau de laurier-cerise, amandes amères).

Secours : Faire vomir. Respirer de l'éther, de l'ammoniaque.

Affusions d'eau froide sur la tête et la nuque. Inhalations d'oxygène, injections sous-cutanées d'éther. Café noir. Provoquer les vomissements. Tractions rythmées de la langue (p. 80).

---

(1) Voir *Brûlures causées par le vitriol,* p. 183.

ALCALIS (1) (soude, potasse, lessive des savonniers, eau seconde des peintres, chaux, ammoniaque, alcali volatil, eau sédative).

Secours : Donner des acides. Vinaigre (4 cuillerées à soupe pour 1 litre d'eau) jus de citron, d'orange ; lait, huile d'olive.

ARSENIC (mort aux rats, liqueur de Fowler, pâtes épilatoires, granules de Dioscoride).

Secours : Faire vomir ; lait, eau albumineuse, huile d'olives. Magnésie dans de l'eau (30 gr. par litre).

CHAMPIGNONS VÉNÉNEUX. — Lorsque les accidents, vomissements, douleurs d'estomac, surviennent de suite, ou dans les quatre heures qui suivent le repas, il s'agit de champignons contenant un toxique redoutable, la *muscarine* (amanite panthère, amanite tue-mouches ou fausse oronge, cépiote brunâtre, chanterelle orangée ou fausse girolle, etc.).

S'ils ne se produisent qu'au bout de dix à douze heures, ils sont alors dus à un toxique plus terrible encore, la *phalline*, que renferme l'amanite phalloïde, l'amanite citrine et les volvaires. Ils provoquent la mort par asphyxie lente et paralysie du cœur. Les enfants succombent parfois avant que les parents n'aient ressenti les premiers symptômes.

Secours : 1° Favoriser les vomissements (p. 70) et employer tous les moyens pour expulser les

(1) Voir *Brûlures par les alcalis*, p. 183.

champignons de l'estomac avant qu'ils n'aient pénétré plus loin dans les voies digestives.

2° Le traitement est moins efficace quand la digestion est faite. Activer l'élimination des produits vénéneux par les reins, en faisant boire beaucoup de lait et de tisanes diurétiques (chiendent, bourrache additionnée de 2 grammes de salpêtre par litre). Donner 5 à 10 grammes de charbon de bois pulvérisé

Dans les deux cas, administrer un purgatif (deux verres d'eau minérale purgative ou 30 grammes d'huile de ricin). Pas d'eau vinaigrée, ni de limonade.

Ne pas se fier aux recettes empiriques : elles n'ont aucune efficacité. Il n'est pas vrai que seul le champignon vénéneux noircit les cuillères d'argent ou brunit l'oignon mêlé à la friture : que les insectes ne s'attaquent qu'aux champignons comestibles, etc. Ce sont là des préjugés faux et dangereux.

Avant de se livrer à la récolte des champignons, il faut apprendre à connaître les cinq à six catégories vénéneuses de la région que l'on habite. Se rappeler que le terrain influe sur la toxicité et que des espèces non vénéneuses à une certaine période de la végétation, le deviennent ensuite (Professeur Pouchet). En général, *rejeter, comme pouvant causer la mort, tous les champignons dont le pied est renflé à la base (bulbe) et qui sont entourés d'une sorte d'enveloppe déchiquetée (volve).*

CRAYONS DE COULEUR (varient avec la compo-

sition du crayon et la quantité absorbée) : Généralement vomissements, soif intense, accompagnée parfois de convulsions.

Secours : Vomitifs, moutarde.

CHLORE (eau de Javel).

Secours : Faire vomir après avoir administré
une grande quantité d'eau albumineuse tiède,
lait en abondance ; frictions avec flanelle
chaude.

CHLOROFORME.

Secours : Air frais ; desserrer les vêtements, respiration artificielle (voir p. 80), jeter de l'eau
froide à la figure et sur la poitrine.

ÉMÉTIQUE (tartre stibié).

Secours : Encourager les vomissements par l'ingestion d'une quantité considérable d'eau
albumineuse ; lait, café fort, thé.

IODE (teinture d').

Secours : Administrer une ou deux cuillerées
à potage d'amidon délayée dans de l'eau, aussitôt que possible. Eau albumineuse (Voir
p. 70).

NITRATE D'ARGENT et SELS D'ARGENT (pierre infernale).

Secours : Faire vomir, puis eau salée (50 gr.
dans un litre d'eau).

OPIUM, MORPHINE ET NARCOTIQUES (laudanum, bel-ladone, jusquiame, safran, ciguë, aconit, digi-tale, rue, tabac).

Secours : Faire vomir ; café en grande quantité, lotions froides, faire marcher.

Empêcher par tous les moyens le malade de s'assoupir ou de dormir ; s'il y a menace d'asphyxie, insuffler de l'air dans les poumons (Respiration artificielle, voir p. 80).

PHOSPHORE (mort aux rats, allumettes chimiques).

Secours : Faire vomir, beaucoup d'eau albumineuse tiède .

Ne pas donner d'huile qui, en dissolvant le phosphore, en faciliterait l'absorption.

SUBLIMÉ CORROSIF, CALOMEL ET SELS DE MERCURE, VERT-DE-GRIS ET SELS DE CUIVRE.

Secours : Faire vomir ; blancs d'œufs délayés dans beaucoup d'eau ; lait. En outre, contre le vert-de-gris, faire prendre beaucoup de sucre.

VIANDES AVARIÉES, MOULES, CONGRES, etc. — Les intoxications alimentaires sont caractérisées par des vomissements, de la diarrhée, des crampes dans les mollets, une tendance à la syncope. Mêmes symptômes après l'ingestion de viandes trop jeunes (veaux) ou préparées avec le sang de l'animal (canard à la rouennaise), d'animaux forcés à la chasse, de gibier faisandé, de charcuterie, de conserves, d'œufs altérés (choux à la crème, Saint-Honoré), de laits et de fromages gâtés : ces accidents, dus, pour les uns, à la formation de substances extractives toxiques (*ptomaïnes*) et pour les autres, à cer-

tains microbes rapprochés de la famille des
para-typhiques (bacille de Gaertner, etc.), sont
connus sous le nom de *botulisme*.

Secours : Faire vomir ; lait, boissons abondantes, puis limonade au citron, eau vinaigrée
(4 cuillerées à soupe de vinaigre pour un litre
d'eau). Relever les forces avec du champagne;
éther sur du sucre, injections d'éther.

*Dans tous les empoisonnements se hâter de
demander un médecin.*

Ne jamais manquer de mettre de côté les
matières vomies, ainsi que les aliments et toutes substances suspectes, à fin d'examen bac-
tériologique et d'expertise.

V. — SECOURS AUX ASPHYXIÉS

DE L'ASPHYXIE EN GÉNÉRAL

Toutes les fois que la respiration est entravée il
y a menace d'asphyxie ; la mort peut survenir tantôt brusquement, tantôt après un laps de temps
qui dépasse rarement deux minutes. Il ne faut,
cependant, renoncer à l'espoir de rappeler un
asphyxié à la vie qu'après plusieurs heures de tentatives infructueuses, surtout chez le nouveau-né,
dont la résistance à l'asphyxie est supérieure à
celle de l'adulte, et seulement lorsque les signes
indubitables de la mort réelle auront été constatés
par un médecin (voir *Signes de la mort réelle*,
p. 193).

L'asphyxie peut être produite par un obstacle mécanique à l'introduction de l'air dans les poumons (pendus, noyés, corps étranger dans les voies respiratoires), ou par l'effet toxique de gaz méphitiques des puits, du gaz d'éclairage, des fosses d'aisances, par l'acide carbonique, la vapeur du charbon (poêles mobiles), les émanations des cuves en fermentation, ou encore par une chaleur ou un froid intense.

Les gaz dits « gaz de combat », composés de chlore, de brome, etc., sont tous toxiques, comme l'oxyde de carbone.

En voici, à titre documentaire, la classification :

1° Gaz suffocants :

Chlore, employé en vague ;
Phosgène, oxychlorure de carbone ;
Chloroformiates de méthyle chlorés ou palites, bromacétone, chloropicrine.

2° Gax vésicants :

Sulfure d'éthyle dichloré (ypérite). Arsines chlorées et bromées (arsines liquides).

3° Gaz irritants :

Lacrimogènes : bromure de benzyle.

4° Sternutatoires : chlorure de diphénylarsine.

5° Gaz toxiques (type acide cyanhydrique).

A l'exception du chlore (en vague), tous ces produits sont employés en minen ou obus.

Gaz d'explosion : oxyde de carbone.

DE L'ASPHYXIE EN PARTICULIER

ASPHYXIE PAR SUBMERSION

Secours aux noyés (1) : Il faut chercher, *sans perdre une seconde*, à rétablir la respiration, puis à ramener la chaleur.

Coucher le noyé un peu de côté, la tête basse, pour éviter la syncope ; nettoyer la bouche rapidement et laisser un instant écouler l'eau.

Insuffler de l'air avec patience de bouche à bouche, puis comprimer la poitrine au rythme de sa propre respiration, ou mieux, *respiration artificielle.*

Se garder du préjugé qui consiste à suspendre le noyé la tête en bas.

Si le malade est sans connaissance, lui faire 4 ou 5 injections intra musculaires d'éther, à 3 minutes d'intervalle, sur un point quelconque des membres, en évitant seulement de piquer une veine (Voir *Injections hypodermiques*, p. 312).

(1) Voir *sauvetage des noyés*, p. 193.

RESPIRATION ARTIFICIELLE

1er MOYEN : PROCÉDÉ DU Dr LABORDE

Écarter les mâchoires de force si nécessaire, saisir la langue et l'attirer fortement en dehors : faire exécuter des mouvements énergiques d'arrière en avant, 12 à 15 fois par minute, avec des intervalles réguliers de quelques secondes.

Pour ne pas la laisser glisser, entourer ses doigts d'un mouchoir, afin qu'elle n'échappe pas (à défaut de pince de Laborde), la serrer avec force et ne pas craindre de tirer hardiment, mais cependant avec mesure : en état de mort apparente, la langue n'offre aucune résistance.

Persévérer pendant une heure ou plus. Le retour à la vie s'annonce par des mouvements de la poitrine et des hoquets.

2e MOYEN : PROCÉDÉ DU Dr HENRY SYLVESTER

Règle 1. Donner au patient la position convenable

Placer le corps sur le dos, les épaules soulevées et soutenues par des vêtements repliés, et donner aux pieds un point d'appui.

Règle 2. Maintenir libre l'introduction de l'air dans la trachée-artère (voies respiratoires)

Nettoyer la bouche et les narines. Tirer la langue et la maintenir en dehors des lèvres, soit en la fai-

sant tenir par un assistant avec un mouchoir pour
empêcher les doigts de glisser, soit en la liant à la
mâchoire inférieure du noyé avec une ficelle ou
une bande de caoutchouc.

*Règle 3. Imiter les mouvements d'une respiration
profonde*

Se placer à la tête du malade, saisir ses bras
au-dessus du coude, les ramener près de sa tête et
les maintenir doucement, mais avec fermeté dans
cette position, pendant deux secondes ; ce mouvement élargit la capacité de la poitrine en soulevant
les côtes et produit une *inspiration* (fig. 14).

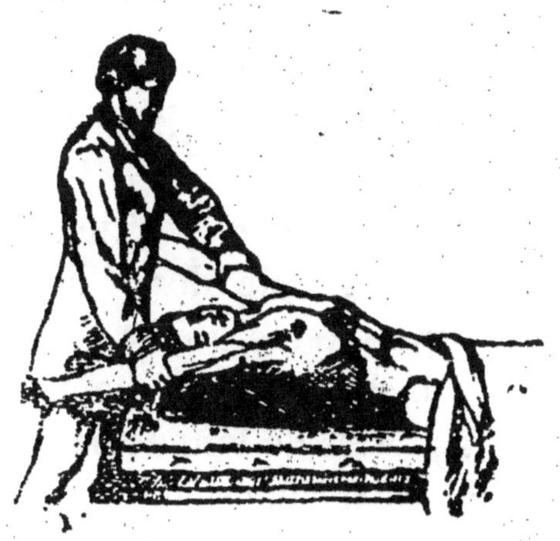

Fig. 14. — *Procédé Sylvester : mouvement d'inspiration.*

Abaisser ensuite les bras et comprimer la poitrine sur les côtés avec les coudes, également pendant deux secondes ; ce mouvement diminue la

capacité de la poitrine en pressant sur les côtes et produit une *expiration forcée* (fig. 15).

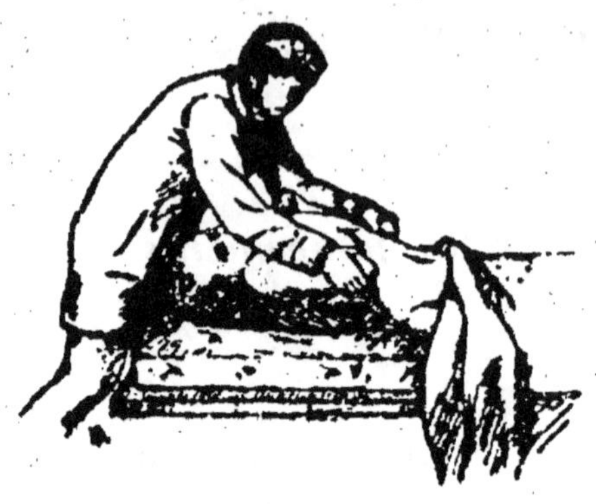

FIG. 15. — *Procédé Sylvester : mouvement d'expiration.*

Répéter ces mouvements alternativement, hardiment et avec persévérance, quinze fois par minute.

NOTA. — Ce procédé peut subir une modification qui rend son application infiniment plus aisée et moins fatigante.

Le malade étant dans la position déjà décrite, c'est-à-dire couché sur le dos, l'opérateur passe derrière ses propres reins un drap, une courroie, des serviettes attachées bout à bout, ou tout lien ayant plusieurs mètres de longueur; puis il enroule avec ce lien la partie supérieure des bras du noyé et noue les extrémités derrière son propre dos.

Il saisit alors les coudes du noyé avec les mains, le pouce tourné en dessus, et avance et recule le corps. De cette manière le poids du corps de l'opérateur suffit, par un mouvement en arrière, pour amener l'élévation des bras du noyé et, par un

mouvement en avant, pour produire leur abaisse-
bet le long des côtes, *toute fatigue se trouvant ainsi
supprimée.*

Règle 4. *Ramener la circulation et la chaleur et exciter la respiration*

Frictionner les membres depuis les extrémités
jusqu'au cœur. Remplacer les vêtements mouillés
par une couverture chaude et sèche. De temps à
autre jeter de l'eau froide sur la figure du patient.
Ces prescriptions sont parfaitement compatibles
avec l'exécution des mouvements tendant à imiter
l'acte de la respiration.

Si l'on dispose d'un aide, l'employer à faire
des tractions de la langue, suivant le procédé de
Laborde, p. 8o).

On a vu des asphyxiés revenir à la vie après deux
ou trois heures de mort apparente.

3° MOYEN : PROCÉDÉ SCHOEFER

Cette méthode, également efficace, consiste à
étendre le malade non plus sur le dos, mais face
contre terre, un vêtement plié en tampon sous la
poitrine. L'aide, placé à genoux à califourchon sur
le dos du malade, au niveau du bassin, appuie d'a-
bord de tout son poids, avec les mains étalées,
sur la partie postérieure et latérale des fausses
côtes : puis, se relevant en arrière, il cesse brusquement la compression ; recommencer cette manœuvre 12 à 15 fois par minute, avec quelques
secondes d'intervalle.

Cette manœuvre, très simple et non fatigante, a l'avantage d'empêcher la chute de la langue au fond de la gorge et de faciliter la sortie de l'eau et des mucosités par la bouche et le nez.

ASPHYXIE DES NOUVEAU-NÉS

Débarrasser rapidement la bouche et le nez des mucosités qui peuvent les obstruer ; souffler doucement de l'air de bouche à bouche, en tenant le nez de l'enfant bouché avec les doigts ; puis presser sur le ventre et la poitrine pour chasser l'air insufflé ; respiration artificielle par tractions rythmées de la langue, suivant le procédé de Laborde (p. 8o). Frictions sur la poitrine avec des linges chauds.

Recommencer le mouvement 12 à 15 fois par minute, en s'arrêtant quelques secondes après chaque temps.

Les deux tiers des enfants reviennent à la vie quand on opère promptement.

ASPHYXIE PAR PENDAISON, PAR STRANGULATION

Secours : Couper la corde en ayant soin d'amortir la chute du corps. Dégager le cou des liens qui l'enserrent et pratiquer la respiration artificielle (voir p. 8o).

Affusions d'eau froide sur la face.

Frictions aux extrémités pour ramener la chaleur et la circulation du sang.

Ne pas attendre la présence des autorités.

Asphyxie par les gaz méphitiques : fosses d'aisances, égouts, puisards, gaz de l'éclairage, vapeurs du charbon, poêles mobiles (oxyde de carbone), cuves en fermentation, air vicié, émanations des fleurs, etc.

Secours : Porter rapidement le malade au grand air, desserrer ses vêtements, beaucoup d'eau froide sur la figure. Frictions énergiques sur les pieds, les mains et la poitrine. *Faire des inhalations d'oxygène* et, dans les cas graves, des injections sous-cutanées d'éther.

Respiration artificielle (voir p. 80). Continuer le traitement avec patience ; ne pas oublier qu'on a vu des asphyxiés reprendre connaissance après plusieurs heures de mort apparente (1).

Pas de fumigations de tabac dans le rectum ; ne rien faire boire avant le complet rétablissement de la respiration.

A signaler particulièrement l'intoxication lente causée par le gaz oxyde de carbone (5 centimètres cubes par litre d'air suffisent pour amener la mort), qui émane de toutes les sources de chaleur artificielle et dont les effets nocifs se manifestent dans les locaux insuffisamment ventilés (*oxycarbonisme du Docteur Edgar Hirtz*). Veiller au tirage des appareils de chauffage : cheminées, poêles à combustion lente, fourneaux, calorifères, et surtout aux *fuites de gaz* ; aussi est-il prudent de toujours *fermer le compteur pendant la nuit*.

(1) Voir page 203, *sauvetage dans les fosses, puisards cte.*

CHAPITRE II

SECOURS AUX BLESSÉS

PANSEMENTS D'URGENCE

La moindre égratignure, la plus petite coupure (1) et, à plus forte raison, toute blessure sérieuse, doit être immédiatement pansée avec toutes les précautions que nous enseigne la microbiologie. Dès que la peau est entamée, *il y a danger d'infection*, surtout quand la plaie est souillée de terre, de poussière, de fumier, de substances animales. « On peut presque admettre cet axiôme que toute plaie qui n'est pas une plaie opératoire est infectée » (2).

Le pansement consiste à la purifier des microbes

(1) Voir *Blessures légères*, page 11.
(2) « *Ce que toute femme doit savoir* », par le professeur Charles RICHET, Paris, Félix Alcan, 1917, page 16.

introduits par les corps étrangers et à la soustraire ensuite à la contamination de ceux que l'air contient par myriades.

Chez un blessé, diverses phases se succèdent après l'accident qui vont parfois s'aggravant jusqu'à causer la mort.

Pour fixer les idées, qu'on se représente une plaie abandonnée à elle-même. En peu d'instants, elle sera envahie par des bactéries : au bout de quelques heures, ils auront pullulé au nombre de plusieurs millions.

Mais, en même temps l'organisme mobilise ses moyens de défense, représentés par les *globules blancs* ou *phagocytes* : ceux-ci se dirigent en hâte sur les lieux pour livrer bataille à l'ennemi.

Par quel mystérieux signal sont-ils avertis? Toujours est-il qu'ils accourent de toutes parts, les plus rapprochés se frayant un passage au travers les vaisseaux ; cette migration (désignée sous le nom de « diapédèse », du grec *diapedao*, je traverse), exige quelques heures d'efforts et, aussitôt, le combat s'engage entre les phagocytes et les bacilles.

Le génie de Metchnikoff a découvert le phénomène de la « phagocytose » (du grec *phago*, je mange, et *kutos*, cellule), qui a été vulgarisé par les admirables films du docteur Commandon. On voit le microbe prenant contact avec le globule blanc ou ses filaments : dès cet instant, il est capturé ; ses contorsions ne servent qu'à l'immobiliser davantage et il ne tarde pas à disparaître absorbé dans le corps même du phagocyte.

Si ceux-ci sont supérieurs en nombre, tous les

bacilles sont détruits et la plaie ne tarde pas à guérir ; mais si, au contraire, ces derniers l'emportent, les cadavres des globules blancs désagrégés s'accumulent, pour être rejetés ultérieurement sous la forme de pus ; quant aux vainqueurs, ils poursuivent leurs succès.

Pénétrant dans les vaisseaux lymphatiques, ils les enflamment, produisant ces trainées rouges que l'on aperçoit à travers la peau (lymphangite) ; puis ils parviennent jusqu'aux ganglions, qui suppurent à leur tour (adénite). Des deux parts, le nombre des victimes s'accroît ; leurs dépouilles, chargées de toxines, pénètrent dans le sang, formant des abcès, provoquant des suppurations, infectant tous les organes et amenant enfin une terminaison fatale par pyohémie (du grec *puon*, pus, et *haima*, sang).

On conçoit l'importance du rôle dévolu au traitement d'une plaie. Il consiste essentiellement à combattre la pénétration et la pullulation des germes septiques, afin que la guérison s'opère sans inflammation, ni suppuration, c'est-à-dire « par première intention ».

Ce résultat s'obtient par deux procédés qui se réclament des méthodes *aseptique* et *antiseptique*.

La méthode *aseptique* consiste à traiter une blessure de manière à la débarrasser mécaniquement de tout germe microbien par des lavages à l'eau bouillie ou autres liquides stérilisés et à n'employer pour le pansement que des objets (instruments, compresses, coton, bandes) rigoureusement stériles, dans un milieu exempt de microbes (peau du sujet, mains de l'infirmière, air ambiant, etc.)

La méthode *antiseptique* a recours à des substances chimiques douées de propriétés destructives sur les microbes, pour en neutraliser les effets sur place ; exemple : le bichlorure de mercure en solution au millième.

Dans la pratique, on combine à la fois les deux procédés.

Les soins à donner à une plaie ont un triple objet :

1° Arrêter l'écoulement du sang (hémostase) ;

2° Enlever ou détruire les germes dont la blessure peut être infectée (nettoyage et désinfection) ;

3° La soustraire à toute contamination ultérieure (pansement occlusif).

Arrêt de l'hémorragie

Si le sang s'échappe abondamment, *par jets saccadés*, de couleur rouge vif, c'est qu'une artère a

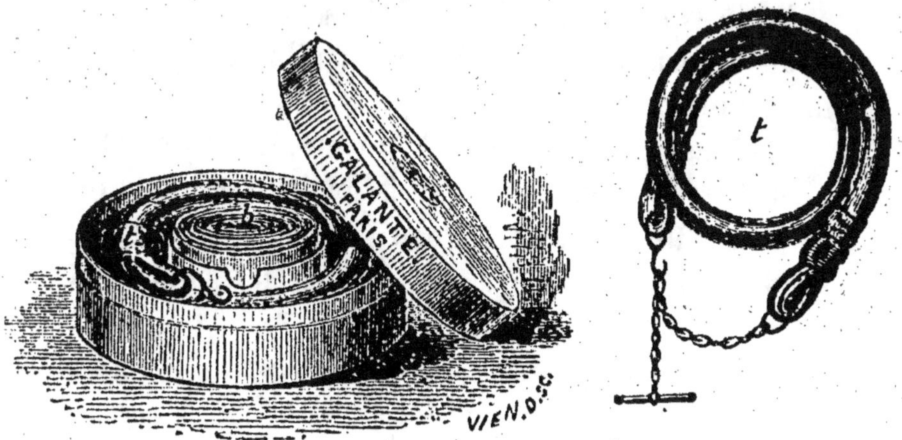

Fig. 16. — *Appareil d'Esmarch à hémostase.*

b, Bande de caoutchouc. — t, Lien circulaire en caoutchouc pour serrer la racine du membre.

été entamée. Les secours doivent être alors aussi prompts qu'énergiques : il y va de la vie du sujet.

En effet, le sang total contenu dans le corps d'un homme de 60 kilos étant d'environ 5 litres, la mort peut survenir après la perte du tiers de cette quantité ; une hémorrhagie de 1500 gr. est presque toujours mortelle (1).

Se hâter de faire la compression de l'artère qui fournit le sang, *entre la plaie et le cœur*, soit avec un lien élastique, tel que bretelles, tube en caoutchouc, soit avec une bande d'Esmarch, ou en appliquant les doigts sur le trajet de l'artère. Ces moyens reconnus insuffisants, on a recours à la compression indirecte avec un garrot ou un tourniquet (voir p. 145).

Si, au contraire, comme c'est le cas le plus fréquent, la blessure ne saigne que modérément, l'eau froide du lavage ne tardera pas à opérer la coagulation du sang et la pression du bandage l'arrêtera bientôt complètement (2).

Avoir soin de coucher le blessé la tête en bas, pour favoriser la circulation cérébrale et éviter une syncope mortelle.

Lorsque le sang suinte à travers le pansement, le défaire et appliquer sur la plaie des boulettes de coton imbibées soit d'eau stérilisée, soit d'une solution d'antipyrine à 25% : bien tamponner et serrer le bandage.

---

(1) Le *traitement des hémorragies* est décrit avec les développements qu'il comporte, p. 137 et suivantes.

(2) Ne jamais employer le perchlorure de fer, qui salit la plaie, gêne l'examen ultérieur et peut produire des inflammations graves. L'eau vinaigrée ou chargée de teinture d'arnica, ou les eaux, dites vulnéraires, sont nuisibles en raison de l'irritation que ces mélanges peuvent déterminer.

Ne jamais porter les doigts dans la plaie (1), ce qui risque de l'infecter, à moins de danger pressant ; en ce cas, encapuchonner la main d'un mouchoir récemment repassé, à défaut de compresse stérilisée. Faire respirer de l'oxygène en attendant que le médecin soit arrivé.

L'infirmière fera bien, si le blessé a perdu beaucoup de sang, de prévoir l'emploi de sérum artificiel en injection (p. 315), ou d'une transfusion de sang : 200 à 300 gr. peuvent sauver la vie d'un mourant. Se procurer du sérum antitétanique, à la disposition du médecin.

Nettoyage et désinfection de la plaie

Enlever les éclats de bois, de verre, la terre, le sang coagulé dont la blessure peut être souillée, mais se garder toutefois de chercher à déplacer les caillots ou à retirer les corps étrangers plongés profondément, dans la crainte de produire une hémorragie, ou de déchirer une artère.

Laver la plaie abondamment, en faisant couler dessus de l'eau (stérilisée par ébullition) jusqu'à ce qu'elle soit parfaitement neette et propre.

Dans le cas où, par suite des anfractuosités ou de la profondeur de la blessure, ou encore de la qualité douteuse de l'eau de lavage, l'opération du nettoyage paraîtrait incomplète, la mouiller avec un antiseptique, tel que la teinture d'iode, la solution de sublimé au millième, l'eau oxygénée à 12 volumes, la solution de formol (1 p. 4000),

(1) Voir *Lavage et désinfection des mains*, page 231.

etc., ainsi que la compresse qui va servir au pansement (voir p. 94, *Emploi de la teinture d'iode*).

Ces substances ont l'inconvénient d'entraver la guérison des plaies par suite de leur action destructive à la fois sur les microbes et sur les leucocytes ou phacocytes (voir *Phacocytose*, p. 87), accourus pour les dévorer.

Aussi tend-on de plus en plus, lorsqu'il s'agit de plaies étendues ou infectées, à se servir de solutions *chlorurées*, voisines par leur composition de l'eau de Javel, inoffensives pour l'évolution des tissus, tout en affaiblissant celle des microbes infectants : la plus connue est due au chimiste Dakin (1).

L'emploi de sel de cuisine, ou chlorure de sodium, pour assainir les plaies, est donc une coutume populaire justifiée.

Ce traitement a pour effet de nettoyer mécaniquement les plaies de leurs souillures et de stimuler la vitalité des leucocytes.

Préconisée par le docteur Carrel, médecin français à l'Institut Rockfeller de New-York, la méthode de cet illustre praticien consiste à irriguer la plaie au moyen d'un nombre variable de drains percés de nombreux trous et obturés à leur extrémité inférieure ; ceux-ci sont fixés à de petits rateaux en verre creux, dont le manche est relié par un tube de caoutchouc à une ampoule de verre contenant la solution de Dakin. Cette ampoule est suspendue à un montant fixé au pied du lit du blessé, à une hauteur de un mètre à un mètre et

____

(1) *Solution de* DAKIN, page suivante.

demi. L'irrigation est tantôt continue, tantôt intermittente, goutte à goutte ou plus active, suivant les indications du chirurgien.

Le pansement devra rester constamment humide et les plaies seront largement drainées et nettoyées. Après trois ou quatre jours, tous les microbes auront disparu (1).

Ce procédé a réalisé des guérisons innombrables et a été mis en pratique dans tous les hôpitaux pendant la guerre.

Il convient de mentionner, pour mémoire, parmi les modes de pansement d'attente employés dans les « Postes de Secours Avancés », établis près de la ligne de feu, la « méthode de Vincent », qui consiste à insuffler dans la plaie une poudre désinfectante composée d'un mélange d'hypochlorite de chaux et d'acide borique (2) ; celle de Mencière, qui utilise le gaiac, l'eucalyptus, le baûme du Pérou et l'iodoforme, en solution dans l'éther : ce

(1) *Solution de Dakin.* — Chlorure de chaux, 200 ; carbonate de soude, 100 ; bicarbonate de soude, 80. — Introduire dans un flacon de 12 litres les 200 grammes de chlorure de chaux et 5 litres d'eau ordinaire ; agiter fortement à deux ou trois reprises et laisser en contact une nuit. — Faire dissoudre à froid dans 5 litres d'eau ordinaire le carbonate et le bicarbonate de soude. — Verser en une seule fois la solution de sels de soude dans le flacon contenant la macération de chlorure de chaux ; agiter fortement pendant une minute et laisser reposer pour permettre au carbonate de chaux de se déposer. — Au bout d'une demi-heure, syphoner le liquide clair et le filtrer. — Conserver à l'abri de l'air et de la lumière.

Cette composition se rapproche beaucoup d'une solution où il entrerait de l'eau de Javel dans la proportion de 5 pour mille.

(2) Pansement abortif du Professeur VINCENT :
Hypochlorite de chaux titrant 100 à 111 litres de chlore   10 gr.
Acide borique officinal pulvérisé... ....   00 gr.

liquide, en s'évaporant, laisse les produits désinfectants répartis dans toutes les anfractuosités de
la plaie, qu'ils recouvrent d'un enduit capable de
la préserver, jusqu'à plus ample traitement dans
les « Hôpitaux d'origine d'étapes » (H. O. E.)
et ensuite les formations sanitaires de l'arrière.

EMPLOI DE LA TEINTURE D'IODE (1)

Les remarquables propriétés de la teinture d'iode
dont l'utilisation en chirurgie, notamment dans le
traitement des plaies étendues, a été préconisée
par le professeur Paul Reclus, en font un antiseptique facile à manier, non dangereux, et des plus
efficaces.

Le mode d'emploi consiste à en verser directement ou avec un compte-gouttes sur la blessure et
sur ses bords : quand toute trace de liquide a
disparu par évaporation, recommencer deux ou
trois fois ; recouvrir avec une compresse sèche,
de l'ouate, et maintenir en place à l'aide d'un
bandage.

Renouveler le pansement le soir ou le lende-

(1) Composition de la teinture d'iode : Iode, 10 grammes,
iodure de potassium 4 grammes, alcool à 90°, 136 grammes.
Faites dissoudre et conservez dans un flacon de verre blanc,
bouchant à l'émeri. Cette teinture renferme un quinzième
de son poids d'iode (Supplément au Codex 1920).

main, puis seulement tous les trois ou quatre jours.

L'iode et l'alcool pénètrent dans l'épaisseur de la peau et dans les anfractuosités de la plaie ; on obtient non seulement la stérilisation de la superficie épidermique du champ opératoire au moment de l'intervention du chirurgien, mais aussi celle des couches profondes du derme en un temps très court, sept à huit minutes.

Aussi, l'usage de la teinture d'iode est-il devenu de plus en plus courant, puisqu'il peut convenir dans la plupart des cas, surtout en raison de cette considération, qu'il n'est pas nécessaire de laver la plaie avant l'application, ce pansement étant essentiellement sec.

Il convient de noter, toutefois, que ce produit s'est montré insuffisant dans bien des cas de plaies de guerre graves par obus, torpilles, grenades, etc., et n'a pas donné les résultats obtenus avec la solution de Dakin, après débridement (voir p. 93).

Afin d'éviter une action trop énergique sur les tissus, il faut n'employer que la teinture du Codex 1920 ; si elle est ancienne ou contenue dans un flacon resté débouché, elle s'altère, l'alcool s'évapore et l'iode, trop concentré, devient caustique. Par prudence, il est préférable de ne faire usage que de la teinture dédoublée, c'est-à-dire additionnée d'une quantité double d'alcool à 90°, ou même plus diluée encore, lorsqu'il s'agit de peau très délicate, comme celle des enfants.

Pour enlever les taches d'iode sur la peau et sur le linge, les mouiller avec une solution d'ammoniaque, soit pure, soit dédoublée (eau sédative), ou avec une solution faible d'hyposulfite de soude.

Pansement à l'iodure d'amidon

Lorsque la peau est enlevée et la chair dénudée sur une certaine étendue, on se trouvera bien du procédé suivant : appliquer une couche mince d'iodure d'amidon, que l'on recouvrira de gaze non apprêtée, puis d'une compresse : ajouter de la ouate et une bande. Cette gaze sera laissée en place lors des pansements suivants, ce qui favorisera la cicatrisation.

Occlusion

Lorsqu'une plaie est considérée comme étant assainie, on procède à la réunion des bords au moyen de fils en catgut ou en argent (1). Si elle n'est pas en état d'être fermée, on y applique d'abord une compresse sèche aseptique, puis recouvrir d'une couche suffisante d'ouate stérilisée. La compresse stérilisée a pour objet d'empêcher

(1). Suture d'une plaie. En l'absence de tout secours professionnel et lorsqu'il s'agit d'une plaie dont les bords se rejoignent pas, pour éviter au blessé une cicatrice vic se ou d'être défiguré, il importe de rapprocher les lambeaux ui ne pourraient se réunir par la simple pression de la compresse. Il faut pour cela, si l'on a sous la main une seringue de Pravaz, prendre une des aiguilles et enfiler un fil d'argent, dont toutes les boites sont munies. Après avoir flambé aiguille et fil, piquer les lambeaux de peau sur leurs bords opposés : saisir le fil, retirer l'aiguille et tordre les deux bouts qui dépassent de chaque côté, de manière à les fixer solidement. — On emploie dans le même but, des petites pinces à griffes, dites « serres-fines ».

l'adhérencse des filaments d'ouate. Dans certains pansements à sec, on utilise parfois des poudres : aristol, dermatol, salol, etc.

Dans les pansements humides, la compresse est imbibée soit d'eau bouillie, soit d'une solution antiseptique, recouverte d'ouate, puis d'une lame de tissu imperméable.

Les récipients destinés à contenir les objets servant au pansement seront lavés à l'eau bouillante et *flambés*.

Objets de pansement. — Toute pièce de linge, de toile, de coton, de gaze, d'ouate, ne doit être employée à recouvrir une plaie, *qu'à la condition d'avoir été stérilisée*. Il ne suffit pas qu'elle soit propre, mais il faut encore qu'elle ait été rendue *aseptique* et ne présente aucun risque d'infection pour la plaie par l'apport de germes microbiens.

L'exposition à la chaleur d'un autoclave porté à 120° est le plus efficace des traitements (1). C'est celui auquel ont été soumises les compresses et l'ouate hydrophile en boîte et en bocaux du commerce.

S'il est impossible de s'en procurer et en cas d'urgence, on y remédie en faisant bouillir, pendant dix minutes au moins, les objets de pansement dont on a besoin dans l'eau contenant une

______

(1) Presque tous les microbes succombent à une température inférieure à 100° : les microbes pyogènes (producteurs de pus), les staphylocoques, les streptocoques, sont tués entre 60° et 70° ; les bacilles, notamment celui de la tuberculose entre 60° et 100°. Les spores, corps reproducteurs, sont plus résistants : leur destruction exige une température variant entre 110° et 120°.

cuillerée à potage de sel ordinaire, ou gros comme une noix de carbonate de soude par litre, pour élever la température de quelques degrés au-dessus de 100°.

Il faut se garder de les retirer de l'eau avec les mains, mais les prendre avec des pinces, que l'on a flambées en les passant dans la flamme d'une lampe à alcool.

Il est facile de stériliser d'un seul coup les instruments dont on a besoin. Les placer dans un récipient en métal, ustensile de cuisine ou autre, puis verser dessus une cuillerée d'alcool que l'on enflamme. Refroidir avec de l'eau bouillie.

Lorsqu'il s'agit d'instruments à manche de bois à tranchant délicat, en gomme, etc., que la chaleur altérerait, les plonger pendant trente minutes au moins dans une solution phéniquée à 5 %.

Les cuvettes et bassines en métal exigent un flambage d'une durée de 5 minutes.

Ne pas oublier que ces précautions mettent seules à l'abri de complications dont il est impossible de prévoir la gravité, même dans les cas en apparence les plus insignifiants.

BANDAGES

Dans toute blessure qui nécessite un pansement, surtout quand elle siège au membre inférieur, le repos de la partie malade est d'une importance extrême au regard de la guérison.

Les moyens de suspension devront toujours être appliqués avec cette préoccupation en vue; écharpe pour le membre supérieur et extension et coussins pour le membre inférieur.

Bandage triangulaire

Les bandages les plus commodes sont ceux que l'on improvise avec une serviette ou une pièce de linge en forme de triangle. Quelques figures mettront sous les yeux les diverses manières dont on peut utiliser un bandage de ce genre (fig. 17 et 18).

En roulant le grand angle jusqu'au bord du triangle, on obtient une bande solide dont on se servira pour fixer les tuteurs ou *attelles* placées le long d'une fracture, pour maintenir des compresses appliquées sur une plaie : pour improviser un *tourniquet* (voir p. 147) : dans les blessures du front, de l'œil, de l'oreille, de la joue, de la mâchoire, etc.

En dépliant le bandage, on aura une sorte d'écharpe à plusieurs usages, soit qu'on l'emploie pour servir de soutien à un membre, soit pour l'enrouler (voir les figures).

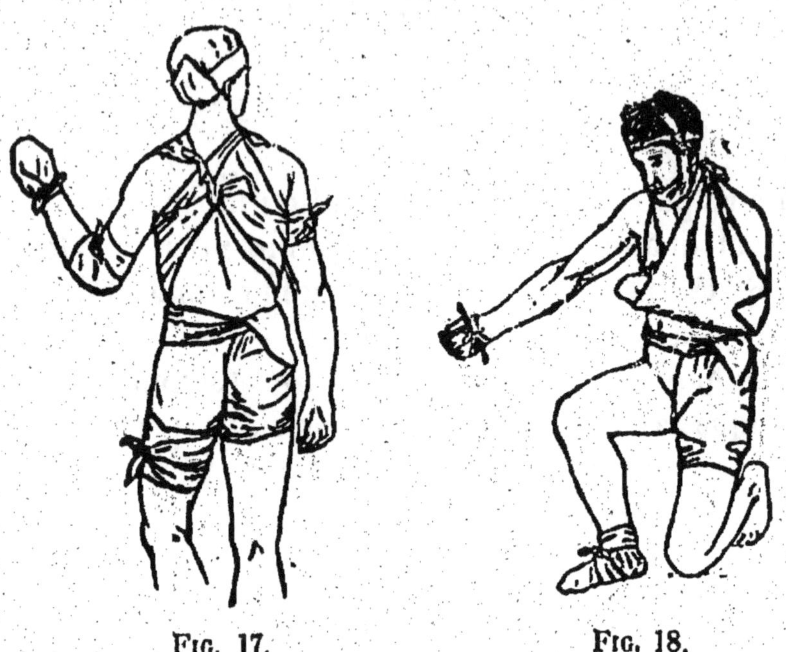

FIG. 17.   FIG. 18.

Il est bon de s'exercer à loisir à confectionner des pansements très simples et suffisants pour attendre un traitement plus complet. Apprendre à les appliquer habilement, sans trop les serrer, et à les ajuster à toutes les parties du corps.

On trouvera, aux paragraphes *Hémorragies* et *Fractures*, les pansements qui conviennent particulièrement dans ces cas spéciaux.

Il faut ensuite placer le blessé de manière à diminuer la douleur autant que possible. S'il est blessé à la jambe, l'immobiliser dans la position élevée la plus confortable. Pour une blessure à la cuisse ou à la hanche, on plie une alèze sous le jarret et on laisse poser la jambe. Le bras, au contraire, sera maintenu élevé.

Si la blessure intéresse l'abdomen ou la poitrine, il existe peut-être des lésions internes, au foie, aux intestins, etc., et le malade peut mourir en moins de vingt-quatre heures. Il faut donc prendre beaucoup de précautions. Pour le thorax, on doit appliquer une bande de diachylon de la hauteur de toute la poitrine et pouvant l'envelopper une fois et demie, ce qui procure un grand soulagement.

Pour le ventre, s'opposer absolument à l'ingestion d'aucun liquide et l'immobiliser au moyen d'une épaisse couche d'ouate maintenue en place avec un bandage enroulé autour du corps.

BANDES

Pour fixer les pansements, on se sert de bandes de toile, de coton, de flanelle, mesurant de 1 à 10 mètres de longueur, sur 2 à 10 centimètres de largeur ; de pièces de tissu de forme allongée, carrée ou triangulaire.

On désigne sous le nom de *globe* la bande roulée ; de *chef terminal* ou *initial*, les extrémités ; *plein*, la partie comprise entre les deux chefs ; *jet*, chaque tour de bande.

Une bande à deux globes est celle dont les chefs ont été enroulés à la rencontre l'un de l'autre.

Les bandes s'appliquent de différentes manières, selon la forme de la partie à recouvrir ; en *spiral* simple, lorsqu'elle est cylindrique ; avec *renversés*, lorsqu'elle est conique, afin d'éviter les godets.

Chaque tour doit recouvrir le précédent au tiers de sa largeur environ et le tout s'imbriquer régulièrement.

Un *spica* est formé par l'entrecroisement de jets disposés en épi ; spica du pouce, de l'épaule, de l'aîne, etc. ; puis viennent les *bandages croisés* ou *en 8 de chiffre*, en *T*, en *croix ;* le *bandeau*, le *monocle*, le *binocle*, la *capeline*, le *chevestre*, l'*épervier*, l'*étoile*, l'*étrier*, le *scapulaire*, etc., dont l'application est plus ou moins difficile ; elle exige une certaine dextérité et surtout de la pratique.

Les figures qui suivent faciliteront la compréhension du texte forcément abrégé. Aussi devra-t-on, si l'on veut arriver à une certaine habileté dans l'art des pansements, recourir aux ouvrages spéciaux qui les décrivent dans tous leurs détails (1).

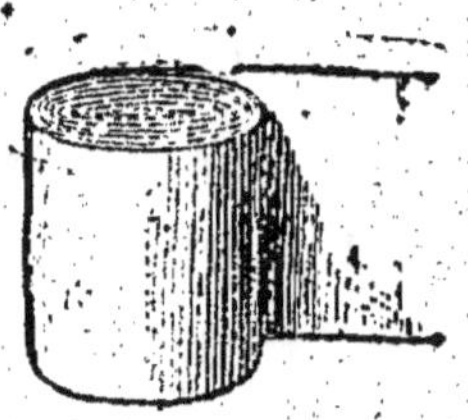

Fig. 19. — *Bande à un globe.*

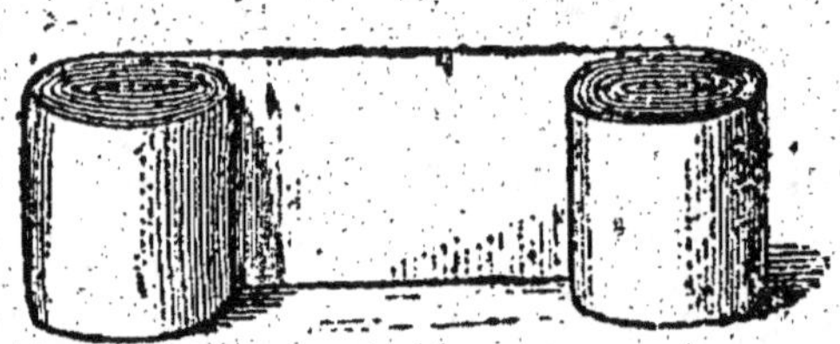

Fig. 20. — *Bande roulée à deux globes.*

(1) *Nouveaux éléments de Petite Chirurgie*, par le Dr. CHAVASSE. Doin, Paris, 1915. — *Pratique de l'Infirmière hospitalière*, par le Dr. E. MORIN, Vigot, Paris, 1914.

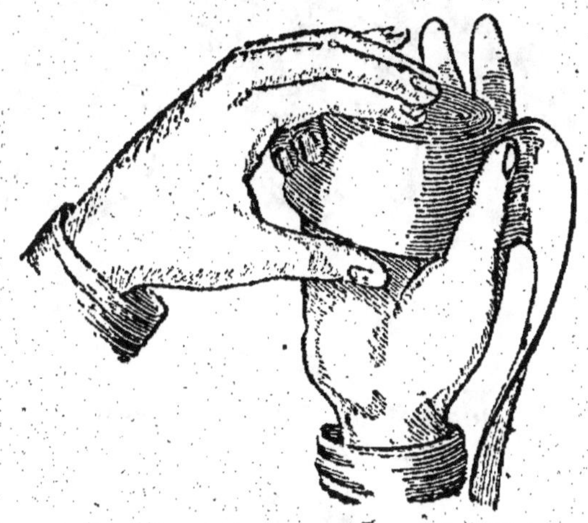

Fig. 21.

Manière de tenir une bande pour la rouler.

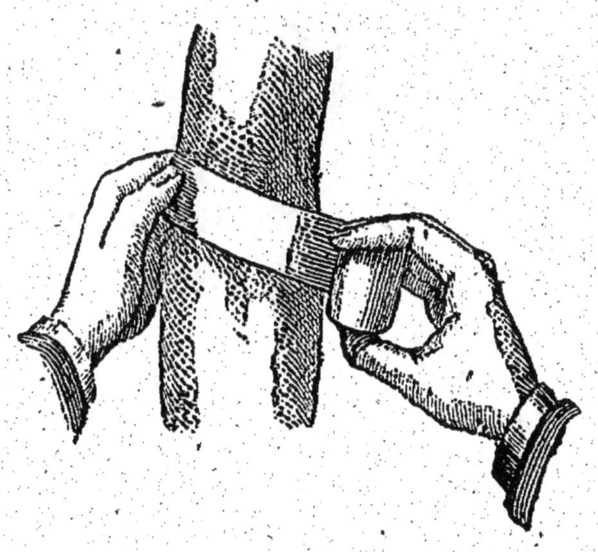

Fig. 22.

Manière de placer le chef initial.

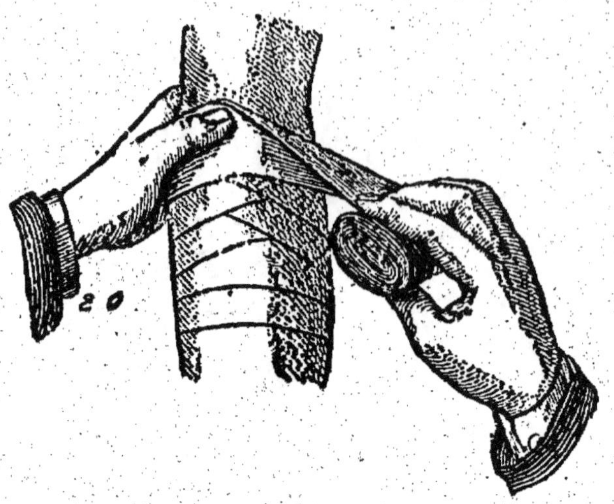

Fig. 23.

Manière de faire un renversé

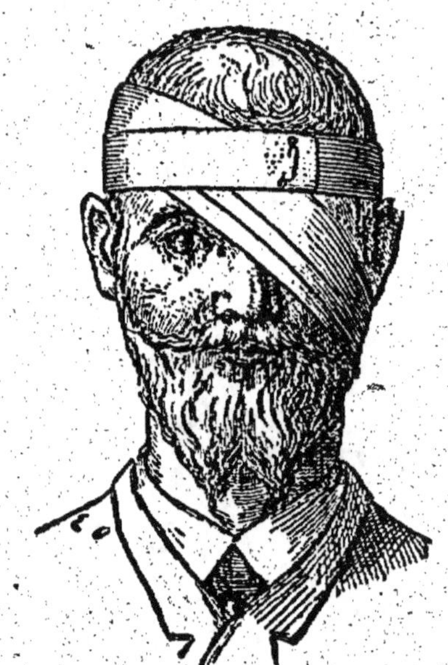

Fig. 24. — *Croisé d'un œil ou Monocle.*

Bande de toile ou de flanelle de 5 m. sur 4 cm., ou de tarlatane de 7 m. sur 6 cm. Œil gauche. Deux circulaires autour du front (de gauche à droite) :

Gagner l'angle interne de l'œil, continuer sous l'oreille gauche et derrière la nuque ; contourner la tête à droite et revenir sur l'œil : répéter trois ou quatre fois le mouvement et fixer par des circulaires autour de la tête.

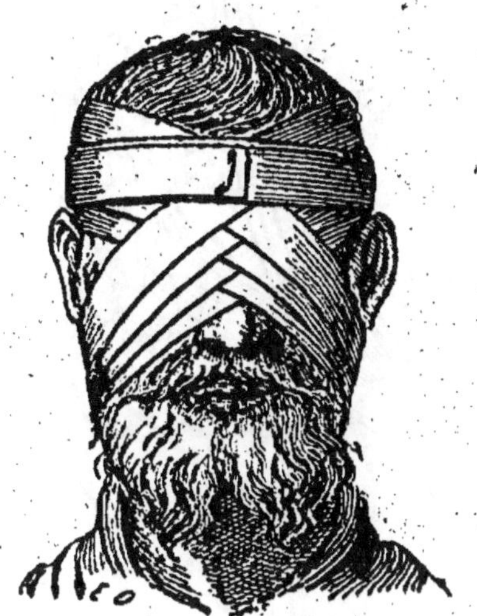

FIG. 25. — *Croisé des deux yeux ou Binocle.*

Commencer comme pour le monocle. Lorsque la bande est passée au-devant de l'œil droit par exemple, puis sous l'oreille droite, derrière la nuque, et qu'elle a rejoint le côté gauche de la tête, on lui fait suivre le front et le côté droit (circulaire) jusqu'à la nuque. Descendre, passer sous l'oreille gauche, remonter de bas en haut au-devant de l'œil gauche et rejoindre le côté droit de la tête. Placer deux autres tours de bande dans le même ordre et terminer par un circulaire de fixation.

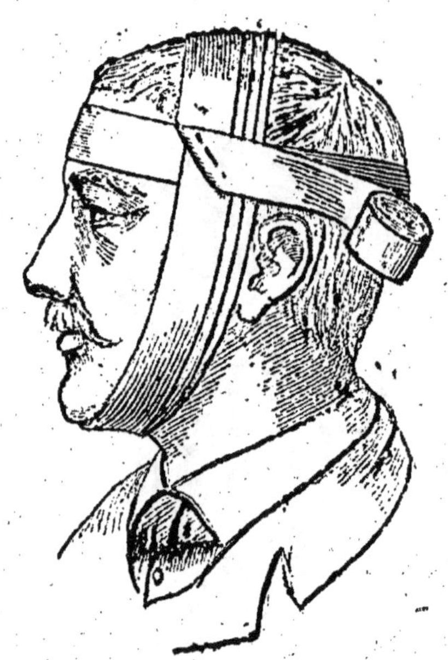

Fig. 26. — *Croisé de la tête et de la mâchoire inférieure.*

Bande de 6 m. sur 5 cm., ou de tarlatane, de 8 m. sur 6 cm.

Deux circulaires autour de la tête et fixer un renversé avec une épingle sur la tempe : passer sous le menton, puis sur le sommet de la tête : répéter deux ou trois fois : nouveau renversé sur la tempe et finir par une circulaire.

Le *CHEVESTRE* est une variante du précédent. Au lieu de renverser la bande, la faire descendre derrière la nuque, passer sous le menton, sur la joue, sur le sommet de la tête et derrière l'oreille, comme dans le bandage précédent. Après quelques jets, repasser sous la nuque et terminer par des circulaires autour de la tête

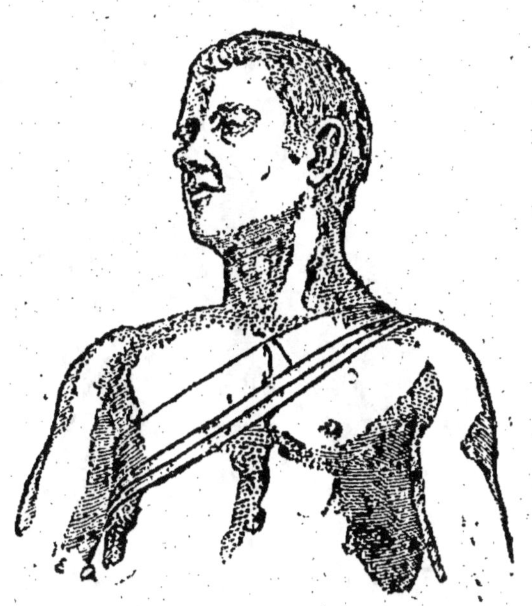

Fic. 27 — *Oblique du cou et de l'Aisselle.*

Pour maintenir les pansements du cou et de l'aisselle. Placer une série de circulaires partant du devant de la poitrine, pour passer par dessus l'épaule, traverser obliquement le dos et gagner l'aisselle. — Garnir de coton le creux de l'aisselle.

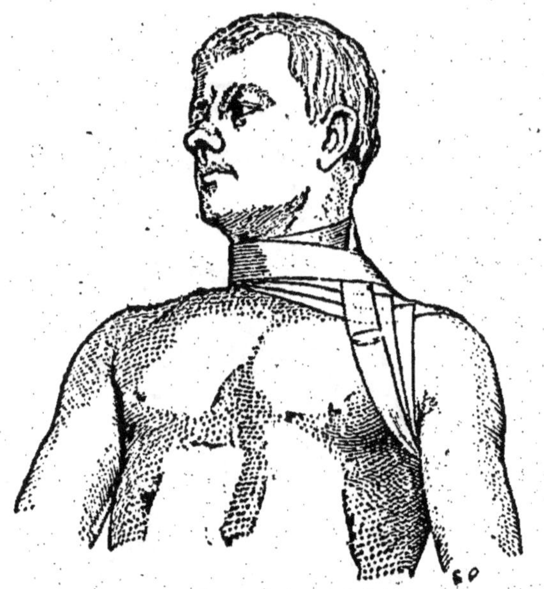

Fig. 28. — *Croisé du Cou et de l'Aisselle.*

Pour maintenir un pansement sur l'épaule.

La bande figure un 8 de chiffre. Commencer en appliquant le chef initial sur l'épaule malade : passer sous l'aisselle (garnie de coton), remonter en avant de l'épaule en croisant le chef et contourner le cou d'arrière en avant. Faire deux ou trois tours semblables en les imbriquant et fixer sur l'épaule.

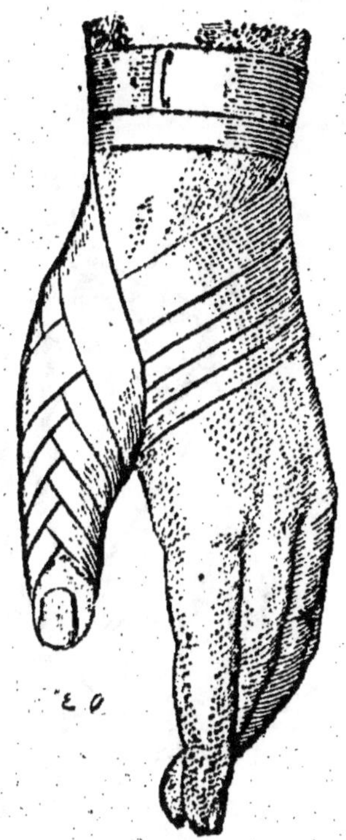

Fɪɢ. 29. — *Spica du Pouce.*

Prendre une bande de 3 cm. de largeur : fixer le chef initial par deux circulaires autour du poignet, descendre sur le dos de la main entre le pouce et l'index ; passer sous le pouce, contourner au niveau de l'ongle, repasser dessous en donnant au bandage la forme d'un 8 et remonter vers le poignet : nouveau circulaire du poignet, puis placer le second jet recouvrant la moitié de la largeur du premier. Couvrir entièrement le pouce et fixer le chef terminal autour du poignet.

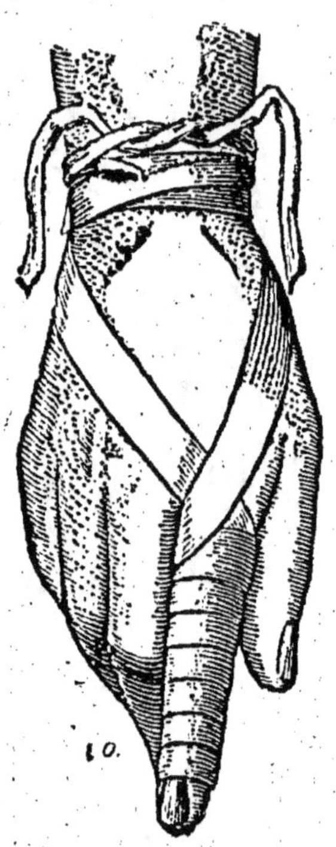

FIG. 30. — *Spiral d'un Doigt.*

Bande de 1 m. 50 sur 2 à 3 cm.

Deux tours au poignet : gagner l'extrémité du doigt, le coiffer, remonter avec des spirales et fixer par deux circulaires au poignet.

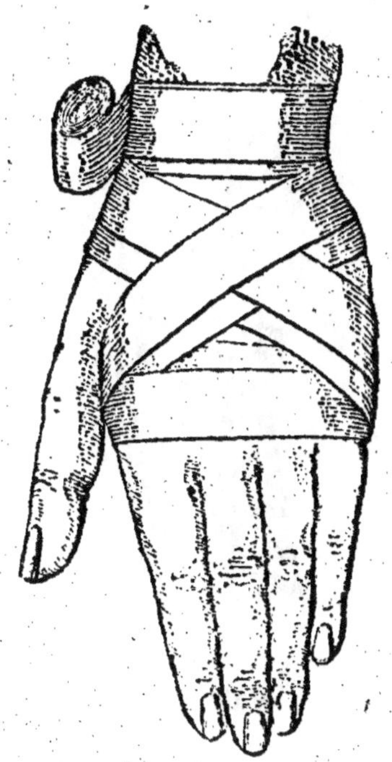

FIG. 31. — *Croisé du Poignet et de la Main.*

Bande de 2 m. sur 4 cm.

Circulaire autour du poignet ; passer sur le dos ou dans le creux de la main, suivant que le pansement est destiné à l'une ou à l'autre face : contourner l'extrémité des doigts et rejoindre le poignet en croisant à la manière d'un 8.

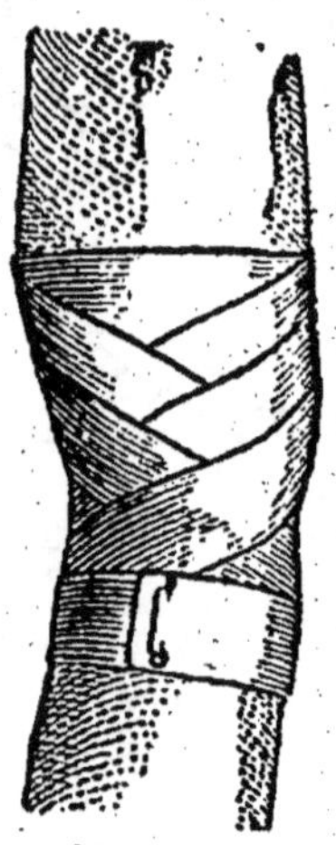

Fig. 32. — *Croisé du Coude ou Bandage de la Saignée.*

Bande de 2 m. 50 sur 5 cm.

Chiffre de 8 dont les boucles embrassent, l'une le haut de l'avant-bras, l'autre la base du bras et dont les branches se croisent au pli du coude. Faire deux circulaires sur l'avant-bras, mener les branches du 8 de bas en haut, entourer le bras d'un circulaire et descendre vers l'avant-bras : trois jets de bande en forme d'épi.

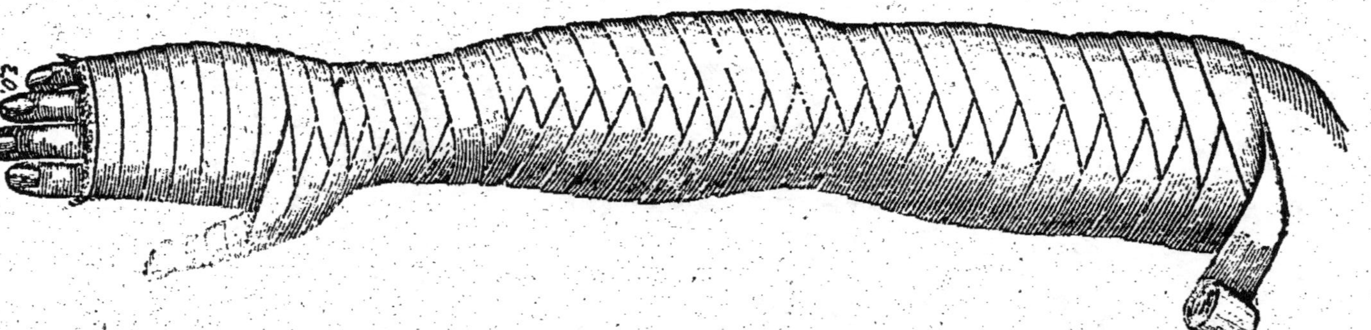

Fig. 33. — *Spiral du membre supérieur*

Plusieurs bandes de 2 m. 50 à 5 m. sur 4 à 5 cm.

Après avoir placé de la ouate entre les doigts, appliquer la bande en commençant par le dos de la main : gagner l'extrémité des doigts : remonter, couvrir le pouce, le poignet, l'avant-bras et le bras, avec les renversés nécessaires bien en ligne, sur le côté externe du membre : terminer par quelques tours circulaires.

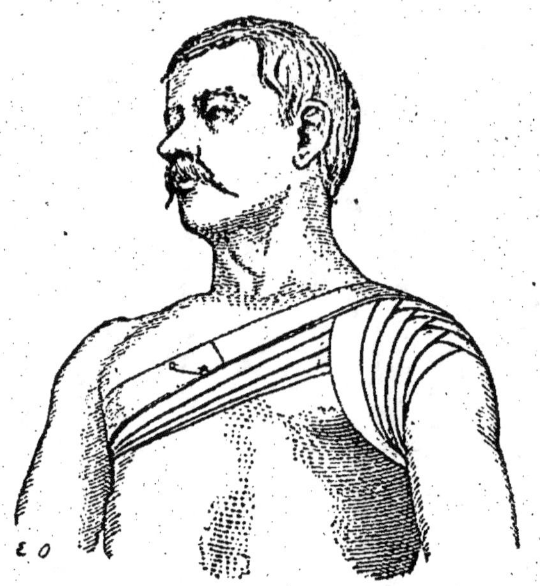

FIG. 34. — *Spica de l'Epaule.*

Bande de 10 m. sur 5 cm. ou, en tarlatane, de 8 à 9 cm.
Recouvrir l'épaule d'une couche d'ouate ; commencer
au-dessous de la clavicule, passer derrière l'épaule sous
l'aisselle, croiser sur l'épaule, traverser le dos pour
arriver à l'aisselle opposée : gagner de nouveau l'épaule,
l'aisselle et continuer la série des croisés en chiffre de 8.

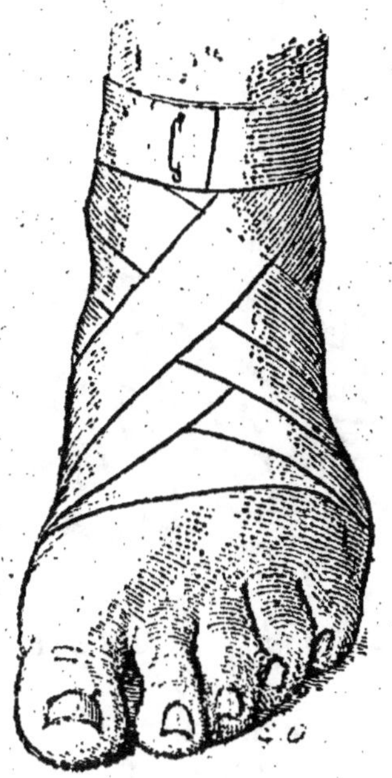

FIG. 35. — *Croisé du Cou de Pied ou Étrier*

Bande de 2 m. 50 sur 5 cm.

Deux circulaires autour du pied : gagner le bas de la jambe, croiser sur le cou de pied, passer sous la plante et continuer jusqu'à épuisement de la bande. Fixer par deux tours au-dessus de la cheville.

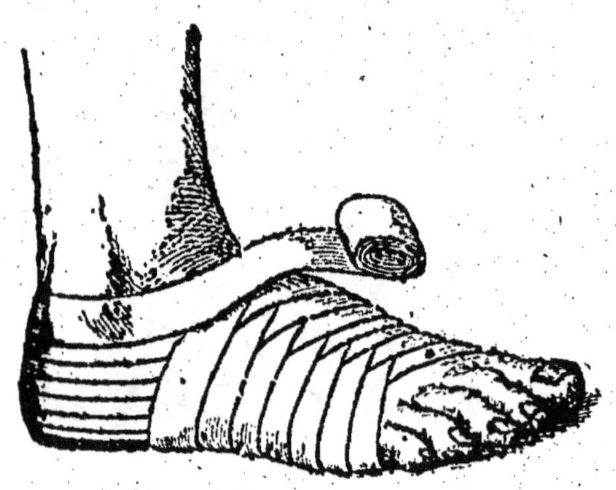

FIG. 36. — *Bandage à entorse dit de Baudens.*

Bande de 7 m. sur 3 cm.

Garnir la cheville et le pied avec une épaisse feuille de ouate : appliquer le chef initial au bord interne du pied, près du talon : passer sur le cou de pied, près des orteils : les contourner, repasser sur le cou de pied, puis autour du talon ; continuer les croisés et terminer par les circulaires au-dessus des malléoles.

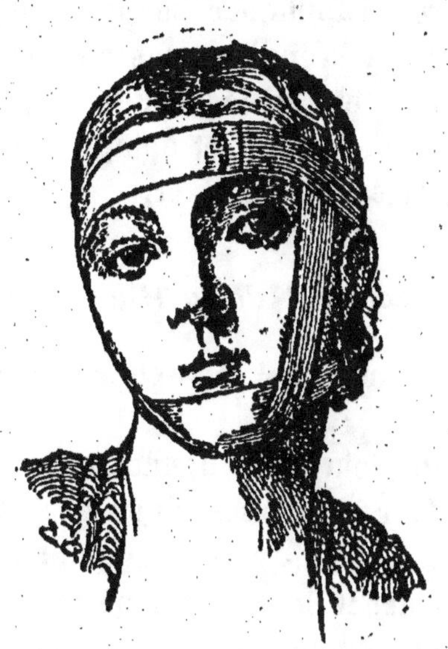

Fig. 37. — *Fronde du Menton.*

Bande de 1 m. sur 10 cm., dont les extrémités sont fendues jusqu'à 4 cm. du centre.

Placer le plein sur le menton : passer les chefs supérieurs derrière le cou, où un des aides les maintient ; fixer les chefs inférieurs sur le sommet de la tête, et, après avoir croisé les chefs supérieurs derrière la tête, les ramener en avant et les fixer sur le front.

Triangle-bonnet de la tête

Prendre une pièce de linge de 80 cm. carrée, pliée en triangle ; faire un pli de 3 à 4 cent. dans la longueur du grand bord : l'appliquer sur le front, le plein recouvrant le crâne et la pointe passant derrière la nuque. Croiser les deux extrémités sur la nuque, par-dessus la pointe ; ramener en avant et épingler sur le front. Tirer la pointe, la relever et la fixer.

Récurrent de la tête (Capeline).

Bande de 8 m. sur 4 à 5 cm. roulée à deux globes inégaux.

Appliquer le plein de la bande sur la partie antérieure du front. Diriger les globes au-dessus des sourcils et des oreilles, en descendant vers la nuque : les entrecroiser de manière à ramener le globe supérieur de l'occiput à la racine du nez, en passant sur le sommet de la tête ; puis avec le globe inférieur, faire un demi-circulaire horizontal du front pour fixer le premier jet : ensuite un deuxième jet vers la nuque, en allant de gauche à droite en couvrant le premier dans le tiers de sa largeur. Fixer à la nuque ce second jet par un demi-circulaire horizontal. Continuer par un troisième jet vers le front, en le dirigeant de droite à gauche et fixer par un demi-circulaire. Procéder ainsi jusqu'à ce que la tête soit complètement recouverte et terminer par deux circulaires horizontaux.

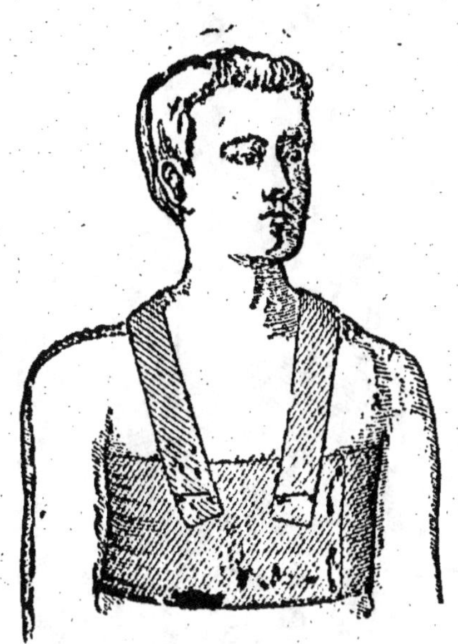

Fig. 38. — *Bandage de Corps.*

Pièce de linge pouvant faire une fois et demi ou deux fois le tour de la poitrine : au milieu du bord appliqué contre le dos, coudre une bande repliée en deux ayant 1 m. de longueur, ou deux bandes de 50 cm. (scapulaires), que l'on ramène en avant, en passant sur chaque épaule, pour soutenir le bandage à la manière des bretelles.

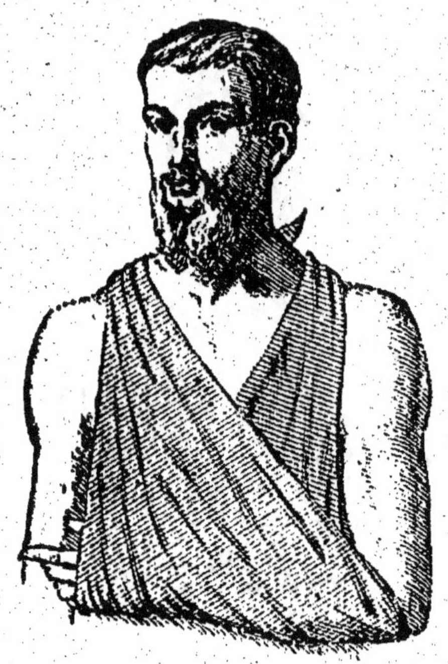

Fig. 39. — *Écharpe ordinaire.*

Linge de 1 m., plié en triangle.

Appliquer la base du triangle sous l'avant-bras fléchi, le sommet dirigé vers le coude : nouer les deux chefs derrière le cou, en passant l'antérieur sur l'épaule saine, le postérieur sur l'épaule du côté malade ; fixer le sommet entre le plein et l'avant-bras ou sur la face postérieure du bandage.

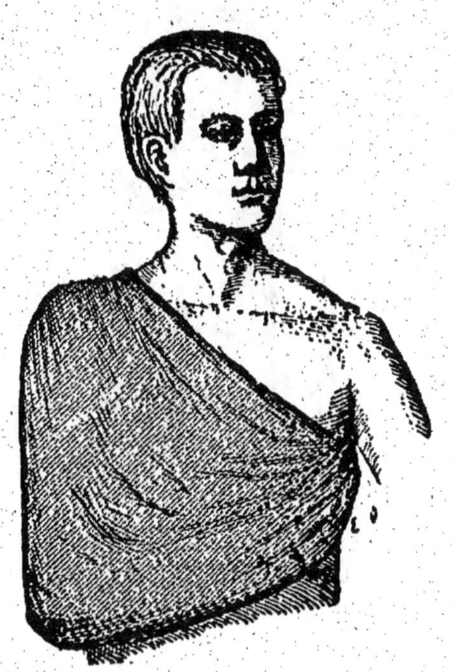

Fig. 40. — *Écharpe Quadrilatère.*

Pièce de linge de 1 m. 20 sur 1 m.

Appliquer un des grands bords sur la poitrine et nouer les extrémités sous l'omoplate du côté sain. Relever le bandage, y placer le bras plié : passer un des angles sous l'aisselle, l'autre sur l'épaule malade et les nouer dans le dos.

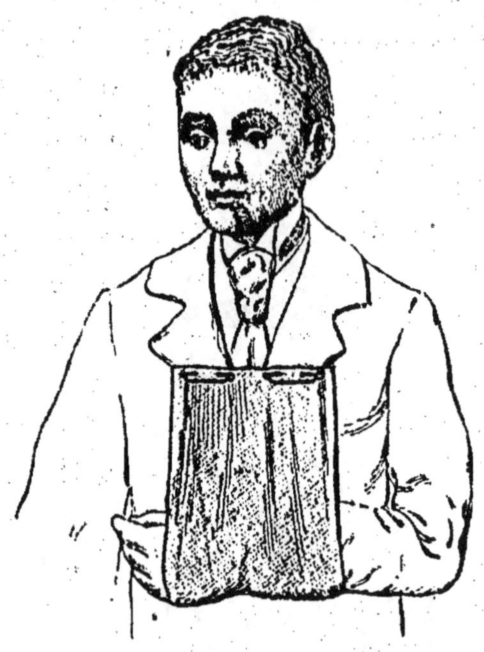

Fig. 41. — *Petite Echarpe.*

Grande compresse pliée en deux.
Passer la main dans l'anse et fixer les bords aux vêtements avec des épingles.

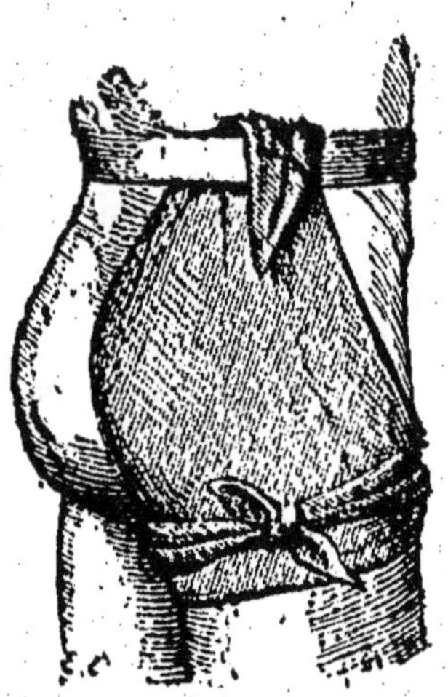

Fig. 42. — *Bonnet de la fesse ou Coxo-pelvienne.*

Bande ou cravate de 1 m. 50 de long et un triangle de 1 m. sur 50 cm.

NOTIONS COMPLÉMENTAIRES

I. CIRCULATION DU SANG : HÉMORRAGIES

L'hémorragie est un des accidents les plus à craindre chez un blessé : il faut y porter remède sans tarder. C'est, avec le rétablissemnt de la respiration, un des cas où une prompte intervention peut sauver la vie du malade.

L'application des divers moyens employés dans ce but n'est possible qu'à la condition de posséder quelques notions élémentaires sur la circulation du sang et sur le trajet des gros vaisséaux (artères et veines). Une simple description rendra plus facile la reconnaissance du point précis où il faut appuyer pour comprimer une artère blessée (fig. 52) ou poser une ligature sur un membre pour arrêter l'écoulement du sang.

Le traitement des fractures demande également la connaissance de la position des os du squelette.

On trouvera ces divers renseignements dans l'exposé sommaire qui va suivre.

I. — NOTIONS SUR LA STRUCTURE DU CORPS HUMAIN

Le corps humain peut être comparé à une machine d'une perfection idéale, qui posséderait la faculté de réparer ses propres avaries. En effet, sa construction comprend une charpente (le squelette), des jointures (les articulations), des leviers (les muscles), des soupapes, un réseau de tuyaux (les artères et les veines) ; on y trouve encore une pompe puissante aspirante et foulante (le cœur (1), qui chasse le sang dans un réseau de tuyaux élastiques (artères et veines) ; enfin, des organes de transmission (les nerfs), destinés à porter le mouvement dans toutes les parties de l'appareil, comme autant de fils électriques reliés à une pile centrale (le cerveau).

Comme la machine, le corps a besoin de combustible : il le prend sous forme d'aliments ; les déchets, rejetés par les organes de l'excrétion, représentent les cendres désormais inutiles à l'entretien de la vie.

Squelette. — La charpente osseuse comprend un axe central, la *colonne vertébrale*, et trois cavités plus ou moins parfaites : la *tête*, qui renferme le cerveau ; le *thorax* ou poitrine limité par les côtes, dans lequel sont placés le poumon et le cœur ; enfin l'*abdomen* ou ventre contenant l'estomac, les

---

(1) On a calculé que la somme de travail fournie par cet organe en 24 h. équivalait à celle d'un moteur soulevant, à un mètre de hauteur, un poids de 20.000 kilogs.

Au rythme de 68 pulsations par minute, le nombre des battements du cœur s'élève à près de 38 millions par an. (Voir *pouls* p. 224).

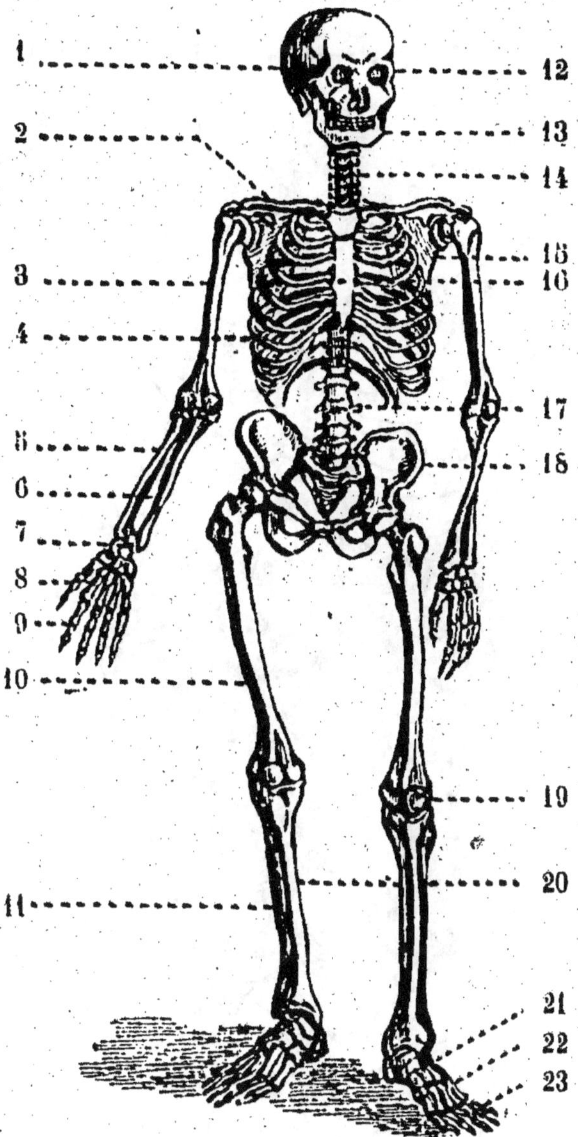

Fig. 43. — *Squelette.*

1, Os occipital. — 2, Clavicule. — 3, Humérus. — 4, Côtes. — 5, Radius. — 6, Cubitus. — 7, Os du carpe. — 8, Os du métacarpe. — 9, Phalanges des doigts. — 10, Fémur. — 11, Péroné. — 12, Os temporal. — 13, Maxillaire inférieur. — 14, Vertèbres cervicales. — 15, Omoplate. — 16, Sternum. — 17, Vertèbres lombaires. — 18, Os iliaque. — 19, Rotule. — 20, Tibia. — 21, Os du tarse. — 22, Os du métatarse. — 23, Phalanges des orteils.

intestins : le foie, à droite (1), la rate et le pan-

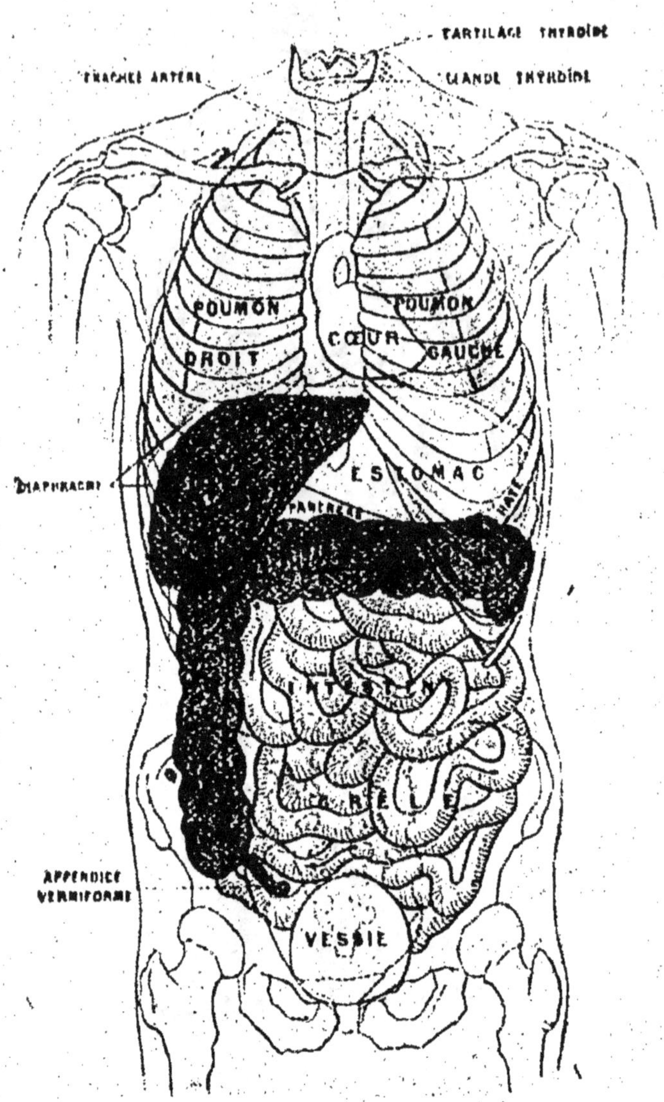

FIG. 44.

Corps humain partagé en deux étages par le diaphragme.

créas, à gauche : les reins et la vessie (voir fig. 44).

Au *thorax* sont attachés les membres supé-

(1) On entend par droite et gauche, la droite et la gauche
du sujet.

rieurs : bras (os *humérus*), avant-bras formé de deux os (*radius et cubitus*) et la main, qui, avec le poignet, compte un grand nombre de petits os (*carpe, métacarpe et phalanges*).

Au *bassin* s'articulent les membres inférieurs : la cuisse, dont l'os s'appelle le *fémur*, la jambe, avec deux os (comme à l'avant-bras), *tibia* et *péroné* ; enfin le pied (*tarse, métatarse et orteils*).

Deux os concourent à renforcer le bras au niveau de l'épaule : ce sont l'*omoplate* en arrière et la *clavicule* en avant.

Muscles. — Sur les os sont fixés les *muscles*, la chair, comme autant de pièces élastiques destinées à les faire mouvoir. Les muscles superficiels sont recouverts par la peau.

Nerfs. — Les nerfs prennent leur origine dans le cerveau et le long de la moelle épinière : celle-ci est contenue dans un canal creusé dans l'épaisseur des vertèbres de la colonne vertébrale.

Ils communiquent aux muscles leurs contractions et transmettent au cerveau les sensations perçues.

Les mouvements de la vie organique qui sont indépendants de la volonté (fonctionnement du cœur, des poumons, des organes digestifs, etc.), sont soumis à un ordre de nerfs spécial dont l'ensemble porte le nom de *grand sympathique*. C'est à ce système qu'est due la marche régulière des fonctions animales.

Circulation. — Le sang est essentiellement constitué par une partie liquide ou *plasma* et d'éléments solides : globules rouges (hématies), qui mesurent de 8 à 9 millièmes de millimètres, globules blancs (leucocytes ou phagocytes) et globulins.

Les globules blancs existent dans la proportion de 1 p. 400 à 600 globules rouges. Le chiffre de ces derniers à l'état normal est d'environ cinq mil-

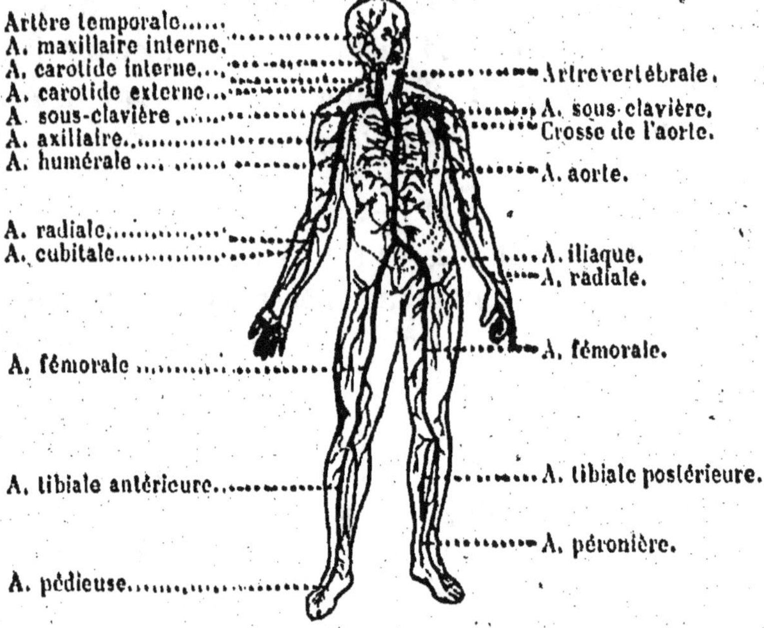

Fig. 45. — *Système artériel de l'homme.*

lions par millimètre cube : dans l'anémie, on n'en compte plus que deux ou même un million par millimètre cube.

Parmi les substances constituantes du globule rouge, il convient de signaler *l'hémoglobine*, qui existe dans la proportion de 680 grammes environ dans les cinq litres de sang qui circulent dans le corps d'un homme de poids moyen. Ce produit est caractérisé par sa teneur en *fer*, dont il existe approximativement 3 grammes dans toute la masse du sang. Au point de vue physiologique, le fer joue un rôle des plus importants, puisqu'il fixe l'oxygène puisé dans les poumons pour le répartir ensuite dans toute l'étendue de l'organisme (1).

Le plasma est composé de sérum (voir *Sérothé-rapie*) et de fibrine dissoute. Cette dernière, en effet, se coagule dès que le sang est extravasé, en emprisonnant les globules (caillot).

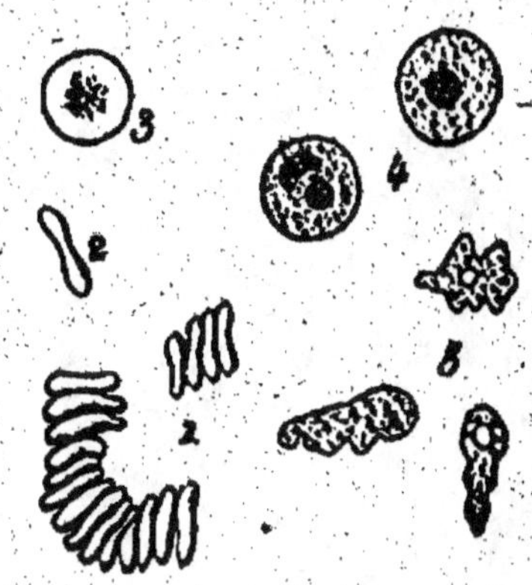

Fig. 46. — *Globules sanguins de l'homme.* (D'après Pizon.)
1, 2, 3, Globules rouges. — 4, 5, Globules blancs.

Le sang, dont le système vasculaire contient environ 5 à 6 litres, d'après la taille du sujet, est le liquide nourricier (chair coulante) chargé d'entretenir la vie et de réparer les pertes. Il circule dans les canaux qui, partant du cœur (artères), se ramifient dans toutes les parties du corps pour se réunir de nouveau en se fondant les uns dans les autres (veines) et retourner au *cœur*.

(1) Professeur E. Gley : *Traité de physiologie.* J. B. Baillière et fils. Paris, 1919.

Cet organe a quatre cavités, deux *ventricules* et deux *oreillettes* (voir fig. 47).

Le sang qui vient des extrémités entre dans l'oreillette droite, passe dans le ventricule du même

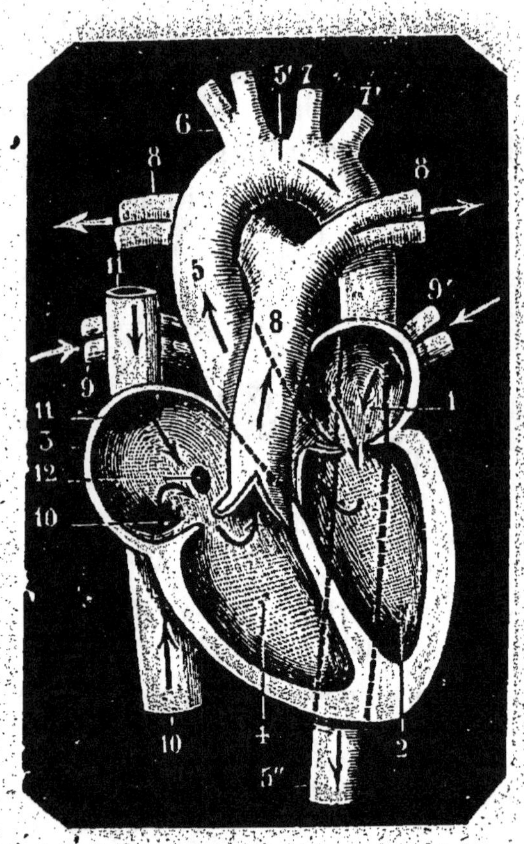

Fig. 47. — *Coupe du cœur. Figure schématique D'après L. Testut.)*

1, Oreillette gauche. — 2, Ventricule gauche. — 3, Oreillette droite. — 4, Ventricule droit. — 5, Aorte ascendante. — 5' Crosse de l'aorte. — 5" Aorte descendante. — 6, Tronc brachio-céphalique se divisant en carotide primitive et sous-clavière droite. — 7, Carotide gauche: — 7' Sous-clavière gauche. — 8, Artère pulmonaire et ses branches. — 9, Veine pulmonaire droite. — 9' Veine pulmonaire gauche. — 10, Veine cave ascendante. — 11, Veine cave descendante. — 12, Veine coronaire.

côté, d'où il est chassé vers le poumon, pour se

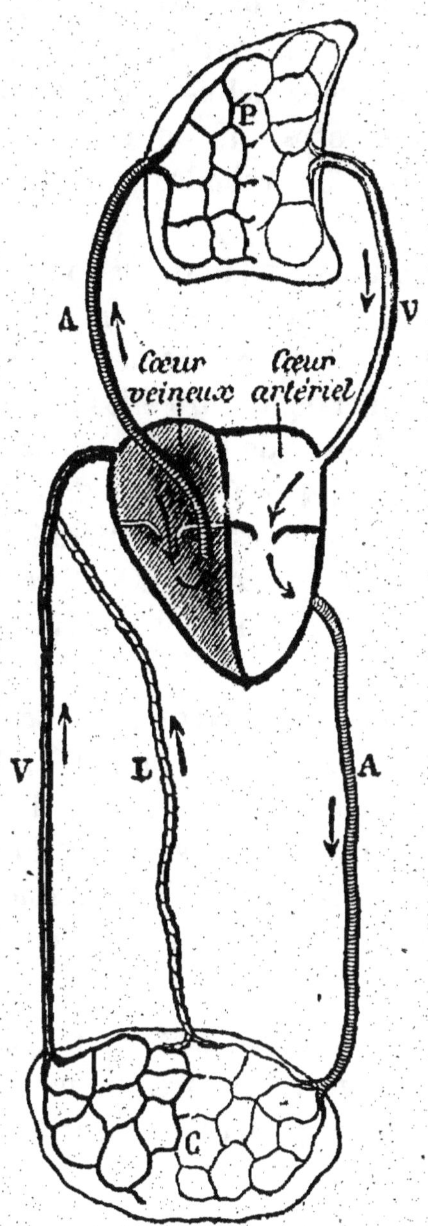

Fig. 48. — *Schéma de la circulation générale.*
(D'après Pizon.)

A, Artères. — V, Veines. — P, Poumons.
C, Capillaires. — L, Vaisseaux lymphatiques.

charger d'oxygène et se débarrasser de l'acide carbonique recueilli sur son parcours (1) : du poumon, il pénètre dans l'oreillette gauche, puis dans le ventricule gauche. Celui-ci, en se contractant, le lance dans le corps tout entier ; un globule de sang met environ 3o secondes pour revenir à son point de départ.

Tel est le résumé de la circulation.

Pour en saisir le mécanisme, il convient de se figurer un arbre, dont les racines, divisées à l'infini, communiqueraient entre elles par leurs extrémités les plus ténues ; de même pour les branches; puis un liquide qui, partant d'une moitié du tronc, ferait le tour des racines, remonterait par l'autre moitié du tronc et parcourrait les branches pour recommencer toujours ainsi en suivant le même sens.

Le tronc représente le cœur ; les racines la circulation dans le corps ; les branches, la circulation dans les poumons. Les racines de l'aller, en anatomie, seraient les *artères* ; celles du retour, les *veines* ; enfin les radicelles, les *vaisseaux capillaires* ou dernières divisions des artères et des veines.

Rôle du sang. — Le sang cède aux tissus les produits qui leur sont nécessaires pour réparer leurs pertes continuelles ; chaque parcelle ou cellule

(1) Composition de l'air inspiré °/.	oxygène............	— 21 litres
	azote	— 72 »
	acide carbonique	— 0 lit. 04
Composition de l'air expiré °/.	oxygène......	— 16 litres
	azote...............	— 79 »
	acide carbonique	— 4 lit. 50

humaine, au nombre d'environ 3o trillons, a sa vie propre, naît, grandit, se transforme graduellement et meurt : elle est alors brûlée par l'oxygène de l'air, que l'acte de la respiration fournit au sang, et de nouvelles cellules se forment avec les matériaux que celui-ci ne cesse de charrier.

Il faut donc au sang : d'une part, de l'oxygène ; d'autre part, l'apport des substances variées qui entrent dans la composition ou la construction des organes.

Le poumon lui procure le premier, la digestion des aliments les secondes.

II. DES ARTÈRES ET DES VEINES
EN PARTICULIER

Trajet de quelques vaisseaux. — Les veines et les artères n'ont pas la même structure : le tissu des veines est mou et s'affaisse quand il n'est pas dilaté par le sang : blessées, l'écoulement ne tarde pas à s'arrêter par la formation de caillots qui les obturent ; les artères, au contraire, ont des parois épaisses, élastiques ; elles restent béantes quand on les coupe ; d'où le danger des hémmorragies artérielles.

Aorte. — Commence au ventricule gauche du cœur : ce gros vaisseau remonte derrière l'os sternum, puis se recourbe en arrière (crosse de l'aorte). De sa convexité partent les artères qui se rendent au cou, à la tête et au membre supérieur (*artères carotides internes* ou *externes*).

L'aorte longe la colonne vertébrale et, après avoir traversé la poitrine et l'abdomen, se divise en deux branches qui descendent par le bassin dans la cuisse (*artères fémorales*), derrière le genou (*artères poplitées*), dans la jambe (*artères tibiales antérieure et postérieure*) et dans le pied.

Carotides. — Montent dans le cou de chaque côté de la trachée ; se divisent en *carotides externes et internes* ; l'externe se termine vers l'angle de la mâchoire, en deux branches, qui se ramifient aux tempes (*artère temporale*), et à la mâchoire (*maxillaire interne*) ; elle fournit particulièrement du sang artériel à la face et à l'extérieur de la tête ; l'artère *carotide interne* pénètre dans l'intérieur du crâne. La blessure des carotides est très rapidement mortelle.

Artères du membre supérieur. — La *sous-clavière* passe derrière la clavicule et sort de la poitrine, pour se rendre par le creux de l'aisselle (*artère axillaire*), dans le bras (*artère humérale*) ; un peu au-dessous du coude ; elle se divise en *radiale* et *cubitale*, et envoie des branches dans l'avant-bras, où elles se continuent en se ramifiant encore dans la main et dans les doigts.

Artères du membre inférieur. — L'aorte fournit sur son trajet des rameaux à divers organes (poumons, estomac, foie, rate, intestins) ; elle se termine dans le bassin par les *artères iliaques interne et externe.*

L'iliaque externe est spécialement destinée au membre inférieur. Elle passe par le pli de l'aine où elle prend le nom d'*artère fémorale*; celle-ci contourne la cuisse et, placée d'abord sur sa face antérieure, gagne progressivement la partie interne pour se rendre au creux du jarret (creux poplité, d'où le nom d'*artère poplitée*, qu'elle porte à cet endroit); puis elle descend verticalement pour se bifurquer et donner naissance aux artères de la jambe, la *tibiale antérieure* et le *tronc tibio-péronier*. L'artère tibiale antérieure se rend sur le dos du pied, le tronc tibio-péronier au mollet, et se termine partie sur le dos du pied, partie à la plante.

Toutes ces artères fournissent sur leur passage de nombreuses branches aux tissus et aux organes qui les environnent.

COMPRESSION DES ARTÈRES

Il est bon de s'appliquer à connaître les points où les artères sont superficielles, afin de savoir où la compression peut s'exercer en cas d'hémorragie (voir fig. 52).

On peut facilement percevoir le battement des artères en pressant le doigt sur elles : par exemple, on sent les pulsations de l'artère *axillaire* dans le creux de l'aisselle ; de l'*humérale* vers le milieu du bras, du côté le plus rapproché du corps ; de la *radiale* au pli du coude, ainsi qu'au poignet, là où l'on tâte le pouls. Au membre inférieur, les battements sont plus difficiles à rencontrer et seulement chez les sujets maigres, sauf à l'aine.

Il est essentiel de faire la compression sur un

point où l'artère *peut être serrée contre un os ;* autrement le vaisseau, protégé par les parties molles, échappe à la pression.

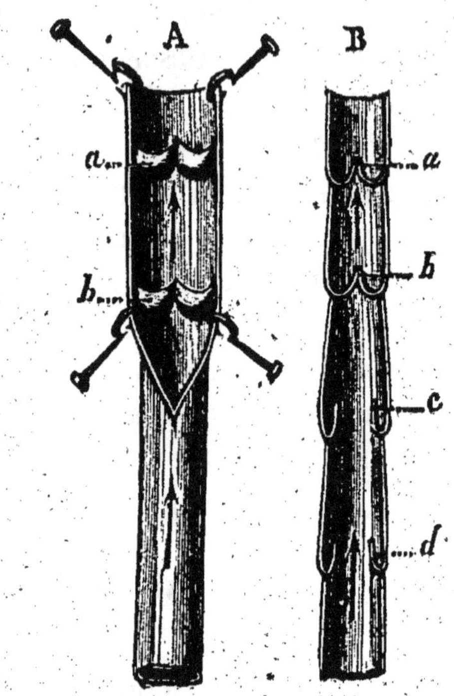

FIG. 49. — *Valvules des veines.* (D'après L. TESTUT.)

A, Tronçon de veine incisée dans sa moitié supérieure, pour montrer deux paires de valvules (*a* et *b*).

B, Coupe schématique d'un tronçon de veine pratiquée dans le sens de la longueur pour montrer les valvules à l'état d'abaissement (*a* et *b*) et à l'état de relèvement (*c* et *d*).

Veines. — Chargées de ramener vers le cœur le sang porté par les artères dans toutes les parties du corps, les veines sont munies à l'intérieur de *valvules* dont la forme a été comparée à un nid de pigeon : celles-ci laissent bien passer le sang qui va des extrémités vers le cœur, mais elles se relèvent sous le poids du liquide qui voudrait refluer.

Les veines constituent un double réseau : l'un profnd accompagnant les artères; l'autre superficiel rampant sous la peau.

Toutes les veines de la moitié supérieure du corps aboutissent à un gros vaisseau dénommé *veine cave supérieure* ; les veines de la moitié inférieure, à la veine *cave inférieure* ; les deux veines caves se jettent dans l'*oreillette droite* du cœur.

Il passe de 180 à 200 grammes de sang par l'aorte à chaque pulsation et, comme on évalue la quantité de sang de chaque individu au treizième du poids de son corps, on peut dire sans trop s'éloigner de la vérité, que chez un individu pesant 60 kilos, la totalité de son sang, soit 5 kilos, traverse toute l'économie en moins de 30 pulsations, c'est-à-dire en moins d'une demi-minute, puisque le nombre moyen des pulsations chez l'adulte est de 60 à 75 par minute.

La mort arrive d'ordinaire lorsqu'une hémorragie a enlevé un tiers de la masse du sang.

III. DES HÉMORRAGIES EN PARTICULIER

On appelle hémorragie l'épanchement de sang produit par la blessure des vaisseaux sanguins, *artères*, *veines* ou *capillaires*.

Le sang d'une artère est rouge vermeil : il jaillit avec force par jets *saccadés* qui correspondent aux battements du cœur, à moins que la blessure ne soit placée profondément ou que le trajet de la plaie ne soit étroit ou tortueux, comme il est fréquent dans les plaies par arme à feu.

L'écoulement diminue ou même s'arrête si l'on comprime le membre *entre la plaie et le cœur*, puisque c'est du cœur que vient le sang. Ce sont les plus graves ; la mort peut être foudroyante lorsqu'une grosse artère est atteinte et que plus du tiers de la quantité totale du sang, soit environ 1.700 grammes pour un individu pesant 60 kilos, s'est écoulé. Dans d'autres cas, elle arrive plus lentement, mais toujours fatalement, à moins d'intervention plus ou moins immédiate ; tout dépend de la quantité de sang perdu.

Dans les blessures des veines, le sang, de cou-

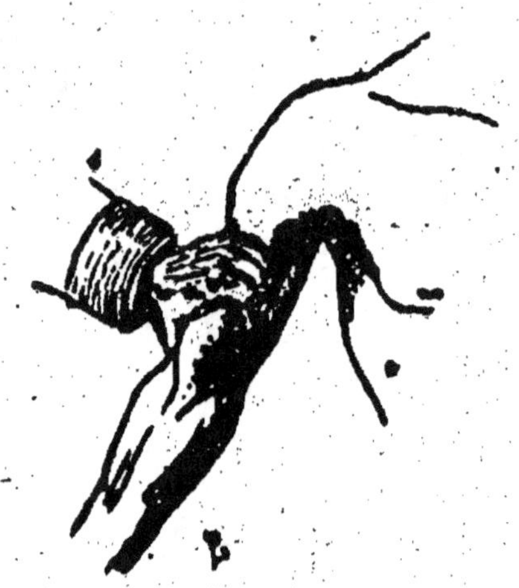

Fig. 50.
Compression de l'artère humérale avec les doigts.

leur rouge foncé, sort en bavant ou en jet *continu*, mais non saccadé. Par la compression entre le cœur et la plaie on augmenterait l'hémorragie ;

il faut donc, à l'inverse d'une hémorragie artérielle, faire la compression *entre la blessure et
l'extrémité du corps*, pour boucher la voie d'où
afflue le sang.

Dans les blessures des capillaires qui se produisent dans toutes les plaies, si minimes qu'elles
soient, les capillaires existant partout, l'écoulement du sang se fait en *nappe ;* il est presque
toujours modéré. Dès que le sang s'échappe au
dehors, il se prend en caillot par suite de la coagulation de la fibrine : grâce à ce coagulum, les vaisseaux s'oblitèrent et l'hémorragie s'arrête, à moins
cependant que la blessure ne soit très étendue.

Il arrive le plus souvent que la blessure intéresse
à la fois des petites artères, des veines et des capillaires ; dans ce cas, l'hémorragie ne présente aucun
caractère distinctif : le sang n'est ni vermeil, ni
rouge foncé, mais de couleur intermédiaire.

1° HÉMORRAGIE DE SANG ARTÉRIEL (HÉMOSTASE)

SECOURS

Compression directe. — Lorsque le sang qui
s'écoule d'une blessure est *vermeil* et s'échappe
par jets, c'est qu'une artère a été lésée. Il n'y a
pas une seconde à perdre. Il faut aveugler instantanément la source de l'hémorragie, soit dans la
plaie même, soit en comprimant l'artère sur son
trajet.

Sur la plaie béante, la compression doit être
appliquée hardiment et sans se lasser avec les pou-

ces et les doigts, ou en y enfonçant des tampons d'ouate ou de gaze, jusqu'à l'arrivée du médecin.

Tenir la tête du blessé très basse pour favoriser la circulation du sang dans le cerveau : si elle s'arrête, la mort peut survenir en quelques minutes.

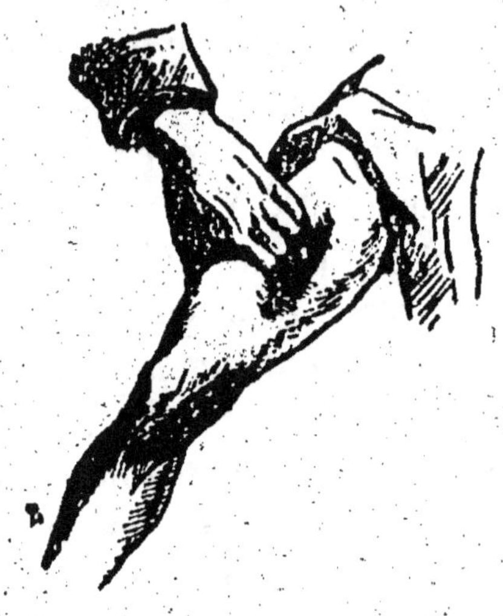

FIG. 51.

Compression de l'artère fémorale avec les doigts.

Sur le trajet d'une artère, il est des « points de compression » définis qu'il faut apprendre à connaître, où il est possible, soit avec les doigts, soit au moyen des procédés indiqués ci-après, d'arrêter l'écoulement sanguin (voir fig. 52).

Dans le cas où l'on aurait à sa disposition une pince a forcipressure, on devrait saisir la masse des tissus que l'on voit saigner, entre les mâchoires de l'instrument et fixer les branches. Cela permet parfois de distinguer l'orifice béant d'une petite artère ou d'une artériole : la prendre avec une pince et lui imprimer un mouvement de torsion. Une grosse artère exige une ligature, opération que seul un médecin peut exécuter.

Avant d'appliquer les pièces de pansement, enlever les corps étrangers, s'il y en a dans la plaie (morceaux de verre, de bois, d'étoffe, etc.) et y verser de la teinture d'iode, suivant le mode d'emploi décrit page 94.

Points où l'on doit exercer la compression

1. *Artères carotides.* — Artères placées à droite et à gauche du cou, le long de la trachée. La carotide *interne* fournit le sang à la tête (nez, front, œil) et au cerveau ; l'*externe* se divise en un grand nombre de branches qui irriguent la langue, la face, l'occiput, et l'une d'elles (la temporale), l'oreille et les tempes.

En cas de lésion de la carotide par un instrument tranchant, la mort peut être foudroyante : appliquer les pouces avec force au-dessus et au-dessous de la blessure, en appuyant en arrière, vers la colonne vertébrale, jusqu'à l'arrivée du médecin.

2. *Artère faciale.* — Blessures de la face, du menton, des lèvres, des joues et du nez : presser contre l'os de la mâchoire inférieure, serrer la joue, que l'on aura prise entre le pouce et l'index introduit dans la bouche.

3. *Artère temporale.* — Blessures de la région des tempes : presser contre l'os de la tempe.

4. *Artère occipitale*. — Blessures de la tête et de l'oreille ; pression contre l'occiput.

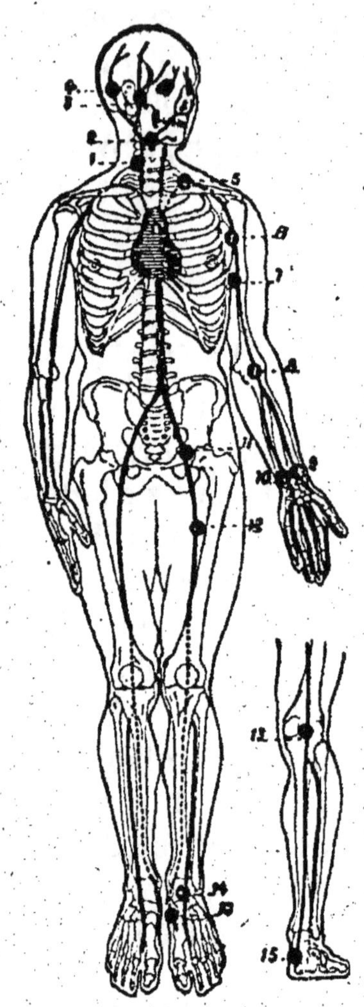

Fig. 52. — *Points de compression des artères.*

1, Carotide. — 2, Artère faciale. — 3, A. temporale. — 4, A. occipitale. — 5, A. sous-clavière. — 6, A. axillaire. — 7, 8, A. humérale. — 9, A. radiale. — 10, A. cubitale. — 11, A. iliaque. — 12, A. fémorale. — 13, A. poplitée. — 14, A. tibiale. — 15, A. plantaires.

5. *Artère sous-clavière.* — Blessures de la poitrine, des seins, de l'omoplate : pression avec le pouce introduit profondément derrière la clavicule (dans la « salière »).

6. *Artère axillaire.* — Blessures de l'épaule : pression dans le creux de l'aisselle, contre la tête de l'os humérus.

7 et 8. *Artère humérale.* — Appuyer vers le milieu du bras, du côté interne (près du corps) de cette saillie bien connue, le biceps, qui se produit quand on fléchit l'avant-bras sur le bras ou plus bas, au pli du coude.

9. *Artère radiale.* — Blessures du bras, du poignet, des doigts, de la paume de la main (lésion fréquente par coupures ou bris de vitres) : comprimer contre l'os radius, là où bat le pouls.

10. *Artère cubitale.* — Blessures du bras, du dos de la main et des doigts : pression contre l'os cubitus.

12. *Artère fémorale.* — Blessures de la cuisse : presser dans l'aine, en dedans, contre l'os du pubis.

13. *Artère poplitée.* — Blessures au jarret, au mollet : comprimer contre l'os de la jambe ; plier fortement le genou contre la cuisse en interposant un tampon dans le creux du genou (fig. 60).

14. *Artère tibiale.* — Blessures de la jambe et du talon : pression contre le tibia.

15. *Artères plantaires.* — Blessures du pied et des orteils : pression contre les os de la cheville et du pied.

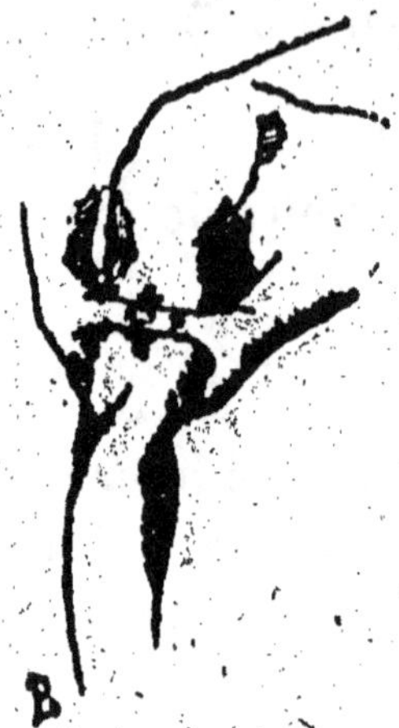

Fig. 53.

Compression de l'artère humérale à l'aide des pouces.

Moyens de compression : Saisir le membre avec les deux mains et presser le vaisseau à l'aide des pouces appliqués l'un sur l'autre (fig. 53).

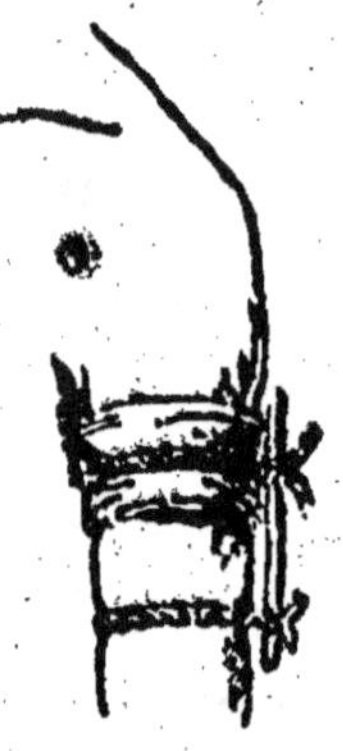

Fig. 54. — *Compression indirecte sur le bras.*

Lier le membre en entier avec un lien élastique,

s'il est possible (tube en caoutchouc, jarretelles, bretelles, etc.) ; serrer fortement *entre la plaie et le cœur.*

Si cela ne suffit pas, recourir de suite à la *compression indirecte.* Sur la plaie même, enrouler plusieurs fois un mouchoir plié en cravate et le nouer : passer dans le dernier tour une des extrémités d'une baguette de 40 centimètres environ, et la tourner de façon à tordre fortement le bandage : fixer l'autre extrémité du bâton avec un lien quelconque (fig. 54).

Compression par le garot (fig. 54, 55, 56, 57). Pour fabriquer un garrot, il faut un lien, une pelote (linge roulé, caillou arrondi et une plaque

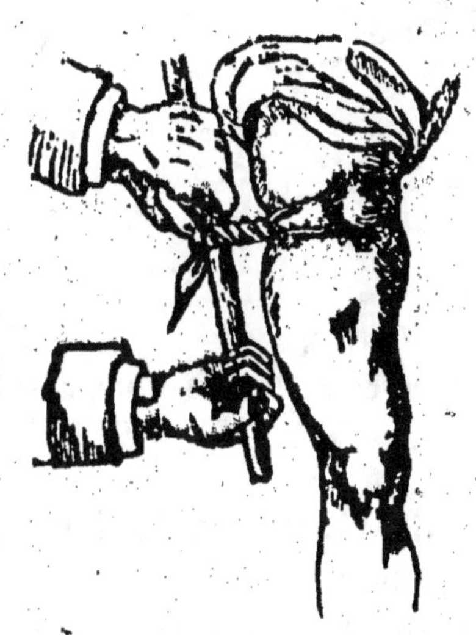

Fig. 55. — *Garrot.*

de bois, de cuir ou de corne. Avant de l'appliquer, on détermine le trajet de l'artère principale du membre lésé en cherchant ses battements ; on place la pelote à l'endroit où on les a sentis, puis la pièce plate du côté opposé : les maintenir au moyen d'un lien qu'on serre, en le tordant avec un bâtonnet, progressivement, jusqu'à ce que le sang s'arrête.

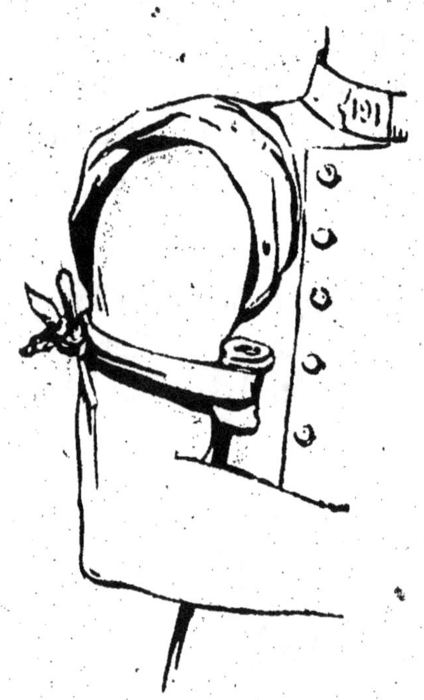
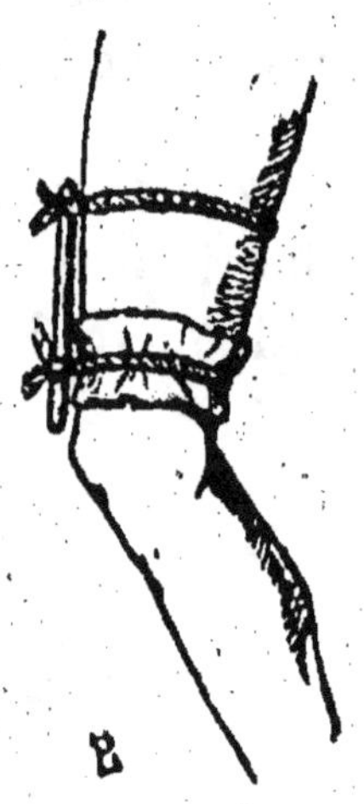

Fig. 56. — Garrot.
(D'après Nimier et Laval.)

Fig. 57.
Compression indirecte
au-dessus du genou

L'appareil suivant, moins douloureux, peut rester en place plus de temps, mais ne constitue, d'ailleurs, comme le précédent, qu'un pansement d'attente.

Compression par le tourniquet à baguettes (fig. 58). — On fait un tourniquet avec deux baguettes résistantes de 20 à 40 centimètres de longueur, réunies par une de leurs extrémités au moyen d'un lien solide, de façon à laisser entre elles un écartement un peu moindre que le diamètre du membre .

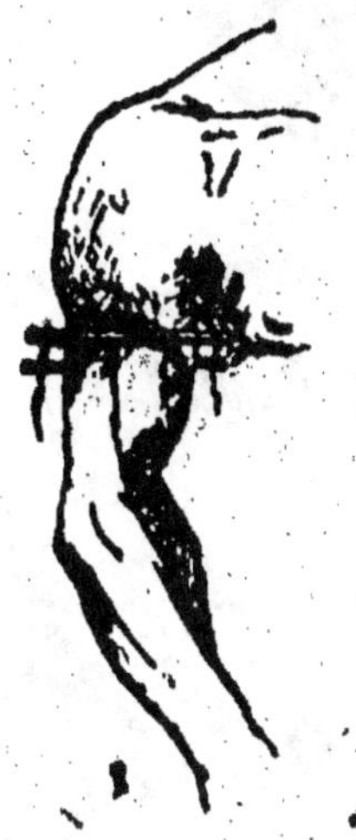

Fig. 58. — *Tourniquet à baguettes.*

On applique ces baguettes, l'une sur le trajet de l'artère, l'autre au côté opposé ; on rapproche les extrémités libres en exerçant une compression suffisante et on les réunit par un lien. Cet appareil a sur le précédent l'avantage de ne pas comprimer toute la circonférence du membre.

Mais, encore une fois, les garrots, tourniquets et autres procédés de force, ne constituent que des expédients de fortune, bons à utiliser jusqu'à l'arrivée du médecin, mais qui ne sauraient être prolongés sans risquer d'amener des accidents de gangrène.

Flexion du membre. — Enfin, quand on n'a aucun de ces moyens à sa disposition, ou qu'il faut attendre qu'on les prépare, on peut essayer, pour arrêter ou diminuer au moins l'écoulement du sang, de la *flexion du membre* ; plier fortement la

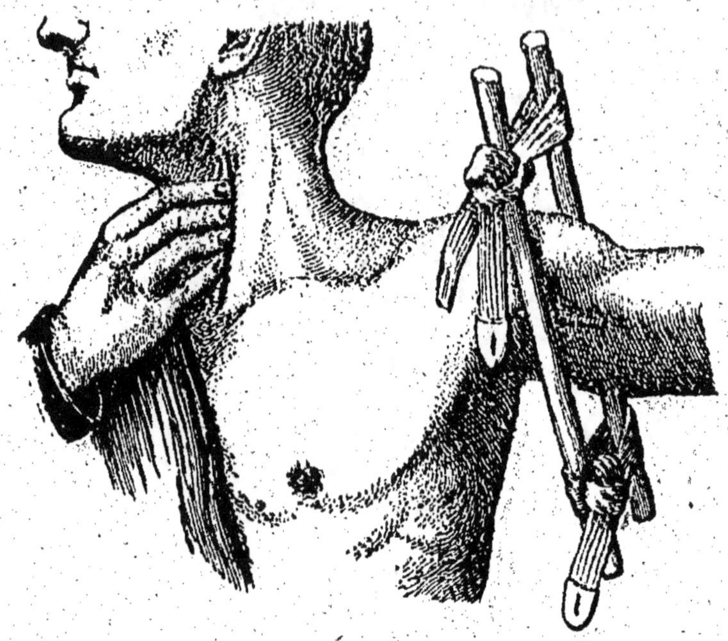

Fig. 59. — *Tourniquet à baguettes*. (D'après Boisson.)

jambe sur la cuisse ou l'avant-bras sur le bras, lorsque la plaie siège à la jambe ou à l'avant-bras ; mais l'expédient est incertain et doit être tout à fait provisoire.

2° HÉMORRAGIE DE SANG VEINEUX

Les hémorragies de cette nature se pansent comme une plaie ordinaire (voir *Blessures*, p. 11, et *Varices*, p. 67). *Pas de perchlorure de fer.* Si elles étaient très abondantes, comme il arrive lors de la rupture de veines dans les ulcères variqueux, il conviendrait de lier le membre avec une bande placée au-dessous de la plaie et de faire un pan-

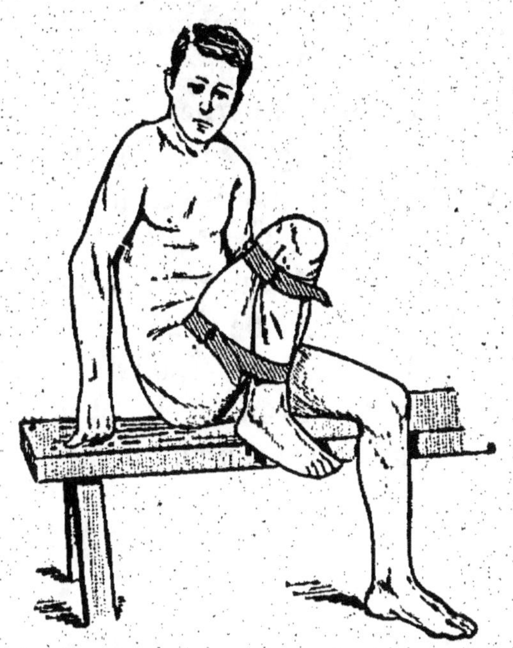

Fig. 60. — *Compression de l'artère fémorale par flexion de la jambe sur la cuisse.* (D'après Morin.)

sement aseptique. Pendant ces soins, faire mander un médecin.

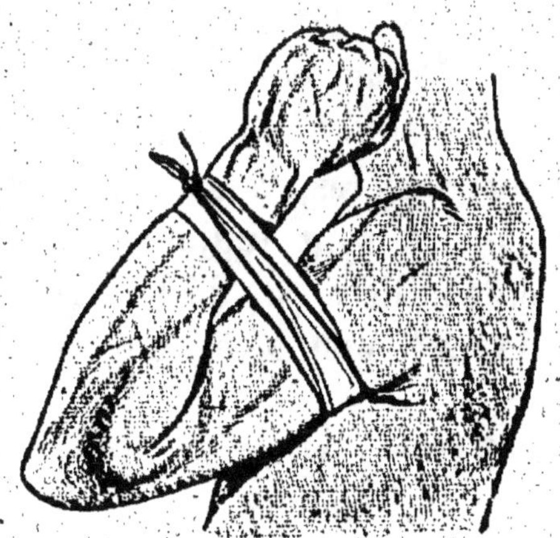

Fig. 61. — *Compression de l'artère humérale par flexion de l'avant-bras sur le bras.* (D'après Morin.)

3° Hémorragies internes

Crachements de sang, hémoptisies du poumon (p. 24), vomissements de sang provenant de l'estomac (p. 68), blessures internes.

Le malade est pâle, agité, étouffe, n'a presque plus de pouls et finit par perdre connaissance.

Le coucher sur le dos, la tête basse, lui donner de la glace à sucer et de l'eau froide à boire ; appliquer une vessie contenant de la glace sur la région d'où provient l'hémorragie (poitrine, estomac, etc.). Elever les membres inférieurs et les enrouler fortement avec une bande, en commençant par les extrémités.

IV. DES BLESSURES PAR ARMES A FEU

Les projectiles tels que balles de fusil, de revolver, de mitrailleuses, de shrapnell, de grenades, de torpilles, éclats d'obus, etc., produisent des délabrements plus ou moins étendus selon les régions qu'ils frappent : viscères, vaisseaux, muscles, tissu osseux. Ces plaies sont toujours infectées parce qu'elles ont été souillées par de la terre, des débris provenant des vêtements et de l'épiderme du blessé.

Les cas sont trop variés pour qu'il soit possible d'envisager des traitements particuliers.

Les seules indications qu'il soit possible de

retenir s'appliquent aux hémorragies, au nettoyage de la plaie et au pansement consécutif.

Ces divers modes d'intervention ont été décrits au chapitre précédent, qui traite *Des Pansements*.

Pendant la guerre, les Postes de Secours (P. S.) et les Postes Chirurgicaux Avancés (P. C. A.), établis près de la ligne de feu, ont fourni une preuve éclatante de l'utilité des « Premiers Secours ».

Avec un personnel composé d'un seul médecin et de quelques brancardiers, ne disposant que d'un matériel réduit à la charge portée par un infirmier, ces Postes ont rendu d'incalculables services à l'Armée.

Comme installation, une grotte creusée en bordure d'une tranchée ou une excavation quelconque, abritée tant bien que mal des projectiles.

Amenés sur des brancards, ou s'y rendant par leurs propres moyens, les blessés recevaient les soins immédiats que réclamait leur état : arrêt des hémorragies, réduction et immobilisation des fractures, extirpation des projectiles faciles à atteindre, débridement et désinfection des plaies, injections de morphine, d'éther, de sérum antitétanique, de sérum artificiel et, en général, opérations d'extrême urgence.

Grâce à ce traitement d'attente, le patient pouvait dès lors être évacué, par les Sections Automobiles, sur une « Ambulance de l'Avant », où il était examiné à loisir, son pansement vérifié ou remplacé, s'il y avait lieu, par des appareils permanents.

Les évacuations successives s'opéraient par la

suite sur diverses formations sanitaires : notamment sur les « Hôpitaux d'évacuation de l'Avant » (H.O.E.), de la « zône des étapes » ; enfin sur les Hôpitaux de la « zône de l'intérieur » : Hôpitaux militaires permanents ,temporaires ou complémentaires, avec un personnel de médecins de l'active, de la réserve ou engagés volontaires pour la durée de la guerre, ainsi que sur les Hôpitaux auxiliaires de la Croix Rouge, auxquels des médecins civils prêtaient leur concours (1).

V. DES FRACTURES EN GÉNÉRAL

Un os cassé se dit *fracturé*.

Les fractures sont *incomplètes*, quand elles n'intéressent qu'une partie de l'épaisseur de l'os ; *complètes*, lorsque l'os est complètement brisé. Celles-ci sont appelées *compliquées*, quand il y a, en plus de la fracture de l'os, des plaies allant de la profondeur jusqu'au travers de la peau; enfin *comminutives*, lorsqu   t écrasé en plusieurs fragments.

SYMPTOMES OU SIGNES DES FRACTURES

Perte de l'usage du membre.

La douleur qui se fait sentir au niveau de la fracture. Le craquement perçu souvent par le malade au moment de l'accident.

(1) Voir la note, p. xiv.

La déformation du membre par suite de déplacement des fragments de l'os.

La mobilité anormale dans un point où il n'existe pas de jointure, ce qui indique une solution de continuité.

Secours : Saisir le membre au-dessus et au-dessous de la fracture et le ramener avec précaution dans sa position naturelle, *sans chercher à adapter les fragments ;*

2° Immobiliser la fracture à l'aide d'un appareil improvisé ;

3° S'il y a plaie, panser suivant les indications décrites page 91.

Il n'y a aucune urgence à intervenir si le blessé reste en place ; mais s'il faut lui en faire changer ou le transporter à quelque distance, il est indispensable d'immobiliser provisoirement la fracture au moyen de tuteurs (*attelles*). On se sert ensuite d'un brancard (un volet, une planche, une échelle), pour effectuer le déplacement. Se rappeler que l'on peut, par des manœuvres maladroites, faire courir de grands dangers et causer la mort, soit en déchirant une artère, soit en blessant avec un fragment de l'os fracturé un organe essentiel, poumons, cœur, etc.

Pour empêcher les mouvements du membre brisé, il faut le consolider au moyen de tuteurs ou pièces rigides, que l'on fixe de chaque côté de la fracture, qu'ils dépassent. Dans ce but, on prend tout ce qui se trouve sous la main : carton, reliures de livres, cuir, planchettes de boîtes à cigares, cannes, parapluies, etc. Entre ces objets et la partie malade, on interpose des coussinets faits d'une substance élastique quelconque (charpie, linges, ouate, laine, mousse, foin), de façon à adoucir le contact, puis on lie le tout en embrassant le membre avec des bandes, mouchoirs, serviettes, jarretières, bretelles, ficelles, etc.

Les attelles pour les fractures de la jambe iront du pied jusqu'au genou : pour la cuisse, elles s'étendront dans toute la longueur du membre, du pied à la hanche.

Elles peuvent être appliquées par-dessus les vêtements.

VI. DES FRACTURES EN PARTICULIER

FRACTURE DE LA TÊTE

Symptômes : Les signes visibles manquent parfois. Dans les fractures de la base du crâne, il peut se produire un écoulement de sang par l'oreille, la bouche ou le nez, ou un écoulement de liquide par l'oreille : des taches de sang dans le blanc de l'œil ou sous la peau des paupières.

Ces accidents s'accompagnent souvent de symptômes de *commotion cérébrale* (voir p. 19).

Secours : Coucher le malade dans une pièce sombre, la tête relevée. Eau froide sur la tête dès que la fièvre se déclarera.

Appeler d'urgence un médecin.

FRACTURE DE LA MACHOIRE INFÉRIEURE

Causes : Coups, chute sur le menton.

Symptômes : Différence de niveau des dents ; gencives déchirées et saignantes.

Secours : Mettre un bandage d'attente en mentonnière.

FRACTURE DE LA CLAVICULE

Causes : Coups sur l'épaule ; chute sur le coude, sur la main.

Symptômes : Epaule abaissée ;
Mouvements volontaires abolis ;
Sur l'os, saillie que l'on sent en y passant le doigt.
Le malade incline la tête et le corps du côté blessé ; il soutient le membre blessé de la main opposée.

Secours : Placer un coussinet sous l'aisselle. Attacher le bras au corps et soutenir l'avant-bras au moyen d'une écharpe.

FRACTURE DE COTES

Causes : Coups, chutes, accidents de voitures.

Symptômes : Respiration et pression locale douloureuses ; quelquefois crachement de sang, quand les fragments d'os ont pénétré dans le poumon.

Secours : Entourer le tronc d'un bandage un peu serré, afin d'immobiliser les côtes.

FRACTURE DU BRAS

Causes : Coups, chute sur le coude.

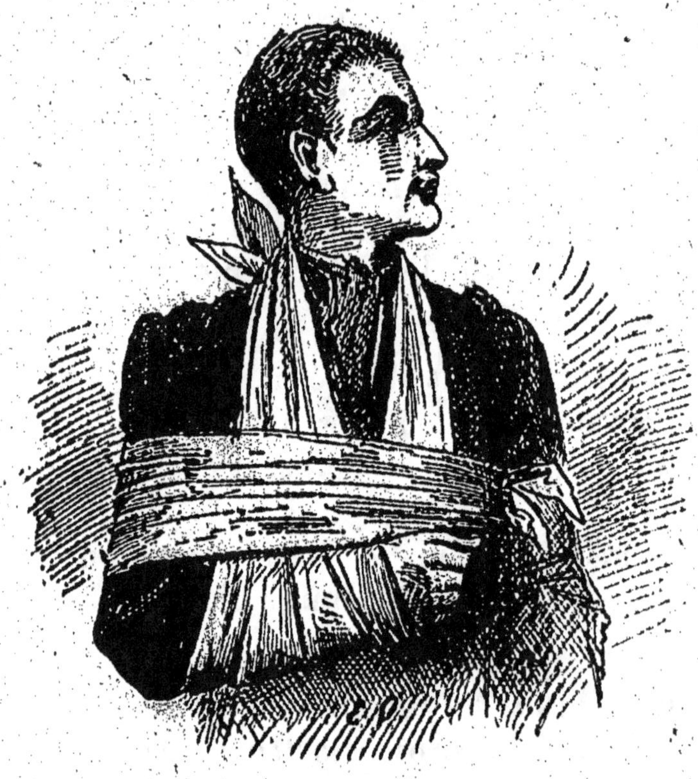

Fig. 62.

Symptômes : Déformation du bras, qui est souvent raccourci. Le malade tient son bras fixé au corps et ne peut s'en servir.

Secours : Fléchir l'avant-bras, le pouce en l'air ; placer trois ou quatre attelles allant de l'épaule au coude, soutenir le bras dans une écharpe.

FRACTURE DE L'AVANT-BRAS

Causes : Coups, chutes.

Symptômes : Déformation. Mobilité anormale.

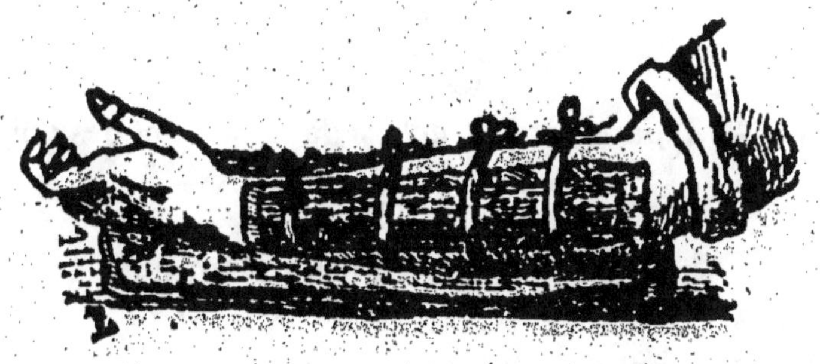

Fig. 63. — *Appareil pour fracture de l'avant-bras.*

Secours : Fléchir le bras, le pouce en l'air.

Placer deux attelles, l'une en dedans, depuis le coude jusqu'au bout des doigts, l'autre en dehors, allant du coude au poignet.

Bien rembourrer les attelles. Mettre le bras dans une écharpe.

FRACTURE DU POIGNET ET DE LA MAIN

Causes : Coups, violences diverses.

Symptômes : Douleur, enflure, déformation et saillie sur la ligne des os.

Secours : Etendre, avec un bandage, la main sur une planchette ou attelle et suspendre le bras dans une écharpe.

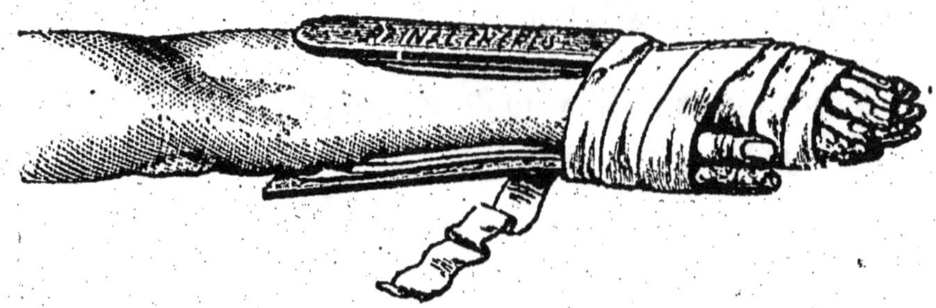

FIG. 64. — *Appareil pour fracture de la main et des doigts.*

FRACTURE DE LA CUISSE (fémur)

Causes : Coups, chute.

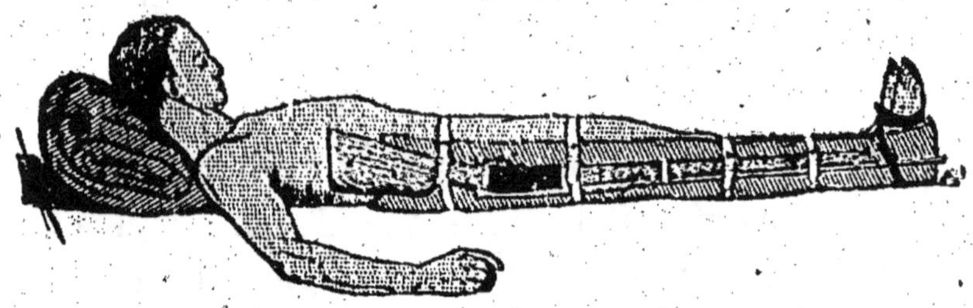

FIG. 65. — *Appareil improvisé pour fracture de la cuisse.*
(D'après MORIN.)

Symptômes : Douleur, perte d'usage de la jambe, déformation : genou porté en dehors ; raccourcissement de 2 à 6 centimètres.

Secours : Etendre le membre et placer une longue attelle depuis le creux de l'aisselle jusqu'au talon et une autre de l'entre-jambe au genou.
Les fixer à la jambe valide.

FRACTURE DE LA ROTULE

Causes : Coups, chute, effort violent.

Symptômes : Impossibilité de se tenir sur la jambe; creux sur le genou.

Secours : Etendre la cuisse et la jambe et appliquer un bandage croisé ; éviter tout mouvement.

FRACTURE DE LA JAMBE

Causes : Coups, chute.

Symptômes : Douleur, perte d'usage du membre, déformation, saillie sur l'os au toucher.

Secours : Placer deux attelles, une en dehors, l'autre en dedans, et tenir le membre élevé.

FRACTURE DE LA CHEVILLE ET DU PIED

Causes : Diverses.

Symptômes : Douleur, enflure, saillie osseuse.

Secours : Position élevée du pied. Appliquer de l'eau froide.

Il convient de répéter que les secours indiqués en cas de fracture sont essentiellement temporaires ; ils suffisent pour le *moment*, mais on doit le plus tôt possible s'assurer les soins d'un médecin.

VII. DES LUXATIONS
(Os déboîté)

Déplacement des os d'une articulation ; déformation de la partie, impossibilité de mouvoir le membre, dont la longueur est modifiée comparativement avec le côté sain ; attitude spéciale du membre luxé.

Ne rien tenter et attendre le médecin.

VIII. DES ENTORSES
(Foulure)

Résultat d'un faux mouvement, d'un tiraillement violent des ligaments ou tendons qui entourent et fixent les articulations, rarement accompagné de plaie ; mais déchirures des muscles et des petits vaisseaux, amenant des taches de sang extravasé, sans déplacement osseux.

Douleur atroce, impuissance des membres, puis enflure, rougeur des parties.

Secours : *Entorse de la cheville :* plonger le membre dans l'eau aussi chaude qu'il est possible de la supporter (environ 5o degrés centigrades) pendant huit à dix minutes. Puis massage : frictions très légères (effleurages) de *bas en haut* du membre après l'avoir enduit de vaseline, d'huile ou saupoudré d'amidon ou de talc, pendant cinq à dix minutes ; reprendre un quart d'heure après jusqu'à disparition de la douleur. Renouveler la séance deux ou trois fois par jour. Immobiliser l'articulation atteinte au moyen d'une bande et par le repos absolu, en attendant l'arrivée du médecin.

Ne pas oublier que pour être efficace et non nuisible, le massage doit être toujours effectué avec douceur et ne jamais *occasionner la moindre douleur*.

Dans le cas où le bain d'eau chaude, au lieu de soulager le malade, augmenterait la douleur, il y aurait lieu de craindre un arrachement osseux ou une fracture. *Il conviendrait alors de s'abstenir de toute manœuvre :* de même si la déformation était très prononcée (voir *Fractures*, p. 154).

IX. DES MORSURES
ET DES PIQURES ENVENIMÉES

Abeilles. — Extraire le dard en pressant avec une clef creuse. Neutraliser le venin avec du sublimé ou de la teinture d'iode.

Vipères, serpents venimeux. — Lier immédiatement très fortement le membre au-dessus de la piqûre, entre celle-ci et le cœur, au moyen d'une ficelle, d'un cordon ou même d'un brin d'herbe ;

faire saigner ; laver avec beaucoup d'eau et long-temps, avec de l'alcool, de l'eau-de-vie, de l'eau de Javel. On peut encore pratiquer de légères incisions peu profondes sur la partie atteinte et opérer la succion indirectement avec une pipe, ou au moyen de ventouses (un petit verre, une tasse, un coquetier, mais jamais avec la bouche). *Sérum antivenimeux* de Calmette (10 centimètres cubes de sérum liquide ou l'équivalent de sérum sec, dissous dans l'eau), injecté au plus tard dans les quatre heures qui suivent la morsure.

A défaut de sérum, frotter la plaie avec du permanganate de potasse et injecter une solution de ce sel à 1%, environ un demi centimètre cube, dans le voisinage de la plaie.

La couleuvre de nos pays, étant dépourvue de glandes à venin et de crochets, est inoffensive, se distingue de la vipère en ce qu'elle porte au-dessous de la queue des plaques divisées en *deux rangées par paire*, tandis que la vipère n'en a *qu'une seule*.

Pour les morsures de serpents de grande taille de l'Inde et de l'Egypte, on injecte 20 centimètres cubes de sérum de Calmette dans le tissu cellulaire des flancs, ou dans une veine superficielle de la main. Ce traitement peut-être également employé chez les animaux.

Rouget (aoûtat). — Petit animal de la classe des arachnides, de 23 millimètres de longueur et de 20 millimètres de largeur, qui se rencontre vers la fin de l'été, sur l'herbe des bois, les groseillers, les haricots, le mouron rouge, etc. Il grimpe le long des jambes et se fixe sur la peau en y introduisant ses mandibules, causant des démangeaisons très vives et une irritation que le grattage transforme en véritable plaie.

Difficile à arracher avec une pince, on s'en débarrasse en faisant des applications de formol de térébenthine, de benzine, de jus de tabac, de teinture d'iode.

Scorpion. — Arachnide venimeux, de 4 à 8 centimètres de long, dont la queue est munie d'un aiguillon en cochet au moyen duquel il inocule son venin dans la plaie. La piqûre est très douloureuse et s'enflamme rapidement.

Secours : Tâcher de retirer l'aiguillon avec une pince : injection de sérum antivenimeux (voir *Vipères*). S'il survient des symptômes d'asphyxie, respiration artificielle (p. 80).

Moustiques et cousins. — La piqûre des moustiques, ou cousins, de nos pays, est rarement dangereuse et il suffit, pour neutraliser le venin, d'une goutte d'eau de Javel, de teinture d'iode, de formol ou de sublimé.

Il en existe deux espèces : le *culex* inoffensif des villes et l'*anophèle* (*anopheles maculipennis*) des campagnes qui, dans les contrées où règne la fièvre des marais, est l'agent de transmission de cette maladie.

Le parasite du paludisme, le *plasmodium falciparum*, est un hématozoaire que ce moustique puise dans le sang des paludéens ; en piquant un sujet indemne, il déverse dans la piqûre sa salive chargée de germes infectieux et celui-ci, à son tour, devient un foyer de contagion.

Les moustiques apparaissent en mai et sévissent jusqu'à fin octobre. Leurs larves peuvent subsister dans l'eau pendant l'hiver.

Dans les pays tropicaux, où ils pullulent toute l'année, ce même anophèle inocule une maladie grave, la *filariose* (filaire de Médine). Plus redoutable encore est la piqûre d'un moustique du genre « Stégomie » (*Stégomia Fasciata*), qui donne la fièvre jaune (vomito negro). Cette maladie meurtrière sévit principalement au Brésil, au Mexique, au Salvador et au Guatémala. Un savant japonais, Hideyo Noguchi, a récemment découvert un vaccin préventif et un sérum curatif qui ont produit d'excellents résultats.

Les moyens de préservation consistent dans l'emploi de moustiquaires et de toiles métalliques posées aux fenêtres. Pour se garantir la nuit, s'entourer la tête d'un voile et porter des gants ; s'enduire le visage et les mains de vaseline ; se lotionner avec une solution contenant : quassine amorphe, 5o centigr.; alcool, 25 cent. cubes ; eau distillée, 1oo gr. Mettre dans divers endroits de la pièce des assiettes avec 1oo gr. de formol dans 9oo gr. d'eau ; poser au milieu des plats une petite veilleuse en verre. Attirés par la lumière, les insectes tombent dans la solution.

Les anophèles déposent leurs œufs dans les eaux stagnantes: il est donc indiqué, dans les pays infectés, de les assécher. Lorsqu'il est impossible de les supprimer, on emploie un moyen destiné à asphyxier les larves, qui ne peuvent vivre qu'à la condition de venir respirer à la surface de l'eau. Dans ce but, on la recouvre d'une mince couche de pétrole (15 cent. cubes par mètre carré) ou d'un mélange de pétrole et de goudron (10 cent. cubes): pour les puits, citernes et réservoirs d'eau potable, on se sert d'huile comestible. Opérer au printemps et renouveler environ deux fois par mois, jusqu'à l'automne.

Dans les grandes étendues d'eau dont le pétrolage est impraticable, il est recommandé de les peupler de cyprins (poissons rouges), très friands de larves de moustiques.

Puces et punaises. — Le fait que ces parasites inoculent la peste (puce) et la paralysie infantile (punaises), suffit à les rendre suspects, même en l'absence de toute maladie épidémique.

Il est donc sage de traiter les morsures par un antiseptique, ce qui aura tout au moins pour effet d'en atténuer les démangeaisons.

Les larves des puces se développent dans les habitations mal tenues : poussière laissée sous les meubles, dans les fentes du parquet, etc. On les détruit en lavant avec de l'eau de Javel, puis en passant à l'encaustique (cire et essence de térébenthine). Un bon système consiste à boucher les interstices des lames du parquet, en y versant de la paraffine liquéfiée à chaud.

Autres procédés : 1° en brûlant du soufre (voir *Désinfection par le soufre*; 2° par la chloropicrine, 5 à 10 gr. par mètre cube. Laisser la pièce fermée pendant huit heures et prendre les mêmes mesures de précautions avant de l'habiter qu'après sulfuration (p. 390).

Poux. — Trois espèces se rencontrent chez l'homme : le pou de tête, le pou du pubis, le pou du corps.

Traitement : 1° Pou de tête (homme). Couper les cheveux ras et lotionner le cuir chevelu avec de l'eau chloroformée. Chez la femme, appliquer une compresse imbibée de benzine : recouvrir jusqu'à la naissance des cheveux toute la tête avec un bonnet de caoutchouc ou de toile cirée ; à défaut, envelopper avec une serviette bien ajustée, pour concentrer les vapeurs ; au bout d'un quart d'heure, tous les parasites sont morts. — Nota : les vapeurs de benzine sont très inflammables.

Moins dangereux à manier est le mélange suivant, également efficace : ammoniaque, 40 gr. ; essence de térébenthine, 125 gr. ; eau de vie camphrée, 825 gr. Laisser en place pendant 24 heures.

2° Pou du pubis : passage du corps tout entier à la tondeuse ; recueillir les poils et les brûler. Frictions énergiques avec de l'alcool à 90° pour détacher complètement tous les parasites. Bain ou douche. On enduit toutes les parties suspectes (pubis, aisselles, cuisses, poitrine) de pommade au trioxyméthylène-benzine (2% tryoxyl, 2% benzine), ou encore à la benzine solidifiée (savon d'alumine à 80% de benzine).

3° Pou du corps : friction complète à l'eau chloroformée saturée, suivie d'un bain ou d'une douche.

A défaut de traitement radical, en campagne par

exemple, interposer entre la chemise et les vêtements un morceau de flanelle imbibée de benzine;
à la chaleur du corps, celle-ci s'évapore et tue les
parasites.

Règle générale : le linge et les vêtements des
sujets contaminés doivent être d'abord arrosés de
benzine, puis soumis à une température de 80°
dans une étuve pendant une heure.

Il est reconnu que le pou est le principal, sinon
le seul agent de transmission du typhus exanthématique, maladie éminamment contagieuse, qu'il
inocule aux personnes saines (consulter le *Larousse
médical de Guerre*, p. 247, édition de 1920, où sont
décrites les mesures prises à l'Hôpital militaire
Buffon, par les professeurs Letulle et Bordas, pour
la désinfection des malades avant leur admission
dans les salles).

Mouches. — Les mouches ne sont pas des bes-
tioles inoffensives : loin de là, on peut les considé-
rer, au contraire, comme des agents de propagation de germes infectieux des plus redoutables. Ils
en transportent des miriades accrochés à leurs pattes velues et, à leurs griffettes, adhèrent des parcelles d'ordures plus ou moins septiques, qu'elles
déposent sur nos aliments ; elles les souillent de
leurs déjections, qu'elles émettent environ toutes
les cinq minutes, infectées de microbes *vivants*
qui ont traversé impunément leur tube digestif :
le bacille de la fièvre typhoïde, celui du pus qui
envenime les blessures, celui de la diarrhée infantile pris sur le crottin de cheval (*proteus*) et, en
temps de choléra, le *bacille virgule* de Koch ; enfin

et surtout le bacille de la tuberculose, puisé sur les crachats meurtriers des malades.

Les larves de plusieurs variétés de mouches, avalées avec des radis ou de la salade, du fromage, etc., restent vivants dans le tube digestif, où ils produisent des nausées, des vomissements, des coliques et des troubles analogues à la dysenterie, notamment des hémorragies. En perçant la muqueuse avec les crochets de leur appareil buccal, elles peuvent amener l'ouverture de vaisseaux capillaires et inoculent des microbes (Professeur Guiard, de Lyon).

La destruction des mouches s'impose à tous, particuliers et autorités sanitaires : elle doit s'exercer surtout sur les œufs et les larves, du mois de mars à octobre, mais particulièrement en juin. Il ne faut guère plus de quinze jours pour qu'une nouvelle génération soit apte à se reproduire ; à la fin de l'été, la famille d'une seule mouche dénombre plus de 25 millions de ces malfaisants insectes.

Des pulvérisations d'huile de schiste, de naphte, de crésylol sodique, pratiquées aux lieux de ponte, dans les égouts, fosses, sur les tas de fumier, d'ordures, dans tous les endroits chauds et humides propices à la putréfaction des matières organiques, donnent de bons résultats.

Le fumier devra être fréquemment enlevé et, en attendant, saupoudré de chlorure de chaux du commerce ou arrosé d'huile verte de schiste mélangée de son volume d'eau, ou encore d'une solution de sulfate de fer à 20%. Même traitement pour les ordures et les gadoues.

Un excellent système consiste à placer le fumier sur des claies : les larves (asticots), en cherchant à gagner le sol, tombent à travers la claire-voie dans un bassin cimenté, où déjà le purin s'est écoulé, et s'y noient.

Les cabinets d'aisance seront clos et les déjections tenues hors d'atteinte des mouches. Deux fois par an, verser dans la fosse, par mètre superficiel, deux litres d'huile de schiste verte préalablement délayés dans 20 litres d'eau, où du pétrole brut, comme le mazout, plus visqueux, dans la proportion de 1 litre par mètre carré de surface.

Le Conseil d'Hygiène publique de la Seine prescrit la destruction des mouches dans les écuries, étables et autres lieux clos, par les vapeurs de crésol (5 gr. par mètre cube), porté à l'ébullition dans un vase métallique, au moyen d'un réchaud, d'une lampe à alcool, d'un fourneau, etc. Laisser agir les vapeurs 4 à 6 heures avant d'aérer. « Ces vapeurs sont absolument inoffensives pour les personnes et ne détériorent pas les objets. Mais il importe de pratiquer l'évaporation dans un récipient à bords assez élevés pour que la flamme ne vienne pas enflammer le crésol, ce qui donnerait lieu à une abondante émission de noir de fumée. »

Dans les locaux habités, on peut employer les pièges en toile métallique, très efficaces, qui se trouvent dans le commerce, des pulvérisations de poudre insecticide contre les murs, ou des papiers spéciaux. La solution de formol, disposée dans des assiettes, chasse les mouches, mais ne les tue pas, à moins qu'elles n'y goûtent, ce qui est rare ; on les attire mieux en mélangeant 15 gr. de formol du commerce, 20 gr. de lait, 60 gr. d'eau et un peu de sucre ; en versant sur une assiette de l'huile de ricin, additionnée de quelques gouttes d'huile de croton ; ou encore en faisant bouillir 8 gr. de quassia amara dans 500 gr. d'eau et ajoutant 125 gr. de mélasse.

Une recommandation importante, c'est de tenir sous des cloches en toile métallique ou de tarlatane sur formes en laiton, toutes les substances alimentaires qui doivent être absorbées dans l'état où elles se trouvent et en particulier le lait destiné aux enfants en bas âge.

Les plus actifs auxiliaires contre les insectes homicides et ravageurs, ce sont les petits oiseaux : la loi les protège, mais l'homme les extermine. Au prix de quelques fruits piqués et de quelques épis dépouillés, qu'on laisse les petits oiseaux faire leur office de salubrité.

Charbon ou *pustule maligne*. — Due à la bactérie charbonneuse et inoculée à l'homme à la suite d'une piqûre d'insecte porteur de bacilles, ou par plaie en contact avec les cadavres infectés du cheval, du mouton, des ruminants. S'observe chez les ouvriers qui exercent le métier de mégissier, de boucher, d'équarrisseur, de berger. La contamination produit d'abord une petite vésicule qui se transfome le lendemain en une plaque grisâtre du volume d'une lentille, enflammée et douloureuse. Les symptômes s'aggravent vers le cinquième ou sixième jour ; abattement, vomissements, quelquefois coma et mort.

Secours : Inciser la pustule et cautériser énergiquement au fer *chauffé à blanc*. Recouvrir d'une compresse imbibée d'une solution de

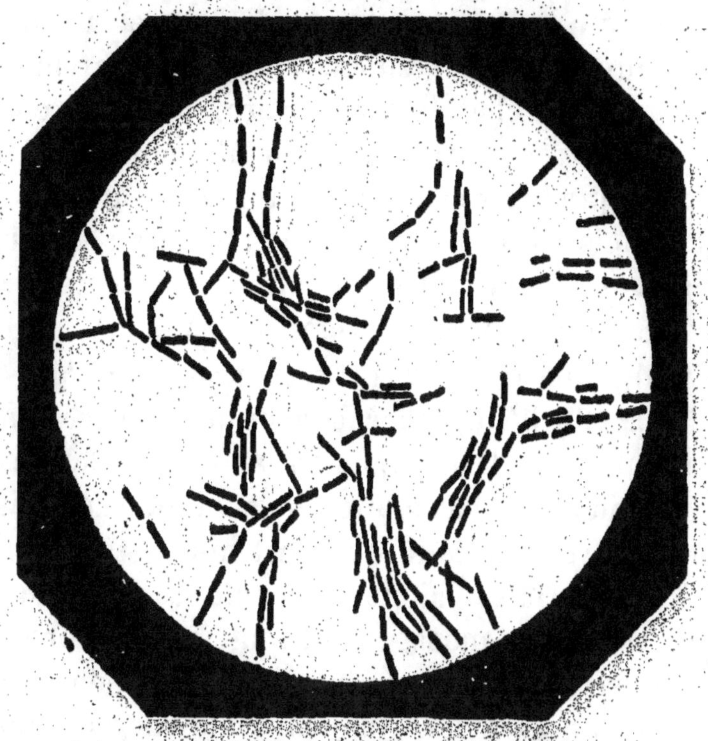

Fig. 66. — *Bacilles du charbon.* (D'après J. Courmont.)

Découvert par Davaine en 1873.

Etudié par Pasteur, qui, en 1881, avec Chamberland et Roux, prépara un sérum qui préserve les animaux de la contagion. Elle s'opère chez ces derniers par l'absortion dse spores d'animaux charbonneux enfouis que les vers de terre remontent à la surface.

Chez l'homme, l'infection se produit par inoculation (plaie, écorchure à la peau), en manipulant les viandes ou peaux d'animaux charbonneux.

sublimé au millième en attendant la venue du médecin.

X. DES MORSURES D'ANIMAUX ENRAGÉS (1)

La rage a pour cause l'inoculation de la salive d'un animal enragé (chien, chat, plus rarement loup, renard, cheval, bœuf, porc, mouton, chèvre). Elle n'est pas transmissible d'homme à homme. Les premiers symptômes apparaissent de 1 à 8 et parfois 18 semaines après la morsure ; les plus dangereuses sont celles qui atteignent les parties découvertes du corps (visage, mains, etc.).

Etablir une ligature très serrée *entre la plaie et le cœur*, afin d'empêcher le virus de pénétrer dans la circulation ; laver abondamment avec de l'eau chaude ou avec une solution de sublimé ; agrandir la plaie avec un canif, un instrument tranchant quelconque, faire saigner et *cautériser profondément*, mais avec ménagement toutefois, la morsure *ainsi que toutes les écorchures* qui pourraient exister, avec un fil de fer, une épingle à cheveux, une aiguille à tricoter ou le premier objet en métal venu, *chauffé à blanc ;* la mèche d'un briquet fait un excellent cautère ; on peut encore cautériser en saupoudrant la plaie de poudre de chasse et y mettant le feu ; répéter plusieurs fois.

Recourir aussitôt que possible à la vaccination antirabique d'après la méthode de Pasteur. Il existe des Instituts à Bordeaux, Lille, Lyon, Marseille, Montpellier et dans les colonies, à Alger, Madagascar, Saïgon et Tunis.

(1) Voir *Sauvetage*, p. 208.

Si l'animal soupçonné de rage a pu être capturé,
le livrer vivant ou mort au vétérinaire à fin d'autopsie.

XI. DES CORPS ÉTRANGERS DANS LES YEUX
LE NEZ, LES OREILLES
LES VOIES DIGESTIVES ET RESPIRATOIRES

YEUX

Lorsqu'un corps étranger a pénétré dans l'œil,
commencer par le baigner abondamment et examiner ensuite avec soin la paupière inférieure : en
général, les poussières se trouvent à l'angle interne
(près du nez) et on les enlève facilement avec le
coin du mouchoir, une feuille de papier à ciga-
rette ou l'anneau d'une bague.

Lorsqu'ils sont entraînés sous la paupière supérieure, il est nécessaire de retourner celle-ci pour
les apercevoir. Prenez le bord libre de cette paupière : d'un doigt de l'autre main, fixez la partie

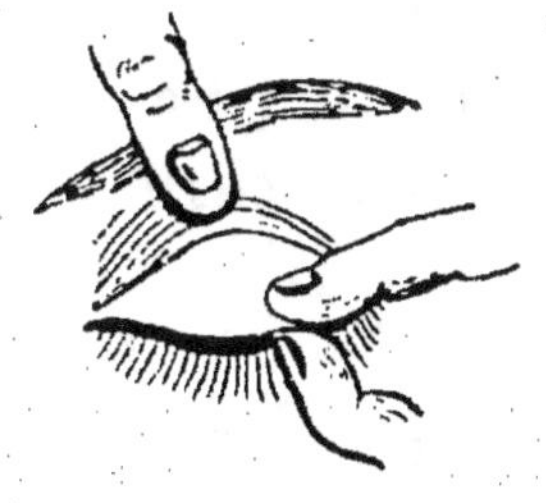
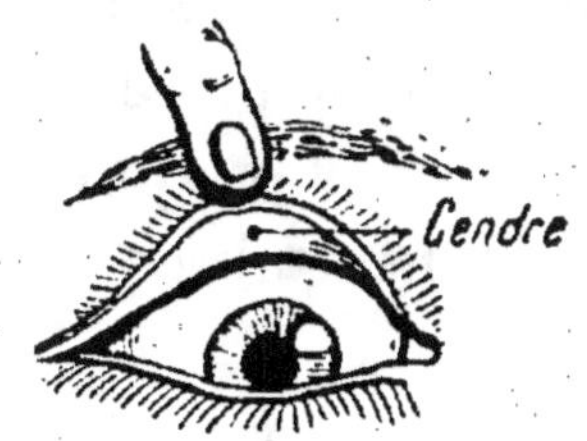

FIG. 67.

supérieure (voir la figure 67) et retroussez vivement. Vous luxez ainsi le cartilage tarse et la
paupière se renverse. Enlevez les corps étrangers

et lâchez tout. La paupière reprend aussitôt sa position naturelle.

Au lieu du doigt posé sur la partie qui recouvre le globe de l'œil, on peut se servir du bois d'une allumette placé en travers de la paupière. Se tenir derrière le malade, ce qui facilite encore l'examen de la paupière inférieure.

Maintenir l'œil fermé et appliquer un linge imbibé d'eau aussi chaude qu'on peut la supporter.

S'il s'agit de poussières extrêmement ténues, on injectera de l'eau tiède sous les paupières en les écartant légèrement par les cils, le malade étant incliné au-dessus d'une cuvette.

Des parcelles de fer s'enlèvent avec un aimant, qui les attire.

Les peintres et les ouvriers qui manient la chaux sont exposés à recevoir dans les yeux des parcelles de ce caustique : l'accident peut donner lieu à des inflammations sérieuses.

Plonger de suite la face dans une cuvette pleine d'eau, en tenant les paupières ouvertes : puis se laver largement les yeux avec de l'eau *sucrée* jusqu'à saturation, préparée avec du sucre en poudre, pour que la dissolution soit plus rapide.

Le sucre possède la propriété, en formant avec la chaux un produit insoluble (sucrate de chaux (1), d'en neutraliser l'action corrosive.

(1) C'est pour cette raison que le sucre est nuisible aux dents, qu'il dépouille de leur chaux ; l'émail se compose en effet de phosphates de chaux et l'ivoire ou dentine est constitué presque entièrement de sels calcaires. — S̄e r̄incer la bouche après l'ingestion de subtances sucrées et veiller à ce que les enfants prennent cette habitude, *surtout avant de se coucher.*

S'il s'agit d'un accident grave, par suite de choc, de blessure tranchante, se borner, en attendant le

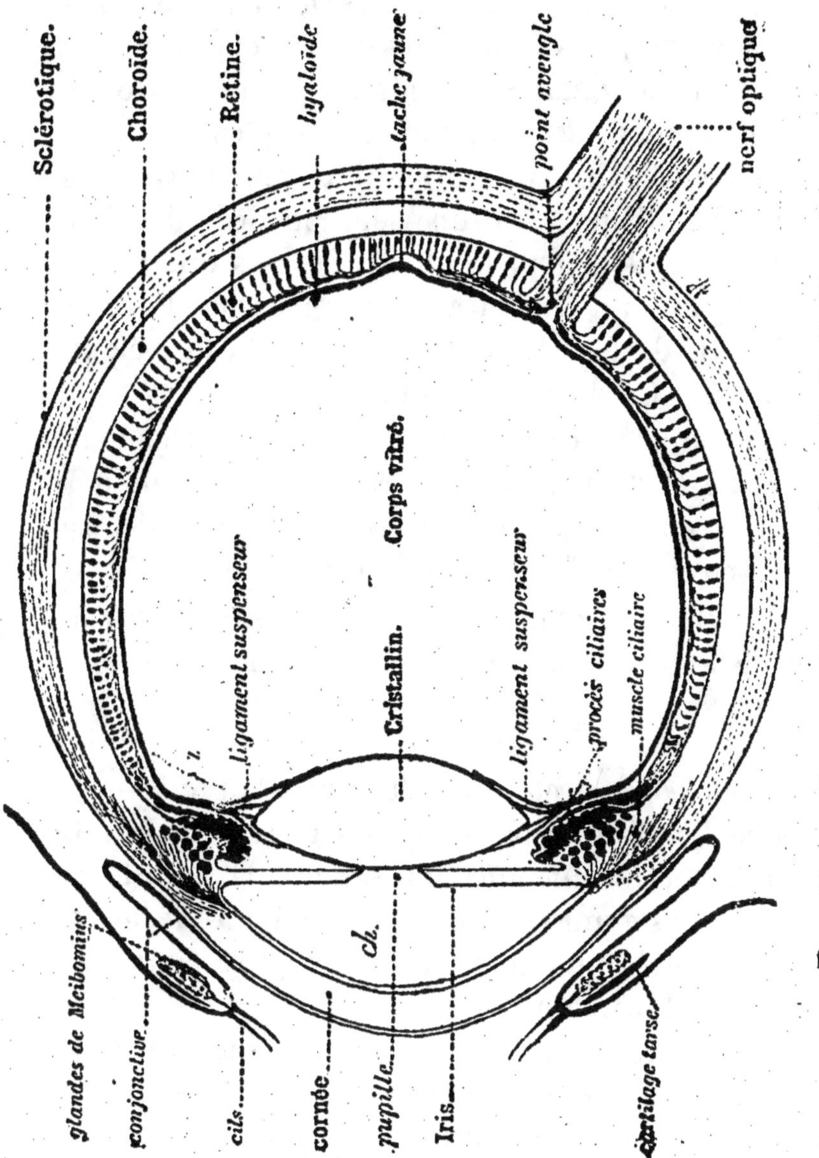

Fig. 68. — *Coupe antéro-postérieure de l'œil.* (Pizon.)

médecin, à faire couler à distance un peu d'eau bouillie tiède sur la paupière abaissée, sans y toucher : appliquer une compresse mouillée et une bande *lâche.*

Hygiène de l'œil. — La cornée de l'œil, constamment maintenue humide par les secrétions des glandes lacrymales, fixe toutes les impuretés de l'air, y compris des milliers de microbes qui, par le canal lacrymal, sont entraînés dans les fosses nasales. Aussi, doit-on, en bonne hygiène, se laver le globe oculaire, au moyen d'une œillère rincée à l'eau bouillante, avec une solution tiède de biborate de soude à 1 p. 150 toutes les fois que l'on a été exposé au vent et aux poussières de la route (chemin de fer, auto, etc.) ; ou après un séjour dans un air vicié ou enfumé.

Travailler avec une bonne lumière venant de gauche et d'en haut, pour écrire : venant de derrière pour lire, de manière qu'elle frappe, non pas les yeux, mais l'objet que l'on regarde.

En cas de troubles de la vue, consulter un spécialiste et ne pas se contenter d'une visite chez l'opticien.

Loucherie, strabisme, déviation d'un œil. — Ne jamais penser « que cela passera tout seul ». Le strabisme est une affection sérieuse et, sauf le cas de paralysie musculaire, une affection *binoculaire*, c'est-à-dire impliquant les deux yeux *simultanément* (Dr Landolt).

L'un des yeux fixant toujours l'objet qui attire l'attention, la déviation ou strabisme n'apparait que sur l'autre œil : il n'y a jamais qu'un seul œil qui louche. Mais le traitement doit toujours comprendre les deux yeux.

Ce traitement entrepris à temps et dirigé par un spécialiste compétent, réussit souvent à rétablir le

fonctionnement normal des deux yeux, sans intervention chirurgicale. Mais dans les cas invétérés,
l'opération s'impose.

NEZ

Faire éternuer au moyen d'une prise de tabac
ou de poivre : se moucher fortement, en bouchant
la narine libre. L'accident ne provoque, en géné-

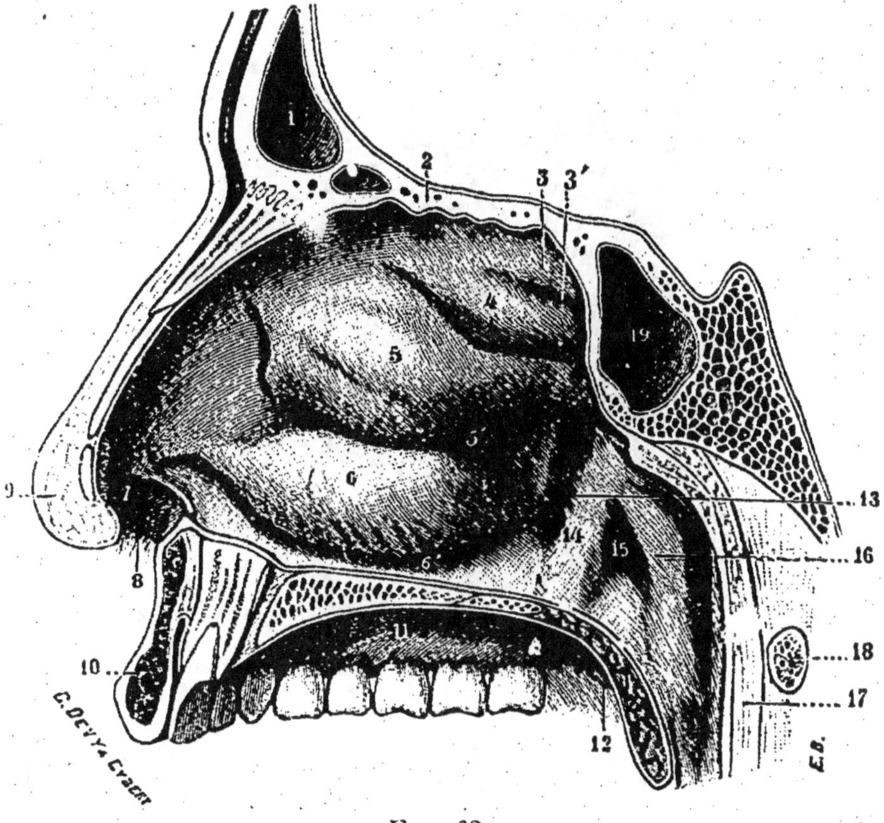

FIG. 69.

Paroi externe des fosses nasales. (D'après L. TESTUT.)

4, Cornet supérieur. — 5, Cornet moyen. — 6, Cornet
inférieur. — 10, Lèvre supérieure. — 11, Voûte palatine.
— 12, Voile du palais. — 13, Gouttière naso-pharyngienne. — 15, Orifice de la trompe d'Eustache. — 17, Paroi postérieure du pharynx.

ral, aucune complication ; s'il se présente quelque difficulté pour l'extraction du corps, étranger, voir un médecin.

OREILLE

Si le corps étranger est trop profondément placé pour être visible, ne rien tenter et consulter. Si,

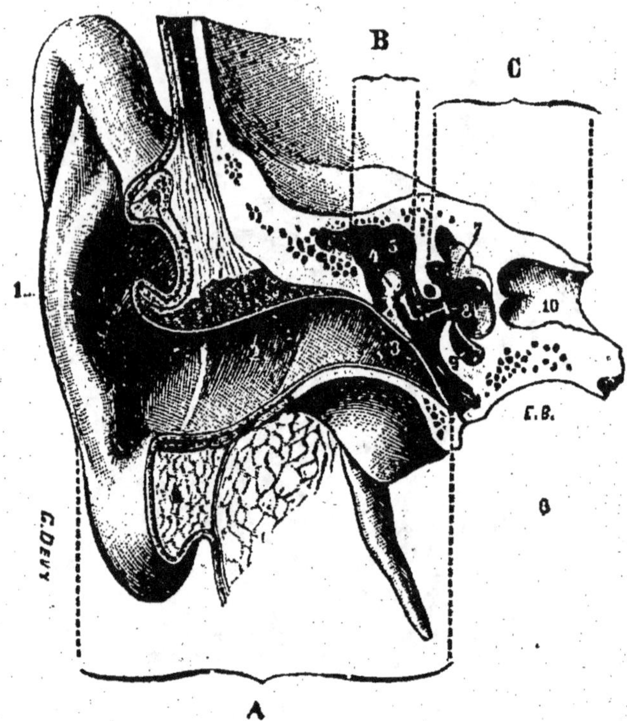

Fig. 70. — *Coupe de l'appareil auditif pour montrer ses trois portions.* (D'après L. Testut.)

A, Oreille externe. — B, Oreille moyenne. — C, Oreille interne.
1, Pavillon de l'oreille. — 2, Conduit auditif externe. — 3, Membrane du tympan. — 4, Caisse du tympan, avec la chaîne des osselets. — 6, Trompe d'Eustache, située sur un plan antérieur à celui de la coupe. — 7, Oreille interne . — 8, Fenêtre ovale. — 9, Fenêtre ronde. — 10, Conduit auditif interne.

au contraire, on peut l'apercevoir, quelques gouttes d'huile, puis une injection d'eau tiède, en faciliteront la sortie. Pas d'eau, s'il s'agit d'un corps pouvant gonfler, comme un pois ou un haricot : de l'huile seulement.

Ne jamais se servir d'instrument ou d'épingle, en attendant la venue du médecin.

S'il s'agit d'une accumulation de cerumen, on peut facilement l'enlever de la manière suivante : verser quelques gouttes de glycérine dans le conduit auditif, puis faire, avec une seringue, 3 ou 4 injections d'eau tiède poussées vigoureusement, le malade étant penché au-dessus d'une cuvette.

Si ce moyen ne réussit pas, avoir recours à un spécialiste.

GORGE, OESOPHAGE (Conduit de l'estomac)

Arêtes de poisson, os de volaille, morceau de viande ou de pain trop volumineux. Tenter de saisir l'obstacle avec le doigt : s'il est situé trop profondément, le pousser plus avant vers l'estomac pour le faire avaler. Aider le passage avec du blanc d'œuf, de l'huile, ou chercher à faire rendre en provoquant les vomissements: chatouiller la luette, mettre quelques grains de tabac sur le dos de la langue. Si ces tentatives échouent, il ne faut pas hésiter à recourir sans retard au médecin.

LARYNX, TRACHÉE (Conduit de la respiration)

Si le malade suffoque, c'est que le corps étranger a pénétré dans les voies respiratoires (il a avalé de travers). Exciter les vomissements en introduisant les doigts dans la gorge, et appeler le médecin. Il y a menace d'asphyxie et l'opération de la trachéotomie peut être nécessaire.

Moyen de faire rendre les objets avalés

Faire prendre plusieurs tranches de pain, puis

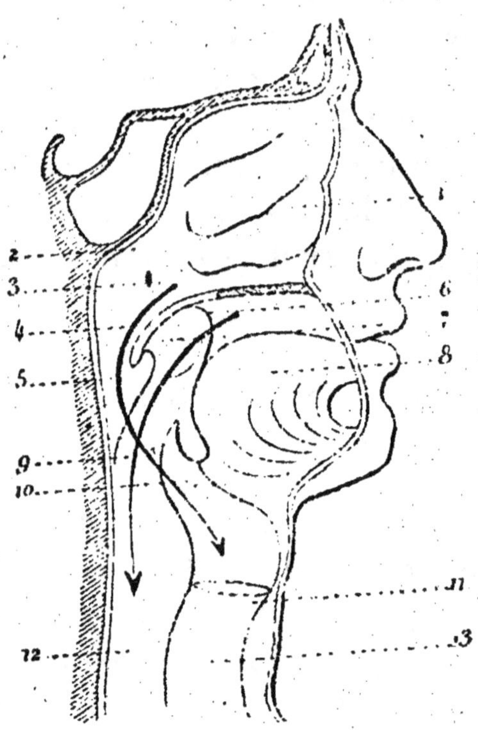

FIG. 71. — *Schéma du pharynx et de la déglutition.*
(D'après HÉDON.)

1, Fosses nasales. — 2, Cavité naso-pharyngienne. — 3, Trompe d'Eustache. — 4, Voile du palais. — 5, Piliers postérieurs. — 7, Amygdale. — 8, Langue. — 9, Pharynx buccal. — 10, Epiglotte. — 11, Glotte. — 12, OEsophage. — 13, Trachée.

quatre grandes cuillerées d'une bouillie épaisse de farine : après quoi administrer un vomitif. Les objets sont expulsés enveloppés dans la matière des vomissements.

Cette pratique est usitée envers les prisonniers pour leur faire rendre les pièces de monnaie, etc., qu'ils veulent dissimuler en les avalant.

———

XII. DES BRULURES

Trois degrés selon la gravité : 1° simple rougeur ; 2° formation d'ampoules ; 3° destruction des tissus.

Secours : Consistent essentiellement à soustraire la blessure au contact de l'air et à la traiter comme toute autre plaie (voir p. 11).

1er degré : Calmer l'inflammation avec des applications de corps gras (huile d'olives ou d'amandes douces, beurre, saindoux, cold cream, vaseline, etc.) ;

2e degré : Enlever les vêtements avec précaution ; respecter l'épiderme et *ne pas toucher aux ampoules entières* qui, en se déchirant, peuvent faire plaie et s'infecter.

Le pansement de choix consiste à recouvrir la brûlure avec une compresse trempée dans une solution d'*acide picrique* à 1%. Recouvrir d'ouate, sans appliquer par-dessus de taffetas gommé, afin de faciliter l'évaporation du liquide, le pansement devant être essentiellement un pansement sec, qu'on ne doit renouveler que tous les deux ou trois jours.

S'abstenir chez les enfants, en raison des propriétés toxiques de ce produit, et dans tous les cas où les brûlures ont une certaine étendue.

Quand on ne peut faire usage d'acide picrique, lui substituer une solution d'acide borique, dans laquelle on mouillera des compresses ou de la tarlatane boriquée : puis ouate et bande pour fixer le pansement.

Une solution de chlorate de potasse à saturation (jeter sans aucune mesure des cristaux de ce sel dans de l'eau bouillie froide) produit un bienfaisant effet dans toutes les brûlures, mêmes profondes.

Un bon moyen consiste également à étendre à même une pâte semi-fluide, en consistance de pommade, obtenue par le mélange de sous-nitrate de bismuth et d'eau bouillie. Cette pâte forme, en séchant, une sorte de croûte protectrice qui calme vite les douleurs, en mettant la plaie à l'abri de l'air, et permet la cicatrisation sans accidents. Si cette croûte se fendille ou se crevasse, il n'y a qu'à ajouter un peu de pâte nouvelle. En dix à quinze jours, la plaie est cicatrisée.

Si les ampoules sont déchirées et que la chair soit à vif, panser la plaie comme il est dit page 11.

Si la blessure siège à un membre, le tenir au repos et dans une position élevée.

3e Degré : Comme précédemment, soustraire à l'air les parties atteintes ; mettre le malade dans une position naturelle pour éviter que les cicatrices n'amènent des déformations ; ainsi séparer et isoler les doigts s'il s'agit de la main ; faire tenir la tête droite, s'il s'agit du cou, etc. Soins médicaux urgents.

Brûlures par le vitriol (acide sulfurique, voir *Empoisonnements*, p. 72) ; par l'acide nitrique, par l'acide chlorhydrique, etc.

Secours : Laver abondamment, en les inondant d'eau, les parties atteintes : neutraliser les dernières traces d'acide avec des lotions alcalines (10 gr. de carbonate de soude ou d'ammoniaque, pour un litre d'eau), avec de l'eau de savon, de la chaux, du blanc d'Espagne, des cendres délayées dans de l'eau. Traiter les accidents consécutifs comme ci-dessus.

Brûlures par les caustiques (potasse et soude caustiques, ammoniaque, chaux vive).

Secours: Laver la plaie avec beaucoup d'eau aiguisée de vinaigre, du jus de citron, pour combattre l'action corrosive de l'alcali ; puis panser comme une plaie ordinaire.

Brûlures par ingestion d'un liquide bouillant ou par un corrosif. — Donner des morceaux de glace à sucer ; appliquer au devant du cou et sur le haut de la poitrine un linge essoré trempé dans de l'eau bouillante ; faire avaler une petite cuillerée d'huile d'olive pour calmer la douleur. S'il y a menace d'asphyxie, respiration artificielle (voir *Empoisonnements*, page 72).

XIII. DE LA CONGÉLATION

(Froidure)

Le froid produit des altérations des tissus analogues à celles de la brûlure. Rougeur et gonflement, engelures, ampoules, avec sérosité roussâtre, extrêmement douloureuses, taches blanches ou noirâtres, suivies de la désorganisation des tissus (gangrène).

Il cause des troubles profonds en congestionnant les organes internes, cerveau, poumon, foie, intestin. etc. ; le sang, fuyant la surface cutanée pour ne pas perdre sa chaleur, se précipite à l'intérieur du corps (voir p. 243).

Les sujets en parfaite santé réagissent ; mais les convalescents, les vieillards débilités, les surmenés ou en état de misère physiologique, sont exposés à de graves accidents congestifs.

Secours : Frictionner avec de la neige, des liquides froids. *Respiration artificielle* s'il y a lieu (p. 80).

Eviter l'eau chaude et de réchauffer le malade trop rapidement.

XIV. DES ACCIDENTS CAUSÉS

1° PAR LA FOUDRE (FULGURATION)
2° PAR LES COURANTS ÉLECTRIQUES
(ÉLECTROCUTION)

1° *Par la foudre*

Cause : Fluide électrique.

Symptômes : Brûlure ; parfois perte de connaissance ; paralysies partielles ; convulsions.

Secours : Déshabiller le malade et éponger tout le corps avec de l'eau froide ; frictions aux bras et aux jambes.

Huile sur les brûlures. S'il y a du délire, eau froide ou glace continuellement sur la tête ; si la respiration est difficile ou a cessé, injection d'éther et immédiatement *respiration artificielle* et *tractions rythmées de la langue* (p. 80) — Frictions sur le corps pour ranimer la circulation.

2° *Par les courants électriques*

On sait que, pour servir aux nombreux usages auxquels on l'adapte, l'électricité répandue dans la nature doit être dissociée en électricité *positive* et en électricité *négative*. Seule la *positive* est employée, la *négative* étant acheminée vers la terre, où elle se perd.

Dans la traction électrique, le courant positif parcourt le troisième rail ; le négatif suit les rails des voitures ou le fil aérien des trolleys.

Le moindre contact avec ces puissantes sources d'électricité peut causer des accidents mortels, connus sous le nom d'électrocution.

Certains corps possèdent la propriété de s'opposer au passage du courant : on les dit mauvais conducteurs de l'électricité : tels le verre, le caoutchouc, les briques sèches, la soie, les tissus, le bois, la paille, à la condition expresse d'être absolument secs.

Pour porter secours à la victime d'un accident dû au contact d'une machine ou d'un fil électrique, il faut de suite chercher à couper le courant. En cas d'impossibilité, s'efforcer de dégager le fil avec un coup de canne (pas avec un parapluie, en raison de la monture métallique, matériaux *bons* conducteurs).

S'entourer la main, à défaut de gant, d'une blague à tabac ou d'une galoche en caoutchouc, avec du papier, des linges, un gant épais, *le tout très sec*, et tirer sur les vêtements, sans toucher au corps.

On peut encore l'attirer loin du contact en passant un nœud coulant au bras ou au pied avec une ficelle toujours bien sèche.

Ne jamais oublier qu'un corps non conducteur perd son pouvoir isolant *dès qu'il est chargé d'humidité*.

Si la personne a perdu connaissance, s'empresser de lui donner les secours appropriés et traiter les autres accidents dont elle peut être atteinte comme il est dit ci-dessus (*Fulguration*) (1).

---

(1) Voir la « Circulaire ministérielle du 19 août 1895, sur les secours à donner aux personnes foudroyées par suite d'un contact accidentel avec des conducteurs électriques à courant continu ».

CHAPITRE III

DU TRANSPORT DES MALADES ET DES BLESSÉS

Agir sans précipitation : éviter les mouvements brusques ; avoir soin de préserver les parties lésées de tout contact et de tout choc. Se rappeler qu'un faux mouvement, une secousse, peuvent aggraver dangereusement l'état du blessé atteint d'une hémorragie ou d'une fracture.

I. — TRANSPORT A UNE OU PLUSIEURS PERSONNES

Si l'on est seul, loin de tout secours, que le malade soit sans connaissance :

Le soulever jusqu'à ce qu'il soit accroupi : placer une lanière de corde sous ses genoux et la faire passer sous ses bras, après l'avoir croisée sur la poitrine : s'accroupir à son tour en lui tournant le dos de manière à se trouver dos à dos, et le soulever au moyen du lien reposant sur les épaules. Si la corde est assez longue, faire faire aux deux extrémités plusieurs tours de corps et la nouer ; de cette façon on aura les bras libres. Si le malade

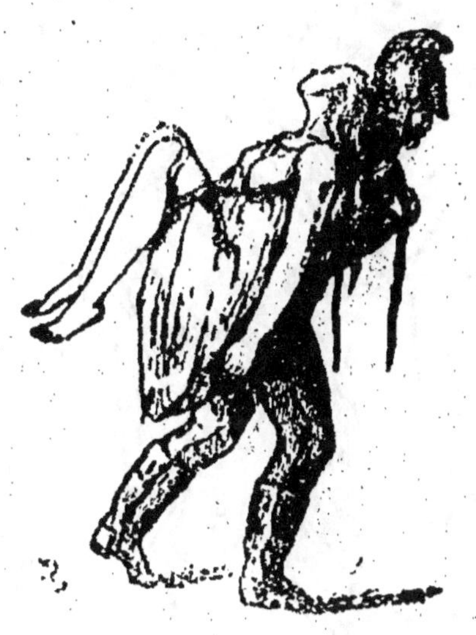

Fig. 72.

est trop lourd ou trop gravement atteint pour subir un transport de ce genre, lui donner les premiers secours et chercher du renfort (fig. 72).

Si l'on est deux :

Se placer de chaque côté, un genou en terre ; passer un bras sous le tronc, l'autre sous les jarrets ; les porteurs se tiendront par les *poignets* et non par les mains. Se relever sans secousse et porter sur un brancard.

La figure 73 montre un procédé de transport à deux, qui permet de parcourir un long trajet sans fatigue.

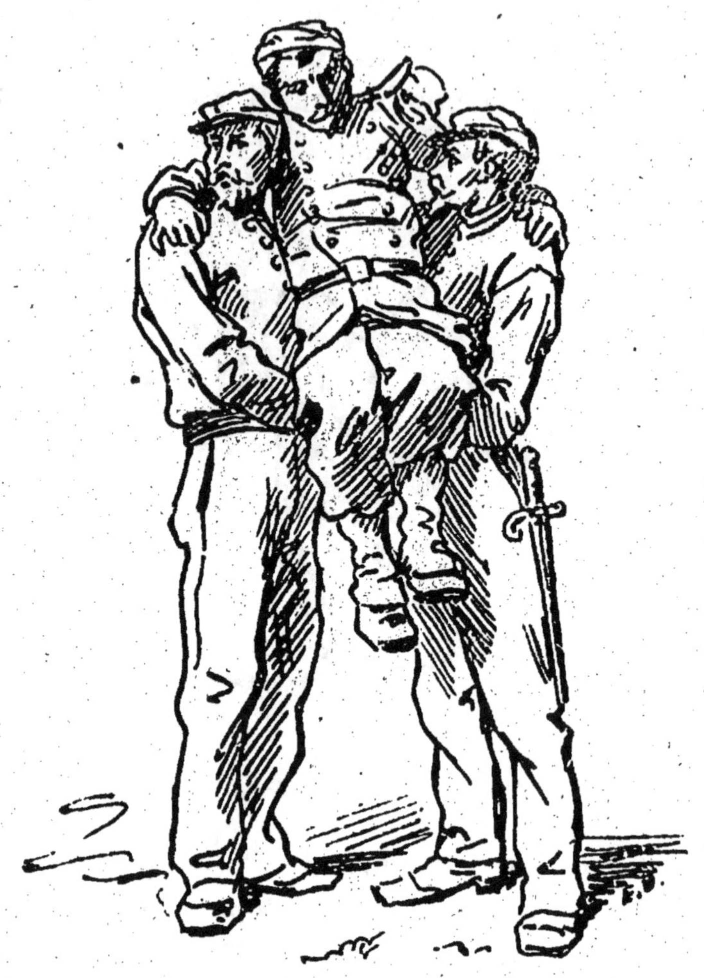

Fig. 73. — (D'après Robert.)

Si l'on est trois :

Une fois le blessé soulevé, faire amener sous le blessé le brancard par la troisième personne ;

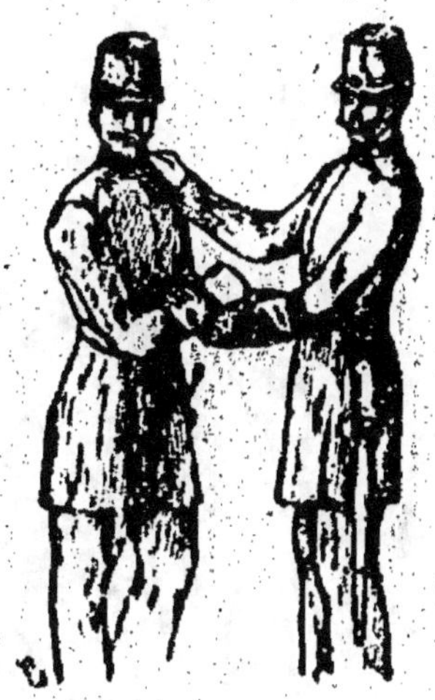

FIG. 74.

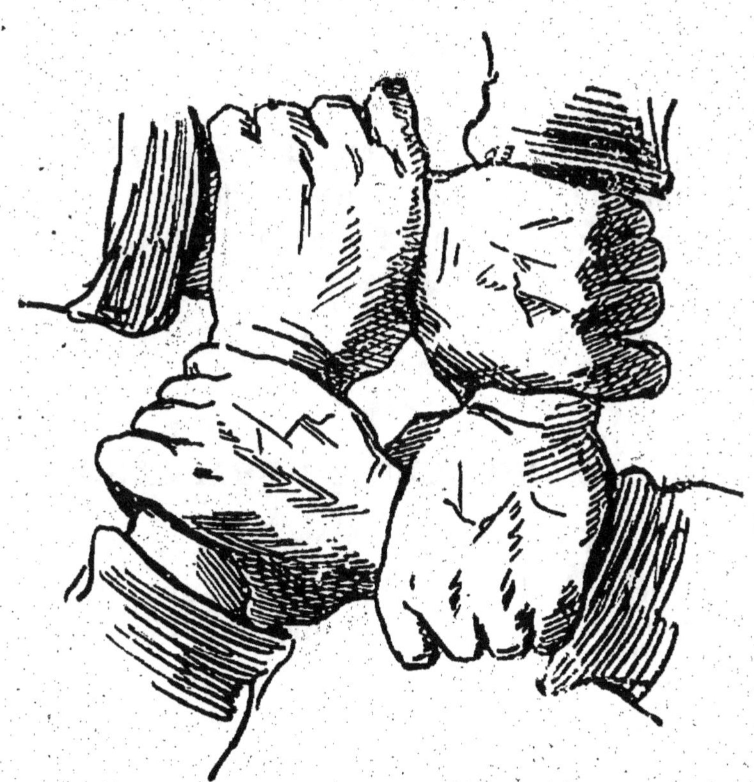

FIG. 75. (D'après ROBERT.)

celle-ci devra surtout s'occuper de la plaie (fig. 76).

Un brancard peut s'improviser avec un volet,

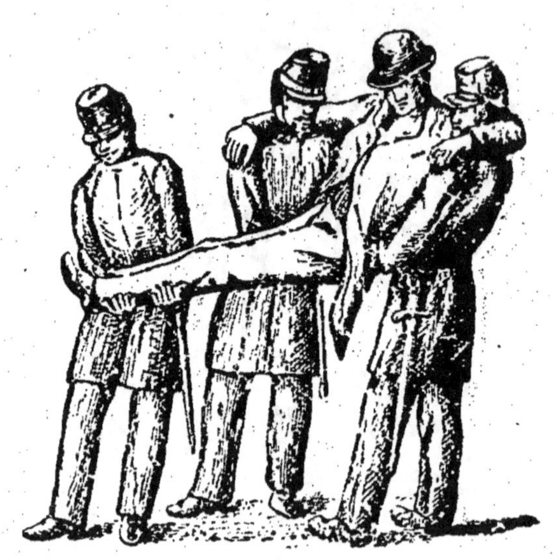

Fig. 76.

une planche large, recouverts de paille, avec des vêtements, un sac, des cordes et deux pieux ou branches d'arbres faisant l'office de montants, etc.

II. — MANŒUVRE DU BRANCARD

1° Porter le brancard avec les mains ou soutenir les poignées avec une courroie passée sur les épaules.

2° Ne jamais placer les poignées sur les épaules.

3° Les porteurs doivent partir l'un du pied droit

l'autre du pied gauche, afin d'éviter le balancement du pas cadencé.

4° Faire des pas d'environ 50 centimètres.

5° En montant des côtes, ou des escaliers, la tête du malade doit être en avant ; en arrière en descendant, de manière qu'elle soit toujours plus élevée que ses pieds.

DES SIGNES DE LA MORT RÉELLE

Pris dans leur ensemble, les signes les plus certains sont :

L'arrêt de la respiration : une glace placée près des lèvres n'est plus ternie par la respiration ; cessation des mouvements de la poitrine.

L'arrêt des mouvements du cœur : cessation du bruit perceptible à l'oreille appliquée sur la poitrine ainsi que des battements dans les artères (pouls).

Les yeux sont mi-clos, ternes et vitreux, les pupilles dilatées. Le nez se pince et s'amincit.

Écume à la bouche et aux narines.

Le corps se refroidit peu à peu et prend une raideur caractéristique. Ne pas confondre la rigidité cadavérique avec celle produite par le froid ou le tétanos. Celle-ci apparaît de 2 à 10 heures après la mort ; complète au bout de 20 heures, elle cesse après 60 à 80 heures chez l'adulte et 40 heures chez l'enfant.

La température descend au-dessous de 20 degrés.

Si 24 heures après son entrée dans l'immobilité, une languette de papier blanc, trempée dans de l'acétate de plomb et exposée devant la narine du sujet, *noircit*, il y a peu de doute à conserver sur la réalité du décès (Docteur Icard).

La *décomposition* doit avoir atteint un certain degré (coloration verdâtre de l'abdomen) pour pouvoir être considérée comme un signe absolument sûr ; une odeur de putréfaction peu marquée ne suffit pas.

CHAPITRE IV

DES SAUVETAGES

I. — SAUVETAGE DES NOYÉS

CONSEILS AUX NAGEURS

Crampes : Faire la planche et contracter le pied ensuite peu à peu, en le relevant en avant comme pour marcher sur les talons. La douleur produite par le mollet crispé ne tardera pas à disparaître.

Herbes aquatiques : Ne jamais tenter de se dégager par la violence : on ne fait ainsi qu'aggraver la situation. S'arrêter, chercher à délivrer ses bras en tirant délicatement et brin à brin les herbes qui les enroulent : continuer ainsi pour tout le corps et, étendu sur le dos ou le ventre, se laisser glisser à la surface de l'eau en nageant seulement avec les bras .

Tourbillons : Faire la planche et se laisser entraîner comme un corps inerte par le tourbillon.

En quelques secondes, on arrive au fond de l'entonnoir liquide au point où son action ne se fait plus sentir ; se remettre sur le ventre et, une fois remonté à la surface de l'eau, on peut facilement s'éloigner de l'endroit dangereux.

Sauvetages : On fait grand cas en Angleterre d'une instruction rédigée par M. J. R. Hodgson.

« 1° Quand vous approchez une personne près de se noyer, criez-lui d'abord très haut qu'elle prenne courage.

« 2° Avant de plonger, débarrassez-vous le plus tôt possible de tous vos vêtements, déchirez-les, si c'est nécessaire ; mais, s'il n'y a pas de temps à perdre, enlevez vos souliers, parce qu'ils se rempliraient d'eau et vous gêneraient pour nager.

« 3° Lorsque vous nagez vers une personne, si elle se débat, *ne la saisissez pas tout de suite*, mais attendez quelques secondes, jusqu'à ce qu'elle soit tranquille, ce qui arrive quand elle a avalé une ou deux gorgées ; c'est une vraie folie de saisir un homme pendant qu'il se débat ; c'est risquer de faire deux victimes.

« 4° Alors approchez-vous et saisissez-le par les cheveux, tournez-le aussitôt que possible sur le dos, en donnant une secousse qui l'amènera à flot. Mettez-vous aussi sur le dos et nagez vers la terre avec vos pieds, en tenant des deux mains la personne que vous voulez sauver, le dos appuyé contre votre poitrine. De la sorte, vous gagnerez la terre plus sûrement que par tout autre moyen. L'un des grands avantages de cette méthode est de permettre à votre tête de rester hors de l'eau et en même temps de soulever la tête de la personne que vous sauvez. Il est de toute importance que vous la teniez par les cheveux, et que vous la placiez, ainsi que vous-même, sur le dos. De cette manière, vous pouvez flotter aussi longtemps que vous le voulez, jusqu'à ce qu'un canot ou tout autre secours vous vienne en aide.

« 5° C'est une erreur de croire qu'un mourant soit capable de saisir avec une force extraordinaire ce qu'il atteint, ou du moins cela n'arrive que rarement. Dès qu'un noyé commence à s'affaiblir et à perdre connaissance, il lâche prise peu à peu, il ne faut donc rien redouter à ce sujet.

« 6° Quand une personne a coulé et que l'eau est unie, *on connaît exactement sa position par les bulles d'air qui s'élèvent à la surface ;* il faut, toutefois, tenir compte du mouvement général de l'eau s'il y a de la marée ou du courant qui aurait détourné les bulles de leur ascension verticale. On peut sauver quelqu'un du fond de l'eau assez tôt pour le faire revenir, en plongeant d'après l'indication des bulles d'air.

« 7° Lorsqu'on cherche à sauver quelqu'un en plongeant au fond, il ne faut jamais saisir les cheveux que d'une seule main ; l'autre est employée, avec les pieds, pour s'élever à la surface.

« 8° Si on est en mer, c'est souvent une grande

erreur de chercher à gagner la terre. Lorsqu'il y a une forte marée portant au large et que vous nagez pour votre compte ou pour sauver une autre personne qui ne sait pas nager, mettez-vous sur le dos et restez-y jusqu'à ce qu'il arrive du secours. Beaucoup d'hommes se fatiguent à refouler les vagues en nageant à contre-marée et finissent par couler, tandis que, s'ils étaient restés à flot, un canot ou tout autre secours serait arrivé.

« 9° Ces instructions s'appliquent à toutes les circonstances, que la mer soit grosse ou calme. »

M. Ferrand, pharmacien à Lyon, propose aux bons nageurs la méthode suivante : l'expérience nous la fait recommander comme étant très pratique.

Première manœuvre. — Ne pas se laisser prendre le premier, car c'est là qu'est le danger, mais

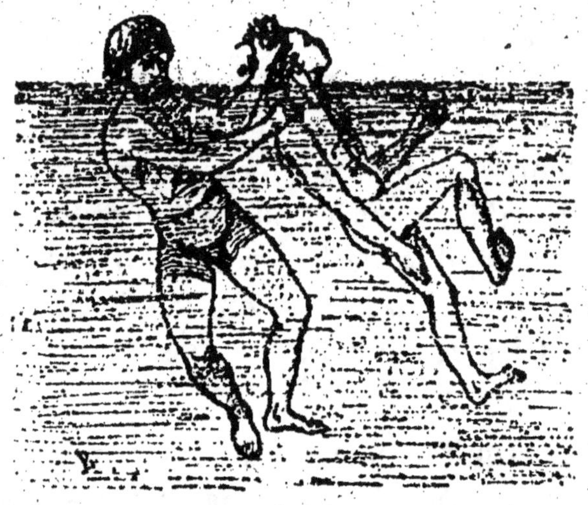

Fig. 77. — *Sauvetage d'un noyé. Première manœuvre.*

être prêt à surprendre le noyé par derrière et en

même temps par deux points à la fois, pour immobiliser le haut de son corps ; le saisir rapidement de la main gauche par les cheveux, de la main droite par l'épaule droite et le maintenir hors d'état de nuire, la face au-dessus de l'eau ; avoir les bras étendus énergiquement devant soi pour tenir le noyé à distance et nager debout, la tête et les jambes mises en dehors de toute atteinte.

Deuxième manœuvre. — Surveiller le bras droit du noyé et chercher à le saisir au-dessus du poi-

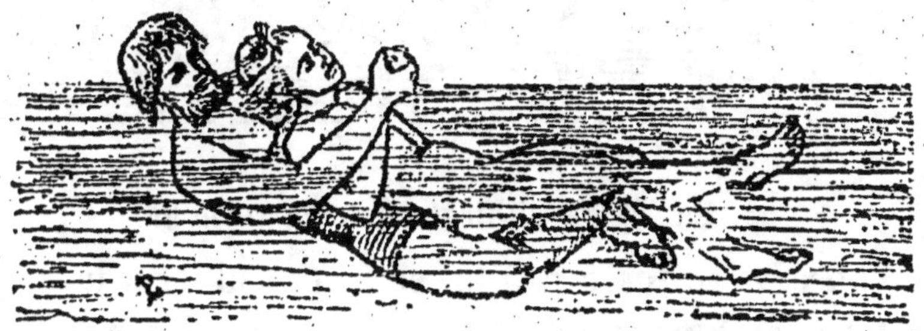

Fig. 78. — *Deuxième manœuvre.*

gnet pour le ramener derrière sa tête, et se préparer à pratiquer l'entraînement.

Troisième manœuvre. — Le bras est-il saisi ou

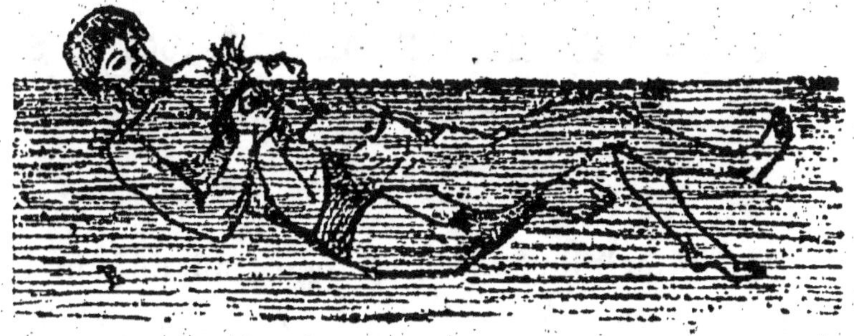

Fig. 79. — *Troisième manœuvre.*

devenu inoffensif? le sauveteur imprime quelques

secousses au repêché pour le faire flotter sur le dos, se jette lui-même à la renverse, amène la tête du noyé sur sa poitrine et nage avec sécurité vers le bord.

Le naufragé est-il évanoui? pratiquer l'entraînement comme il vient d'être dit (troisième manœuvre), avec cette différence que le sauveteur

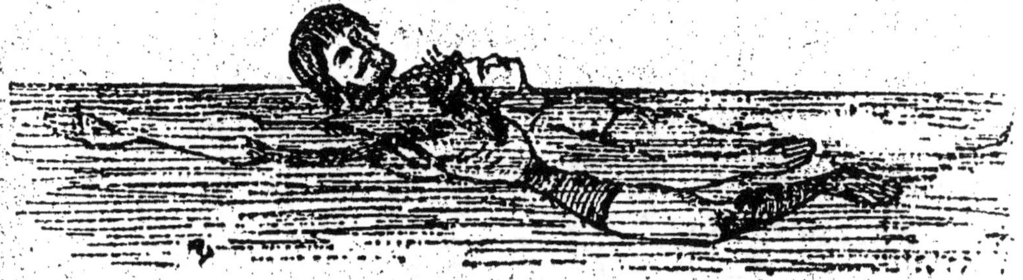

Fig. 80. — *Entraînement d'un noyé.*

conserve sa main droite, soit pour aider à la natation, soit pour saisir plus sûrement les amarres, cordages ou bateaux qui peuvent venir à son aide (1).

II. — SAUVETAGE DES PERSONNES TOMBÉES SOUS LA GLACE

Se munir d'une corde à nœud coulant pour passer sous les aisselles ou aux poignets des victimes ; d'un croc ou de tout autre instrument sem-

(1) Voir *secours aux asphyxiés*, p. 79.

blable pour les rechercher si elles ont disparu sous la glace.

Pour s'approcher de l'endroit où la glace s'est brisée, il faut faire porter le poids de son corps sur la plus large surface possible : on y parvient en s'appuyant sur une planche, une échelle, que l'on fait glisser jusqu'à l'endroit où le sauvetage doit s'opérer.

On peut rendre l'échelle ou la planche flottante en amarrant à l'une des extrémités un tonneau vide, extrémité qu'on pousse dans l'eau, l'autre restant appuyée sur le bord solide de la glace.

Les sauvetages sont beaucoup facilités lorsqu'on a à sa disposition une échelle que l'on plonge dans l'eau afin de permettre aux personnes en danger de remonter.

S'ils parviennent, en effet, à se soutenir en se cramponnant aux bords, leur corps est toujours attiré sous la glace, et c'est avec les plus grandes difficultés que l'on arrive à les retirer de cette position.

III. — INCENDIES (1)

A Paris, il est toujours facile d'obtenir rapidement du secours en s'adressant au poste de pompiers.

Il y a une pompe dans chaque petit poste et cinq dans chaque caserne. Les postes sont com-

(1) Voir p. 181 : *Des brûlures : secours.*

posés d'un caporal et de trois hommes, dont un téléphoniste.

Au premier appel, ils se mettent en route, le téléphoniste ayant pour mission d'appeler du secours s'il en est besoin.

Les indications suivantes ne peuvent donc guère être utiles qu'à la campagne, lorsqu'on reste, pendant un temps plus ou moins long, livré à ses propres ressources.

DES INCENDIES EN GÉNÉRAL

Dans un incendie, il faut toujours chercher à refouler les flammes du dedans au dehors ; par conséquent, on doit, toutes les fois qu'on le peut, entrer par les allées au rez-de-chaussée ; dans les boutiques, par les arrière-boutiques ; parvenir aux étages par les escaliers, afin de conserver toutes les issues.

On ne doit pénétrer par les croisées que lorsqu'on ne peut pas faire autrement, parce que dans ce cas la ventilation, s'établissant du dehors en dedans, porte le feu dans les escaliers, ce qui augmente le danger.

Pour la même raison, il faut épargner le plus possible les carreaux, pour ne pas établir de courants d'air qui augmentent l'activité de l'incendie.

FEU DE CHEMINÉE

Secours : Fermer les portes et les croisées pour empêcher les courants d'air.

Mettre dans la cheminée des seaux pleins d'eau. Placer un drap mouillé de manière qu'il s'applique parfaitement sur les jambages et sur la tablette de la cheminée ; pincer le drap sur le milieu ; le tirer vers l'intérieur de la chambre et le relâcher pour recommencer.

Il s'établit ainsi une succion d'air qui fait tomber la suie enflammée, cause de l'incendie, dans les seaux d'eau.

Si la cheminée communique avec d'autres foyers, il faut les faire immédiatement boucher.

Enfin, en cas d'insuccès, monter sur le toit et verser de l'eau par la mitre.

Après le feu, appeler un fumiste, faire ramoner la cheminée et réparer les dégradations qui ont pu se produire.

Sauvetages : Lorsque les communications ordinaires sont interceptées par les flammes, la fumée, les gaz délétères, les écroulements, on ne peut opérer de sauvetage que par les croisées.

Attacher solidement une corde, un drap de lit, un rideau, etc., à la rampe d'un balcon, à l'appui d'une croisée, ou bien, à l'intérieur, à une barre, ou à un gros meuble placé en travers de la fenêtre.

La corde fixée, on prend la personne à sauver contre soi et on se laisse glisser lentement, sans secousses, en serrant la corde avec ses jambes et ses pieds, et en portant alternativement les mains l'une au-dessous de l'autre. S'il s'agit d'une personne évanouie ou manquant de sang-froid, d'un vieillard, d'un enfant, les charger sur ses épaules suivant le procédé indiqué page 189.

Il existe dans le commerce des *décurseurs* ou appareils qui permettent d'opérer la descente avec une vitesse réglée à volonté. Il est toujours prudent d'en posséder un lorsqu'on habite un étage élevé.

Les gens affolés menacent parfois de se jeter par la fenêtre avant qu'on ait le temps d'aller les chercher.

Dans ce cas, on amoncelle à terre des bottes de paille, de foin, des matelas, sur lesquels on étend des tapis, des couvertures : puis quatre hommes vigoureux saisissent chacun par un coin une grande couverture, un solide drap de lit, le passent sur une épaule et le tendent en tirant en sens inverse là où la chute de l'incendié doit se produire ; bien arc-bouter sur ses jambes comme si l'on voulait traîner un lourd fardeau.

FEU AUX VÊTEMENTS

Dès qu'une femme s'aperçoit que le feu a pris à sa robe, elle se couchera immédiatement par terre et *rampera* vers la porte ou la sonnette pour appeler du secours. *Ne jamais courir :* le courant d'air ainsi produit active les flammes. Elle cherchera à saisir une couverture, un rideau, une carpette pour s'en envelopper et étouffer les flammes. C'est ce que feront les personnes pour lui porter secours : un homme pourra se servir de son paletot dans ce but.

IV. — FOSSES ASPHYXIANTES

Règle générale, ne jamais s'aventurer dans une fosse, un puits, un puisard, une galerie ou un lieu quelconque dont l'air peut être vicié, sans s'être préalablement assuré, au moyen de précautions fort simples à prendre, que l'on peut y pénétrer sans danger d'asphyxie.

A cet effet, sachant qu'une flamme ne continue à brûler que dans un milieu respirable, descendre une lanterne allumée jusqu'au fond de l'excavation. S'il y a de l'eau ou des matières liquides, agiter fortement afin d'activer le dégagement des gaz. Lorsque la lumière ne s'éteint pas ou ne diminue pas d'intensité au bout d'un quart d'heure, le travail n'offre pas de danger (1).

Suivre le même procédé avant de franchir le seuil de lieux où fermentent des matières liquides sucrées (caves, celliers). Promener un flambeau allumé au bout d'une perche : on baisse lentement jusqu'à ce que l'on soit arrivé à la couche de gaz méphitique, qui, plus lourd que l'air, gagne les parties inférieures. La hauteur à laquelle le flambeau s'éteint indique le niveau auquel monte l'acide carbonique.

Ventiler alors largement les locaux et recom-

_____

(1) Dans une atmosphère périlleuse pour l'homme, un oiseau, une souris, un cobaye, succombent au bout d'un quart d'heure.

mencer l'expérience jusqu'à ce qu'elle soit déci-
sive.

Dans les lieux dépourvus de fenêtres et de portes, puits, puisards, fosses, on assainit l'atmosphère en établissant des courants destinés à renouveler l'air.

Après avoir bouché toutes les ouvertures, sauf
un espace d'un pied carré environ, on introduit
dans la fosse un tuyau de poêle assez long pour
gagner le fond et on allume autour du tuyau, à
sa sortie, du charbon disposé sur une grille.

Il se produit immédiatement un appel d'air dé-
terminé par l'échauffement de la partie supérieure du tuyau. L'opération doit être continuée
pendant une heure ou deux, suivant l'espace à
aérer.

On peut encore projeter dans la fosse plusieurs
seaux d'eau de chaux (3o grammes de chlorure de
chaux sec par litre d'eau). Ce produit a la propriété d'absorber les gaz dangereux.

Le sulfate de fer, dissous dans son poids d'eau,
est également un bon désinfectant. Un litre de
cette dissolution suffit, après un mélange intime,
pour neutraliser les effets nuisibles d'un hectolitre
de matières impures.

Sauvetages : Lorsqu'il s'agit de porter secours à
un asphyxié, de retirer d'un milieu délétère une
personne en danger de périr, il ne faut songer,
bien entendu, qu'à la ramener le plus rapidement possible, à l'air libre.

Se faire attacher par une corde et descendre
dans la fosse en retenant le plus possible sa respi-

ration ; si l'on avait de l'eau chlorée (liqueur de Labarraque) à sa disposition, il serait bon d'en mouiller son mouchoir et de se couvrir le nez et la bouche.

On doit descendre en même temps une corde, munie d'une ceinture ou d'un crochet, destinée à ramener la victime (1).

V. — CHEVAUX EMPORTÉS

On croit communément qu'un cheval qui prend le mors aux dents ne sent plus l'action des rênes parce qu'il a saisi effectivement le mors entre ses dents. C'est une erreur. Le canon du mors est le plus souvent appuyé contre les molaires au fond de la bouche, où il ne produit plus aucune action sur l'espace interdentaire de la mâchoire, appelé barres ; d'autres fois, il n'est pas même déplacé.

Pour arrêter un cheval emporté, il suffit parfois de se jeter résolument à sa tête, de saisir une partie quelconque du harnachement, de s'y suspendre de tout son poids, et de se laisser traîner sans jamais surtout lâcher prise.

On comprend l'effort considérable que doit faire un cheval pour soulever avec sa tête le poids d'un homme.

(1) Voir *Secours aux asphyxiés*, p. 85.

Lorsque le cheval se précipite la tête basse, il faut changer de tactique. Les gardiens de la paix ont coutume de saisir la bride d'une main, le brancard de l'autre, et de pousser devant eux de toutes leurs forces, vers un obstacle, trottoir, candélabre, etc. Ils veulent ainsi éviter les atteintes du cheval et des roues de la voiture, en faisant obliquer l'attelage du côté opposé à celui où ils se trouvent.

Il est, en effet, très dangereux de le tirer à soi, dans le cas par exemple où l'on aurait pu saisir une rêne traînant à terre. On aurait bien l'avantage de manœuvrer pour ainsi dire à distance, mais on courrait risque, en faisant virer brusquement l'attelage, d'être atteint en n'ayant pas le temps de se garer.

VI. — CHIENS ENRAGÉS

Le moyen suivant, que les Arabes emploient et de qui, sans doute, les Espagnols l'ont appris, demande de la résolution et un rare sang-froid. Mais, si l'on est désarmé, c'est encore le meilleur.

Se dépouiller rapidement de son pardessus ou paletot, l'enrouler autour du bras gauche, et mettre un genou en terre. Attendre dans cette position l'animal qui s'avance vers vous et lui présenter le bras ainsi protégé. Lorsqu'il l'a saisi à pleine gueule, ce qui ne manque jamais d'arriver, à ce moment précis (c'est ici l'instant critique), étreindre de la main droite restée libre la gorge de la bête et serrer de toutes ses forces. Dès ce moment elle est mise dans l'impossibilité de mordre et elle meurt étranglée au bout de très peu de secondes.

Il est évident qu'une fourche ou une arme quelconque permet d'exposer moins sa personne; mais il ne s'agit ici que d'un cas particulier où l'on se trouverait absolument sans défense. Dans d'autres circonstances, l'instinct de la conservation suggérerait le meilleur moyen de salut (1).

On reconnaît un chien malade à sa démarche titubante, craintive, à ses aboiements et grognements rauques, dûs aux contractions de sa gorge. Il a de la peine à avaler, même sa salive, et bave. A plus forte raison ne peut-il boire et c'est ce qui a donné lieu à la croyance erronée que le chien enragé fuyait l'eau, d'où le nom d'hydrophobie.

(1) Pour le *traitement des morsures,* voir p. 172.

DEUXIÈME PARTIE

I. AU CHEVET DU MALADE

Le blessé a été transporté à son domicile, déshabillé et mis au lit. Cette opération a été faite avec toutes les précautions qu'elle comporte : les vêtements ont été retirés avec soin, décousus ou coupés, en commençant par le membre ou le côté malade.

On a prodigué les secours d'urgence tels qu'ils sont décrits dans la première partie.

Le médecin a été mandé. Le rôle de l'infirmière bénévole commence.

De son savoir, de sa vigilance à exécuter ponctuellement les prescriptions médicales, va dépendre le rétablissement plus ou moins prompt du malade.

Si elle ne veille pas assez attentivement au renouvellement de l'air de la chambre, si le malade souffre du froid la nuit (surtout pendant les heures dangereuses de minuit au lever du soleil), si les soins de propreté laissent à désirer et surtout si les aliments et les médicaments ne sont pas administrés en conformité rigoureuse avec les instructions reçues, l'infirmière encourt la responsabilité des complications les plus graves.

Si, au contraire, elle se conforme ponctuellement aux indications du médecin, munie qu'elle est de notions suffisantes, elle mettra le sujet dans les meilleures conditions possibles pour hâter sa guérison.

Outre l'expérience technique, il lui est demandé encore un effort moral, qui consiste à sacrifier ses aises, son sommeil, au bien-être du malade : aucun renoncement ne lui paraîtra trop pénible pour lui éviter une souffrance.

En présence d'un malade capricieux, elle fera montre d'une certaine fermeté, mais toujours tempérée d'une inlassable patience et d'une inaltérable bonne humeur. Elle soutiendra son moral par l'espoir d'une prompte guérison ; elle lui inspirera confiance par une tenue irréprochable et une discrétion absolue.

Elle pratiquera cette vertu essentielle de l'infirmière, la propreté : soins corporels minutieux, lavage des dents, matin et soir et après chaque repas. Si elle n'a pas le temps d'user de la brosse à dents, alors se rincer la bouche, opération qui débarrasse la cavité buccale des parcelles alimentaires et la purifie mieux qu'on ne le suppose.

Changement fréquent de blouse ; porter des chaussures feutrées pour éviter le crissement des semelles de cuir (voir *Maladies contagieuses*, p. 296).

S'il y a des personnes dans la chambre, parler
bas, mais sans que le patient puisse croire qu'il
s'agit d'un secret qu'on lui cache, ce qui ne man-
querait pas de l'inquiéter.

Enfin, elle ne négligera pas sa propre santé, afin
de se maintenir en forme, « *fit* », dans l'acception
du terme sportif anglais, et ne manquera pas
d'aller prendre l'air chaque jour et de faire de la
marche pendant une bonne demi-heure.

EN ATTENDANT LA VISITE DU MÉDECIN

Préparer tout ce dont le médecin peut avoir besoin : encre, papier, eau chaude, savon, serviettes.
Avoir sous la main les objets de pansement nécessaires : ouate, bandes, alcool, solution de sublimé,
teinture d'iode, de manière à éviter autant que
possible toute perte de temps.

Noter l'aspect, l'attitude du malade : prendre
sa température (voir le procédé opératoire, p. 221).

S'il s'est produit des vomissements, des crachats, les mettre de côté pour les soumettre à
l'examen du médecin.

Afin de ne pas oublier ce qui doit être porté à la connaissance du praticien, inscrire sur un calepin les observations relevées. C'est une excellente habitude qui permet de suivre les manifestations de la maladie, de manière à tenir le médecin au courant et à apliquer fidèlement ses prescriptions, qui seront également consignées sur cette sorte de journal de la malaide.

En décrivant l'état du malade, l'infirmière doit se servir de certains termes descript fs usités dans le langage médical pour situer les diverses parties du corps humain.

Il est convenu de comprendre dans la région dite *antérieure*, tout point placé en avant d'un plan passant par le milieu du sujet étendu sur le dos, les bras allongés, les mains tournées la paume en avant. A l'arrière de ce plan, de la nuque au talon, se trouve la région *postérieure*.

En outre, on suppose un deuxième plan perpendiculaire au premier, divisant le corps en deux parties égales ; tout point qui s'en rapproche est désigné comme étant *interne* : s'il s'en éloigne, il est dit *externe*.

Exemple : la partie interne de l'œil est celle qui est voisine du nez ; externe, celle qui est près de l'oreille.

La chambre du malade.

Réduire le mobilier de la pièce à l'indispensable : deux petites tables, des chaises, un fauteuil pour la garde du jour ou pour la veillée, un large pouf ou deux chaises capitonnées pour qu'elle puisse s'étendre et allonger ses jambes (voir p 325). Il faut débarrasser la chambre des tentures, des rideaux, des meubles rembourrés, qui sont des niches à poussières et à microbes ; devoir impérieux lorsqu'il s'agit d'une maladie contagieuse, alors que plus tard, tout ce qui était dans le voisinage devra être désinfecté (1).

Il faut cependant que la chambre ne soit pas trop nue et qu'elle ait un air de confort et de gaîté.

On parviendra à le lui donner, au moyen de petites carpettes étendues sur le plancher (qu'on enlèvera tous les jours pour les nettoyer au dehors), de tableaux, de quelques fleurs, en se rapprochant autant que possible de la chambre type et du mobilier classique de l'hôpital moderne.

La température sera maintenue entre 16° et 17°.

On se gardera de balayer ou d'épousseter, ce qui ne sert qu'à déplacer les poussières et mettre en circulation des myriades de microbes plus ou moins pernicieux (1), notamment ceux du coryza, de la grippe, de la tuberculose, etc. ; mais on remplacera le balai ordinaire, à défaut de balai américain, par un linge humide qui empêche la poussière de se soulever ; le plumeau, par un linge à

(1) Voir « *Maladies contagieuses* » p 200.

(2) « Mort au balai ! mort au plumeau ! De l'eau, encore de l'eau, toujours de l'eau. jamais trop d'eau ! » telle est la légende d'une gravure célèbre, qui a sa place dans tous les ménages ; elle représente la Mort, chargée de ses balais, plumeaux et têtes de loups, s'enfuyant devant le jet d'eau que lance un infirmier.

meuble que l'on passera partout et que l'on mettra ensuite de côté pour le blanchissage (1).

Le parquet bien encaustiqué, préalablement paraffiné, pour boucher les fentes, sera essuyé avec un chiffon de laine, mouillé, en cas de maladie contagieuse, avec une solution de sublimé.

Poussières. — La coutume de secouer les poussières et de battre les tapis aux fenêtres, qui donnent le plus souvent sur les cours et courettes où prennent jour les cuisines et où sont suspendus les garde-manger, se perpétue grâce à une tolérance administrative déplorable (2). Tous les efforts des hygiénistes doivent tendre à la suppression de cette pratique.

L'influence des poussières sur la propagation des maladies infectieuses et transmissibles est un fait acquis. Un seul gramme charrie plus de 15 millions de microorganismes parmi lesquels on reconnaît la présence du bacille de la tuberculose, de la diphtérie, etc. ; leur virulence est plus redoutable que celle des poussières de la voie publique, où elle est atténuée ou détruite par l'action des rayons solaires.

(1) On trouve dans le commerce des appareils qui enlèvent les poussières par aspiration. Ils sont appelés à évincer les balais et les plumeaux, si contraires à toute notion d'hygiène.

(2) L'ordonnance préfectorale du 22 juin 1904 interdit de battre ou secouer les tapis, draperies, étoffes quelconques sur aucune partie de la voie publique après huit heures du matin en été et neuf heures en hiver. En d'autres termes, cette ordonnance autorise, l'épandage des poussières ménagères aux heures dites dans la rue *et à toute heure dans les cours et courettes ne donnant pas sur la voie publique !*

L'épandage des poussières provenant de l'intérieur des habitations apparaît comme une grave infraction aux enseignements de la science sanitaire et un anachronisme à une époque où l'État s'efforce de protéger la santé publique.

En attendant cette réforme nécessaire, les propriétaires seront bien inspirés en insérant dans leurs baux une clause prohibitive, en vertu du droit qui leur appartient de sauvegarder la salubrité de leur immeuble. De leur côté les locataires feront preuve de sagesse en s'y soumettant, dans l'intérêt de leur santé et surtout de celle de leurs enfants : ils y gagneront en même temps, avantage appréciable pour tous, mais particulièrement pour les malades, de n'être plus troublés dans leur repos par le bruit exaspérant des raquettes à tapis.

Le lit. — Le *lit*, étroit et un peu élevé, doit être éloigné du mur pour en faciliter l'accès des deux côtés : on le placera entre la porte et la cheminée pour qu'il ne soit pas dans le courant de la fenêtre (voir *Aération*, p. 233). Sur le sommier, un matelas un peu dur est préférable à la plume, aussi bien d'ailleurs pour les gens bien portants que pour les malades. Si l'on prévoit une longue maladie ou qu'il s'agisse de blessures nécessitant des pansements, on garantira le matelas en passant sous le drap une alèze pliée allant des genoux au milieu du dos. On se sert également dans ce but d'une toile cirée ou de journaux empilés les uns sur les autres (environ une dizaine), le papier étant très imperméable.

Quant aux couvertures, il les faut en nombre

suffisant pour que le malade ait chaud sans qu'il soit besoin de trop élever la température de la chambre, ce qui ne s'obtient jamais qu'aux dépens de l'aération. Cette température sera de 10° à 12° pour les fébricitants et de 15° à 17° pour les anémiques. On sait que 12° à 14° suffisent à un adulte bien portant ; mais les enfants et les vieillards exigent 16° à 18°.

Cependant, dans certains cas, les couvertures doivent être très légères, et il ne faut pas hésiter à les enlever, dans les fièvres, par exemple, après les frissons, quand les malades ont trop chaud.

En les couvrant, on accroit la chaleur de la fièvre, la concentrant, pour ainsi dire, et on aggrave l'état du malade. D'autre part, il est bon d'avoir une réserve de couvertures pour la nuit, aux heures les plus froides, entre minuit et l'aube; une boule aux pieds, une boisson chaude, tisane ou lait, l'aideront à se réconforter.

Si le malade peut se lever, en profiter pour mettre ses draps et couvertures à l'air le plus longtemps possible. Se rappeler qu'une personne, même bien portante, perd par la transpiration insensible pendant la nuit près d'un litre d'excrétions liquides que la literie absorbe et qui ne peuvent s'évaporer convenablement qu'à l'air libre ; c'est une fâcheuse et malsaine coutume que de recouvrir le lit dès qu'il a été refait.

Pour soulager les jambes ou le corps, on allège le poids des couvertures en passant sous elles un objet destiné à les maintenir soulevées.

Si on ne dispose pas de l'appareil spécial, une caisse défoncée dont on n'a conservé que trois côtés, quelques petites tiges de jonc ou des demi-cercles de gros fil de fer maintenus par de petites planchettes, rendront le même office.

On peut également passer à travers les couvertures, au moyen d'une aiguille à larder, une ficelle munie d'un bouchon, que l'on fixera à un clou soit au mur, soit au plafond.

Il est utile d'avoir toujours un ou deux oreillers de rechange pour les glisser derrière le malade lorsqu'il veut se soulever ou se mettre sur son séant.

Appui-dos. — S'il doit rester quelque temps dans cette position, on peut improviser, à défaut de l'appui-dos du commerce, un appareil qui la lui facilitera, au moyen d'une chaise renversée, suffisamment garnie d'oreillers, d'une planche d'une caisse vide sciée diagonalement d'un angle à l'autre, etc.

Pour manger commodément au lit, on mettra, si l'on n'a pas de petite table spéciale, une planchette étayée de chaque côté au moyen d'une pile de livres. C'est le devoir de la garde de s'ingénier à épargner au malade toute fatigue.

PROCÉDÉ POUR CHANGER DE DRAPS
SANS DÉPLACER LE MALADE

Lorsque le malade doit rester étendu et ne peut, pour une raison quelconque, supporter aucun mouvement, il faut procéder comme il suit :

1° *Pour enlever le drap sali* : Prendre le drap par le bord et le rouler jusqu'à ce que le rouleau ainsi formé touche le malade ; même manœuvre de l'autre côté du lit.

2° *Pour placer le drap propre* : On présente alors le bord du drap propre que l'on glisse, sous le rouleau du drap sale ainsi formé, aussi loin que possible, en passant les mains au-dessous du corps étendu du malade. Puis on saisit ce bord de l'autre côté du lit et l'on tire jusqu'à ce que le drap propre soit en place.

Pour enlever le drap sale, on penche un peu le malade sur le côté de manière à pouvoir faire glisser sous lui le drap roulé.

Le malade se trouve alors couché sur le drap propre.

Lorsqu'il peut se tenir sur son séant, au lieu de rouler le drap sali par les bords, on exécute la manœuvre en commençant par la tête, puis par le pied du lit.

On opère ensuite comme précédemment.

TRANSPORT D'UN MALADE D'UN LIT A L'AUTRE

Approcher le lit de rechange et, s'il s'agit d'un malade impuissant à se mouvoir, procéder de la manière suivante :

Si on ne peut le soulever à bras, en déplaçant le haut, puis le bas du corps, ce qui est souvent impraticable, soit que le malade ne puisse supporter le moindre mouvement, soit en raison de son poids, on peut transformer son drap en un brancard ou un hamac, et l'opération peut être faite même par deux femmes.

Pour improviser un *brancard*, on roule les deux bords du drap, chacun dans un manche à balai, jusqu'aux côtés du malade ; on l'enlève alors sans effort jusqu'au lit voisin.

Pour faire un *hamac*, on réunit les deux bords du drap au-dessus du malade et on les roule dans un manche à balai jusqu'à distance convenable ; on soulève en tenant bien le drap roulé et le déplacement s'opère avec la plus grande facilité.

Température. Thermomètre à maxima. — Il a été dit que, pour éviter toute perte de temps en attendant la visite du médecin, il était utile de prendre la température du malade. C'est une opération d'ailleurs dont la garde aura fréquemment à s'acquitter au cours de la maladie.

On se sert pour cela d'un instrument spécial, appelé *thermomètre à maxima*. Il a sur l'appareil ordinaire l'avantage de continuer à marquer le degré de température atteint, alors même qu'il n'est plus en contact avec une source de chaleur. Cela tient à ce qu'il existe une colonnette de mercure, séparée de la colonne principale par une fine bulle d'air. Cet index, poussé par le mercure quand il se dilate, monte sous l'influence de la chaleur du corps et ne redescend pas avec le reste de la colonne lorsque celle-ci se contracte par le refroidissement. L'index reste en place et continue à indiquer le degré obtenu aussi longtemps qu'on ne l'aura pas, au moyen de petites secousses, fait redescendre au niveau de la colonne principale.

Il faut donc, lorsqu'on désire opérer de nouveau, avoir soin de ramener l'index à ce niveau, ou tout au moins au degré n° 36. On sait que la température normale prise dans le rectum est *environ* de 37°5. « Elle varie chez l'individu sain et présente un minimum vers 4 ou 5 heures du matin (36°) pour se relever vers 7 heures graduellement jusqu'à 4 heures de l'après-midi ; c'est entre 4 heures et 7 heures du soir qu'elle atteint son maximum, 37°5 ; puis elle baisse de nouveau pour parcourir le même cycle. » (1) Dans l'état fébrile, elle peut s'élever à 40° et 41°. A 42° un dénouement fatal est la règle ; inversement, une température qui descend à 32° chez l'adulte et, chez le nouveau-né, à 23°, est mortelle.

C'est sous l'aisselle que l'on place d'ordinaire le thermomètre à maxima, en serrant le bras pour que l'instrument ne dévie pas et qu'il y soit maintenu pendant cinq à dix minutes. Au préalable, on essuiera l'aisselle pour assurer le contact immédiat avec la peau.

On introduit aussi l'instrument sous la langue mais de préférence et pour plus de sûreté, dans le rectum. Ici, la température normale est supérieure à celle de l'aisselle d'environ 5 dixièmes.

Opérer deux fois par jour : le matin, vers 10 heures, et le soir, entre 4 heures et 7 heures. Dans les maladies graves, toutes les quatre heures.

S'assurer que le thermomètre est exact, en l'es-

(1) Professeur E. GLEY, *ouv. cité.*

sáyant sur une personne bien portante ; exiger, en l'achetant, qu'il soit muni de son certificat de contrôle du Service des Arts et Métiers.

Il est particulièrement recommandé de noter la température des malades sur une feuille spéciale, semblable au modèle ci-contre : le médecin y suit d'un coup d'œil la marche de la maladie.

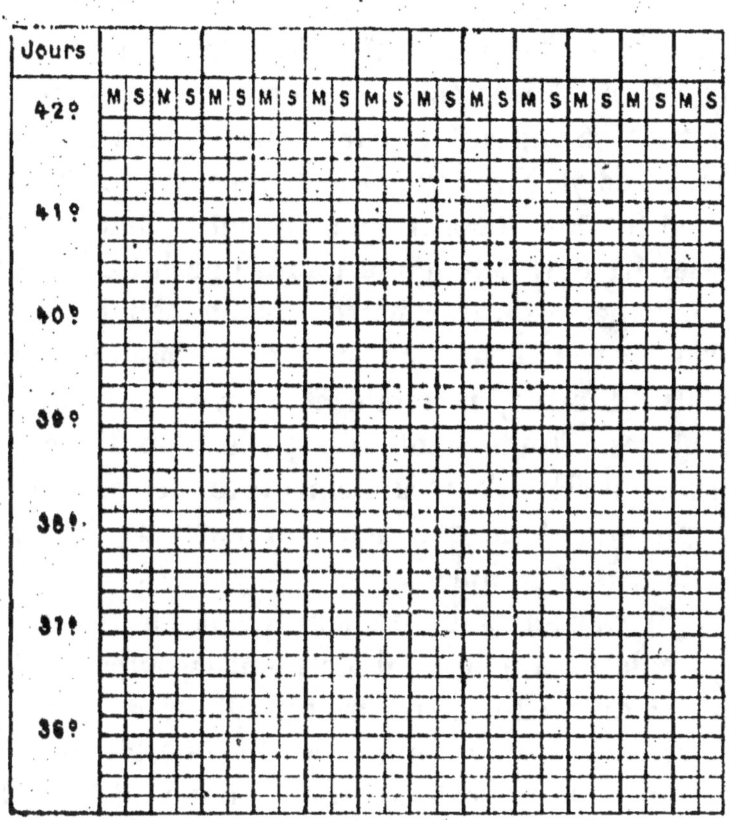

Fig. 81.

Désinfection du thermomètre à maxima. — Pour éviter la contamination de malade à malade, il ne faut se servir que d'un thermomètre stérilisé au moyen de la solution de formol à 40 %. En verser quelques gouttes dans l'étui métallique de temps à autre : le coton sur lequel repose la cuvette du thermomètre s'en imprègne et les vapeurs qui se dégagent assurent la désinfection de l'instrument.

Avoir soin, avant de l'employer, de bien le laver pour enlever toute trace de formol, produit très irritant pour les muqueuses (voir *Désinfectants*).

Pouls. — Le pouls coïncide avec les battements du cœur. Normalement on compte chez l'adulte de 60 à 75 pulsations par minute ; dans l'adolescence, de 76 à 100 ; dans l'enfance, de 100 (6 ans) à 120 (un an). Le rythme se ralentit dans la vieillesse. La fièvre, toujours due à une infection microbienne, est caractérisée par un battement rapide, fort et plein : les anémiés et débiles ont un pouls filiforme, précipité et à peine perceptible. Tout geste, toute émotion, sous le coup d'une surprise, accélère immédiatement le pouls. On ne le prendra donc que dans un moment de repos et de calme complet.

« L'avant-bras du malade étant en résolution musculaire, appliquer doucement la pulpe de l'index et du médius sur l'artère radiale, au poignet ; le pouce s'appuie contre la face postérieure du radius et de la sorte assure la bonne attitude des doigts opposés (1).

Chacun devrait noter le nombre de pulsations par minute de son propre pouls lorsqu'il est en bonne santé : le prendre le matin au lit. C'est un renseignement qui orientera le médecin traitant.

(1) *Inspection — Palpation — Percussion — Auscultation*, par le Professeur Maurice LETULLE, Paris, Masson, 1917.

Écorchures, Eschares. — Dans les maladies de longue durée, lorsque le sujet est étendu sur le dos, la peau des talons, du sacrum, s'amincit au point de s'écorcher (eschares).

Cet accident provoque des douleurs très vives : parfois des ulcérations et jusqu'à la gangrène. On doit donc aussitôt le signaler au médecin. Ces parties ne devront jamais être laissées humides et, afin qu'elles restent sèches, seront saupoudrées où tamponnées avec de la poudre de sous-nitrate de bismuth ou de talc, de préférence à la poudre d'amidon susceptible de fermenter.

Toute rougeur, dès son apparition, sera lavée avec de l'eau-de-vie, de l'eau de Cologne, du jus

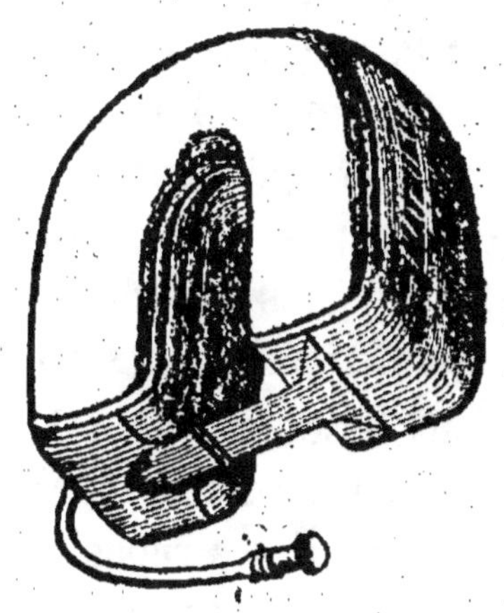

Fig. 82. — *Coussin à air en fer à cheval.*

de citron, et pansée comme une plaie ordinaire. On évitera le frottement en surélevant la partie sensible avec un coussin à air, ou des alèzes pliées posées en avant et en arrière ; enfin, en couchant le malade sur un matelas à air ou à eau.

Sommeil. — Un adulte bien portant a besoin de 7 à 8 heures de sommeil ou de repos au lit ; les femmes, de 8 à 9 heures ; les jeunes gens au-dessus de 13 ans, 9 heures ; les enfants au-dessous de cet âge et les vieillards, 10 heures. Se coucher après la digestion (environ trois heures à la suite du dernier repas). Ne pas trop se couvrir et aérer largement la chambre à coucher, en tenant une fenêtre entr'ouverte à l'espagnolette, les rideaux tirés, les volets fermés et le manteau de la cheminée levé. Mieux vaut se couvrir un peu plus et avoir beaucoup d'air. Durant le repos nocturne, l'absorption d'oxygène l'emporte d'un dixième sur celle de l'état de veille. Une obscurité complète assure seul le repos normal du cerveau ; la moindre clarté filtre à travers les paupières et déclanche l'activité inconsciente des cellules nerveuses qui président à l'idéation.

Pendant le jour, exposer les draps et les couvertures à l'air afin que les exsudations abondantes exhalées dans la nuit puissent s'évaporer.

Les malades ont besoin de tout le sommeil que permettent leurs souffrances. Aussi ne faut-il jamais les réveiller pour les repas et l'administration des médicaments, à moins de prescription spéciale. *Interroger le médecin à ce sujet.*

Si le bruit de la rue ou toute autre cause l'empêche de dormir, lui boucher les oreilles avec un tampon d'ouate imprégnée de vaseline.

Le repos du malade, comme celui du bien-portant d'ailleurs, exige le silence et l'obscurité. Les cellules nerveuses (neurones) demeurent en activité constante pendant la veille, agitant leur prolongement en houppes (dendrites), pour se mettre en communication avec les cellules voisines et établir de proche en proche le passage de l'influx nerveux.

Les dendrites se rétractent pendant le sommeil et le courant est interrompu. Si, pour une cause

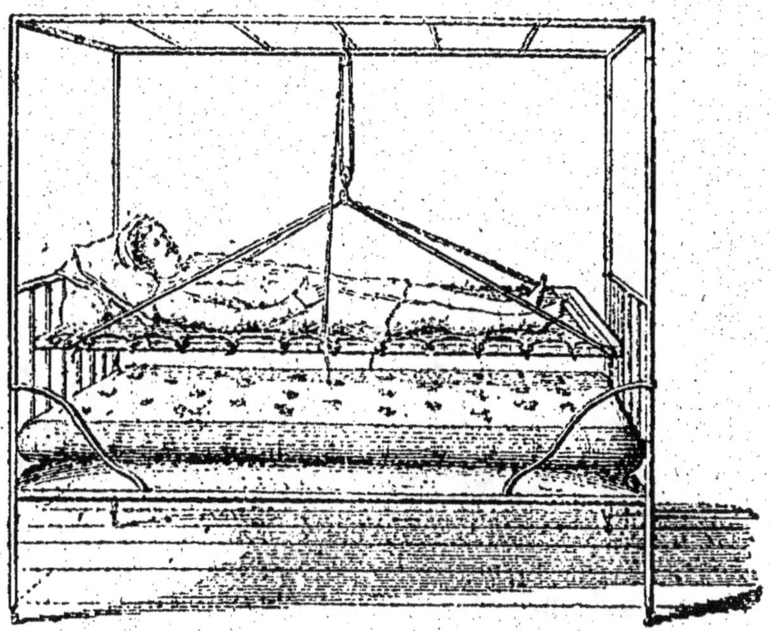

Fig. 83. — *Lit des hôpitaux de Paris.*

quelconque, quelques-unes se mettent en mouvement, des contacts se produisent, éveillant des associations incohérentes et le dormeur rêve.

Toutefois, il arrive que le sommeil, la torpeur du malade, ne soient dûs qu'à une extrême faiblesse. Il est indiqué dans ce cas de le réveiller pour combattre l'inanition et lui redonner des forces.

Le sommeil est retardé par le froid aux pieds

qui congestionne la tête, ou par toute autre cause produisant cet effet, tel qu'un travail cérébral soutenu, une lecture prolongée, etc.

Quelques aliments légers produisent un bon effet contre l'insomnie, en décongestionnant le cerveau par afflux de sang du côté des organes digestifs.

La garde doit noter comment le malade dort et combien de temps, si son sommeil est agité, s'il a des rêvasseries, du délire, etc.

Délire. — Ne jamais contredire un malade dans cet état, mais chercher à le rassurer en lui représentant que les figures animées qu'il croit distinguer ne sont que les rideaux, les dessins du papier, etc.

Si l'on craint une chute, assujettir le malade comme il est indiqué page 7.

S'interdire absolument de répéter ce qui a été dit pendant une atteinte de délire.

Frissons. — Précèdent la fièvre : observer exactement le moment de leur apparition. C'est ainsi que débute la congestion pulmonaire.

Le malade grelotte, bien que sa température soit parfois très élevée. Le réchauffer au moyen de couvertures et de boules d'eau chaude, avec une tasse de tisane bouillante.

Le découvrir quand l'accès est passé.

Vomissements. — Il faut noter si les vomissements surviennent après des nausées, des vertiges, ce qui indique qu'ils sont plutôt dus à des désordres des voies digestives, ou s'ils apparaissent sans ces symptômes précurseurs, comme dans les maladies de l'oreille (maladie de Ménière); s'ils ont lieu avant ou après le repas et combien de temps après ; si le malade en éprouve du soulagement ou non ; enfin de quelle nature sont les matières rendues.

Toux. — Les mucosités expectorées seront toujours soumises au médecin.

On ne permettra jamais à un tuberculeux de cracher par terre, ou dans un mouchoir. *Ses crachats, qui sont une des causes les plus fréquentes de la contagion de cette maladie* (bacille de Koch), seront reçus dans un vase contenant préalablement de la sciure de bois humectée avec une solution antiseptique : crésylol sodique, sulfate de cuivre, lait de chaux et de préférence la lessive de soude (voir p. 365). Les produits seront brûlés.

Analyse urinaire.

Noter le volume total recueilli pendant 24 heures, *à la suite de la dernière émission,* qui ne devra pas être comprise dans ce total. Indiquer le chiffre au pharmacien en lui remettant environ 5oo gr. prélevés sur le mélange.

Le régime alimentaire exerçant une influence notable sur le résultat des analyses urinaires, il est indispensable, pour que les opérations puissent être comparables entre elles, que le régime du malade soit, dans ces circonstances, toujours identique. L'infirmière devra donc veiller à ce que la quantité et la nature des produits ingérés pendant l'expérience soient les mêmes que lors de l'analyse précédente.

On comprend que la proportion d'acide urique décélée à la suite de la consommation d'aliments chargés de purines, tels que ris de veau, sauces à l'extrait de viande ,etc., sera plus forte qu'après des repas composés de lait, d'œufs, de légumes, fromages et fruits, bien qu'en réalité l'état du malade n'ait pas varié.

II. — HYGIÈNE DU MALADE

Il est du devoir de l'infirmière d'assurer à ses malades les avantages que procure l'observation des règles de l'hygiène. Quelques notions de physiologie, au cours de cet exposé, serviront à démontrer toute l'importance qu'il convient d'attacher à leur stricte application.

AIR — RESPIRATION

On ne saurait donner trop d'attention à la propreté de la chambre du malade ; mais il importe peut-être plus encore de veiller à la pureté, à la propreté, pourrait-on dire, de l'air qu'il respire.

L'air est un composé, en chiffres ronds, de 21

parties d'oxygène, 79 parties d'azote et une partie d'argon et de néon ; il renferme, en outre, environ 14 centimètres cubes d'eau par mètre cube et 4 à 6 dix-millièmes d'acide carbonique, plus des traces d'éléments divers plus ou moins irrespirables.

L'homme adulte, bien portant, respire de seize à dix-huit fois par minute (1) ; à chaque inspiration, il aspire un demi-litre d'air environ. Bien que la capacité des poumons mesure de 2 à 4 litres, suivant la taille du sujet, il n'y a aucun avantage à forcer la nature par des exercices de respiration profonde, sauf peut-être chez les jeunes sujets. L'air neuf aspiré a besoin d'être dilué dans celui qui est demeuré dans les poumons, pour atténuer l'activité d'une nouvelle rentrée d'oxygène ; l'excès de carburant augmente la production des déchets, ce qui surmène les reins, chargés de les expulser, et amène également une usure superflue des cellules nerveuses, comme une machine que l'on ferait trop travailler.

La composition de l'air rendu ou expiré n'est plus la même que celle de l'air inspiré ; une certaine partie de l'oxygène vivifiant qu'il contenait a été absorbé par les globules rouges du sang (*hématose*) et, au lieu de 21, il n'en contient plus que 16 parties pour 100.

Cet air usé et chargé de vapeur d'eau (environ 500 gr. par 24 heures), d'acide carbonique et de diverses matières très nuisibles peut donner

(1) Enfants nouveau-nés : 44 fois : à un an, 35 fois : à cinq ans, 26 fois : à dix ans, 20 fois par minute : fiévreux adultes, 30, 40 et davantage.

lieu, dans les locaux confinés, à des accidents mortels. D'autres causes encore vicient l'air : par exemple, un bec de gaz, dit papillon, absorbe en brûlant autant d'oxygène que huit personnes.

Le baillement est un mouvement réflexe, c'est-à-dire indépendant de la volonté, qui se produit toutes les fois qu'il existe un excès d'acide carbonique dans le sang, soit par suite du ralentissement des échanges physiologiques — fatigue, ennui, besoin de sommeil —, soit d'une production en excès, comme après les repas, ou encore lorsque la ventilation est insuffisante. L'inspiration profonde suivie d'une expiration prolongée expulse l'excédent carbonique et comble le déficit en oxygène.

L'absorption des gaz s'opère avec une grande rapidité par le réseau de vaisseaux capillaires qui tapisse extérieurement les conduits aériens, dont les divisions, infiniment tenues, se terminent par de minuscules renflements, les *alvéoles pulmonaires*. Celles-ci, au nombre de plus de 400 millions, représentent chez l'homme, pour les deux poumons à l'état de distension moyenne, *une surface de 79 mètres carrés* et, pendant l'inspiration forcée, 129 *mètres carrés* : chez la femme, 103 *mètres carrés* (1).

D'où l'énergie et la rapidité de l'action qu'exercent sur les poumons les variations brusques de température et les troubles dont elles sont cause (rhumes, congestions, bronchites, etc.).

(1) *Traité d'anatomie humaine*, par TESTUT, Professeur d'Anatomie à la Faculté de médecine de l'Université de Lyon. Paris, G. Doin, 1922, p. 818.

On admet que l'homme adulte secrète par vingt-quatre heures 400 litres d'acide carbonique ; or, une proportion de 4/1000 de cet acide dans l'air respiré est déjà nuisible. Il vicie donc quatre mètres cubes d'air par heure. Mais en tenant compte des diverses autres causes d'altération qui nous entourent, pour remplir de bonnes conditions hygiéniques, un adulte doit disposer de 10 *mètres cubes d'air pur par heure*, c'est-à-dire qu'il lui faudrait, en admettant qu'il demeurât pendant vingt-quatre heures dans une chambre *close de toutes parts*, 240 mètres cubes pour ne pas risquer de malaise ou de maladie. Elle devrait donc mesurer environ 6 mètres dans toutes ses dimensions, hauteur, largeur et longueur.

Cette quantité doit être supérieure quand il s'agit de malades. Mais cet espace nécessaire, fixé par la loi à 25 mètres cubes, avec un minimum de deux mètres soixante de hauteur, n'a cependant qu'une importance relative. Une petite chambre, en effet, bien ventilée, sera plus saine qu'une grande pièce dont toutes les issues sont fermées.

Aération. — Il se produit constamment un échange d'air entre l'extérieur et l'intérieur des habitations : cette circulation est entretenue en vertu de la différence de température entre le dedans et le dehors. Au dedans l'air est plus chaud ; il tend à gagner les espaces supérieurs : ce mouvement produit un appel qui introduit une provision nouvelle de fluide. Or, il importe que cet air de renouvellement soit pur et neuf et ne provienne comme c'est malheureusement presque toujours le cas, ni des égouts, ni des fosses, ni de l'intérieur des maisons.

On verra plus loin les mesures à prendre pour éviter ces inconvénients.

C'est par la cheminée que s'échappe l'air échauffé par la respiration et la présence des habitants : l'air de rechange pénètre par toutes les ouvertures de la pièce. Si celles-ci sont étroites, fentes de portes, de fenêtres, trous de serrures, l'air étranglé, pour ainsi dire, au passage, produira un courant plus ou moins prononcé. On s'en rend facilement compte en plaçant la flamme d'une bougie au-devant de ces ouvertures. Si, au contraire, on ménage un libre accès à l'air frais, la diffusion se fait dans la pièce d'une manière insensible.

Il convient par suite de régler convenablement l'entrée et la sortie de l'air en maintenant l'égalité des échanges ; tantôt en ouvrant les fenêtres, tantôt en faisant du feu, fût-ce en été, tantôt en plaçant une lampe allumée dans la cheminée pour activer l'appel d'air (*le tablier sera en tout temps maintenu levé*). Ce moyen doit être souvent employé : il s'établit, en effet, dans la cheminée sans feu, un double courant, dont l'un montant au milieu et l'autre descendant sur les côtés, ramène dans la chambre les gaz insalubres qui planent sur les maisons après s'être échappés des tuyaux d'évent des fosses et des cheminées.

Ces diverses recommandations sont particulièrement importantes pour la nuit, où l'on est trop enclin à tout fermer contre le froid. Sans doute, il faut s'en préserver, pendant les heures criti-

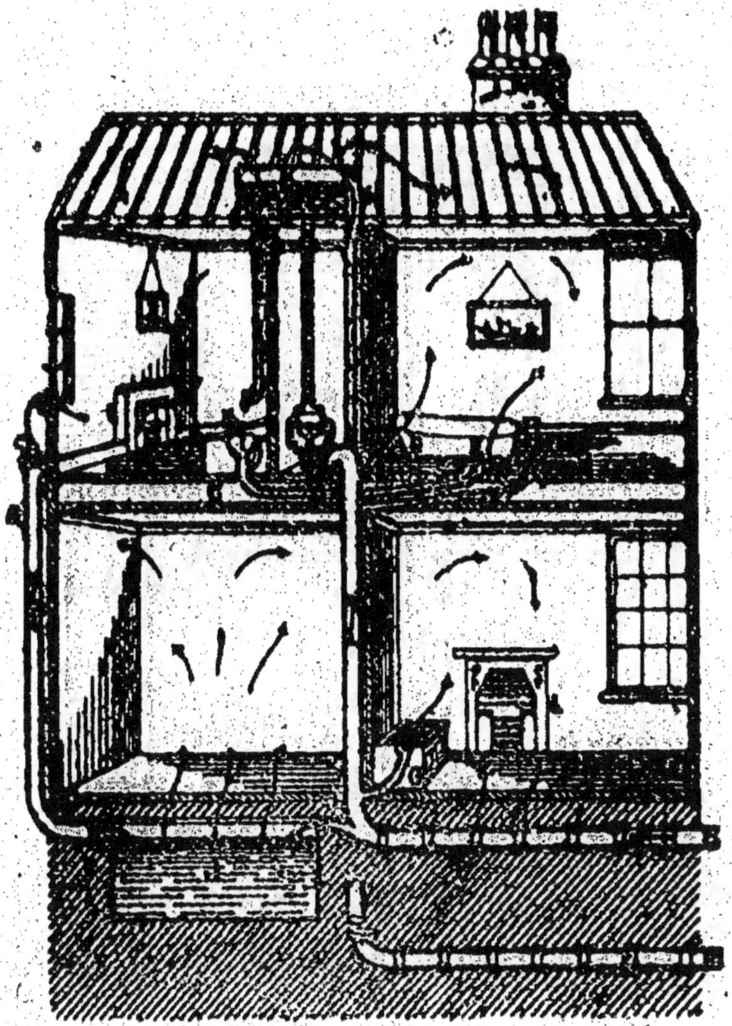

FIG. 84. — *Maison dont toutes les dispositions sanitaires sont défectueuses.*

A, Water-closet au centre de la maison. — B, Tuyau de décharge passant sous le plancher d'une chambre. — C, Trop-plein et lavabo sans siphon et communiquant avec le tuyau de chute des cabinets, ce qui permet aux gaz d'égout ou des fosses de pénétrer dans la pièce lorsqu'ils y sont appelés par le courant du feu de la cheminée. — D, Trop-plein du bain sans siphon communiquant avec le tuyau de chute. — E, Tuyau de vidange des bains (même disposition. — F, Regard de la salle de bain (même disposition). — G, Trop-plein de l'évier de la cuisine (même disposition). — H, Réservoir des W.-C. Le trop-plein communique avec le tuyau de chute, formant tuyau d'évent au tuyau de chute, dont les émanations se répandent sous le toit, dans la maison, et polluent l'eau du réservoir employée également à l'alimentation. — I, Réservoir pour les aux pluviales, dont le trop-plein communique avec le tuyau de vidange. — K, Tuyau de décharge par lequel les émanations provenant du réservoir pollué par le tuyau de vidange s'échappent près d'une fenêtre. — M, Conduite passant sous la maison, dont les joints, mal cimentés, fuient ; le tuyau de chute vertical est mal placé et ne se jette pas

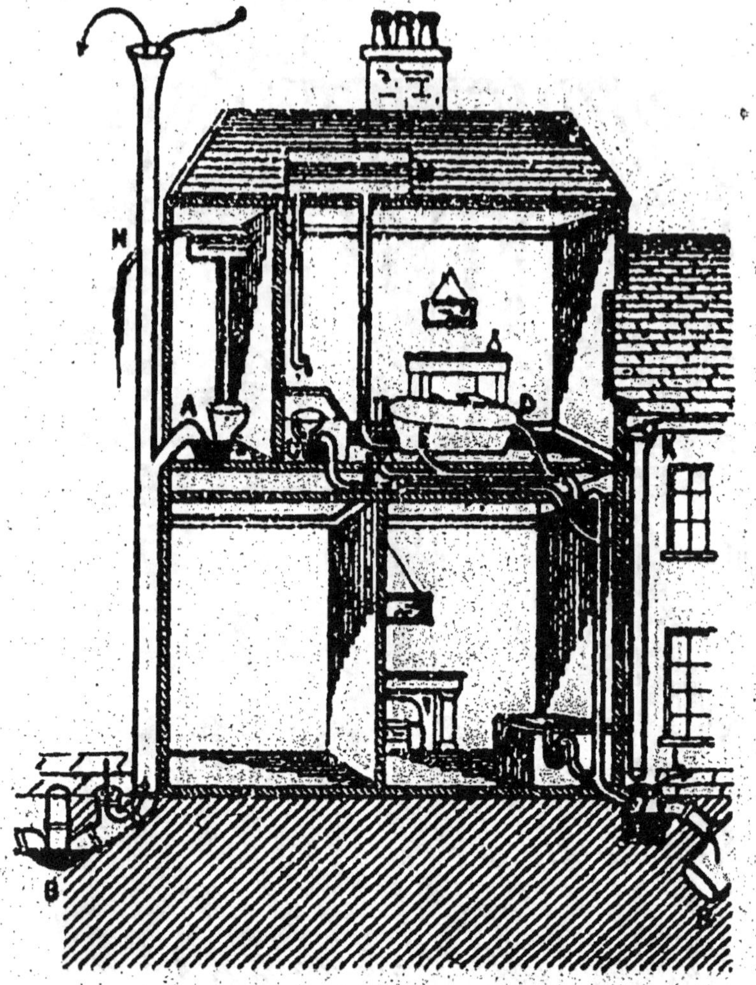

Fig. 85. — *Maison dont les dispositions sanitaires sont conformes aux règles de l'hygiène.*

A, Water-closet placé contre le mur extérieur ; le tuyau de chute sort extérieurement. Il est ventilé par un tuyau en communication d'une part avec le tuyau de vidange, et s'ouvrant d'autre part sur les toits, à distance des fenêtres et des cheminées. — B, B, Tuyaux de décharge à l'extérieur. On remarque un regard qui fournit dans le sens de la flèche de l'air à l'aspiration du tuyau, les gaz d'égout ou de fosse étant interceptés par une anse siphoïde. — C, lavabo, avec siphon, et se déversant dans un tuyau de décharge avec *communication interceptée* avec l'égout, grâce au regard L. — D, Trop-plein de bain (même disposition). — E, Tuyau de vidange du bain (même disposition). — F, Regard de la salle de bain (même disposition). — G, Evier de la cuisine (même disposition). — H, Trop-plein du réservoir se déversant à l'air. — K, Tuyau de décharge près d'une fenêtre allant au regard en plein air, L .— M, Réservoir pour eau potable à part.

(Les fig. 56 et 57 sont tirées de l'ouvrage du Dr T. Pridgin Teale : *Dangers to Health*, J. et A. Churchill, Londres 1883.)

ques déjà dénoncées : mais l'air de la nuit n'est pas malsain, bien au contraire, et la ventilation doit être maintenue comme pendant le jour.

On gardera donc toujours pendant la nuit la fenêtre entr'ouverte, volets et rideaux tirés. Cette habitude n'a rien de dangereux pour les yeux, comme on le croit à tort.

Si le thermomètre, *placé à la tête du lit* et non à la fenêtre, ou près de la cheminée, perd des degrés, on fera du feu, on couvrira bien le malade, on le garantira au moyen d'un paravent s'il le faut ; on lui donnera une boule (de préférence une de ces boules chimiques ou électriques qui conservent leur chaleur très longtemps et ne risquent pas, comme celles à eau chaude, de se briser et d'inonder le lit) ; mais on ne cherchera jamais à obtenir de la chaleur aux dépens de la circulation de l'air.

La température la plus favorable pour un malade alité est de 15° à 17° et de 18 à 19° quand il est levé.

On peut se rendre compte du plus ou moins de chauffage nécessaire à l'intérieur, en consultant la température du dehors. On fixera donc à *l'extérieur de la fenêtre* un thermomètre, qui régira également le choix des vêtements.

Emanations insalubres. — Les gaz d'égout et ceux provenant des fosses d'aisances, de matières animales et végétales en décomposition, sont extrêmement dangereux. Ils provoquent constamment des migraines, des maux de gorge, des états fébriles connus sous le nom général de *maladies zymo-*

liques, et une foule de malaises dont l'origine reste souvent ignorée.

L'observation, en effet, a prouvé que ces émanations malodorantes, inoffensives peut-être par elles-mêmes, et incapables d'engendrer des affections épidémiques, *aident cependant à leur développement en augmentant la vitalité et la nocivité des microbes pathogènes.*

Ces gaz proviennent des cabinets, des éviers, des plombs, etc., de construction défectueuse.

Il convient de s'assurer que les tuyaux de décharge sont *tous* sans communication *directe* avec l'habitation, c'est-à-dire qu'il existe sur leur parcours une courbure siphoïde ou siphon, précédant la fosse ou l'égout de manière à intercepter le refoulement de l'air dans les tuyaux.

Sans cette disposition, les gaz méphitiques seront nécessairement aspirés par la température de l'appartement toujours plus élevée que celle du dehors (voir les fig. 84 et 85).

Il convient d'appeler l'attention de tous les locataires de l'immeuble sur ce danger éventuel et de leur recommander de réclamer auprès de la Commission d'hygiène, au cas où le propriétaire se refuserait à redresser la défectuosité signalée. C'est, pour ce dernier, un cas de conscience et un devoir élémentaire de solidarité humaine, que de protéger la santé de ceux qui lui assurent un revenu. — On rappelle que l'intervention de la Commission d'hygiène, qui siège à la Mairie de chaque arrondissement, est gratuite.

Chauffage. — Le chauffage le plus sain est le

feu de bois dans une cheminée ouverte. — Les pelles et pincettes, dont le bruit est souvent insupportable au malade, seront remplacées par un simple morceau de bois qui tisonne silencieusement. Le combustible, charbon de terre ou coke, devra être non pas déversé sur la grille, mais posé dans une enveloppe de papier.

L'usage des poëles nécessite une plus fréquente ouverture des fenêtres, par où s'échappera l'air soit usé, soit vicié.

Les poëles mobiles doivent être proscrits de la chambre à coucher ; tout au plus peuvent-ils être installés dans des pièces voisines et à la condition de demeurer en place, c'est-à-dire de cesser d'être mobiles : mais, en principe, pour les malades, ces appareils sont suspects.

On a constaté des accidents mortels, lorsque, par suite de fissures, l'oxyde de carbone pénétrait d'une cheminée voisine (Voir *Asphyxie par gaz méphitiques*, p. 85).

Vérifier préalablement le tirage de la cheminée, en y flambant un peu de papier ou, si cela ne suffit pas, en y faisant un feu clair et brillant et en entr'ouvrant la fenêtre. Il est bon, quand le poële est allumé, de le maintenir quelque temps en *grande marche* et de s'assurer du sens et de la force du tirage, en examinant la direction que prend la valve dont la plaque régulatrice doit être munie.

Il faut surveiller, surtout quand le poële est en *petite marche*, les perturbations atmosphériques qui peuvent paralyser le tirage et refouler les gaz à l'intérieur de la pièce.

Les orifices de chargement seront toujours maintenus hermétiquement clos.

PROPRETÉ CORPORELLE

Peau. — Est-il nécessaire d'insister sur cette vérité aujourd'hui reconnue, sinon universellement pratiquée, que la propreté est un devoir de l'homme envers soi-même, tant d'ordre physique que d'ordre moral ? Pour n'envisager que le premier point, la propreté est un élément de santé.

La peau n'est pas seulement souillée par les poussières du dehors, les microorganismes qui pullulent à sa surface et par l'accumulation des débris épithéliaux provenant du renouvellement constant des cellules de l'épiderme : elle sert d'émonctoire à de nombreux produits d'excrétion dont l'organisme se débarrasse par l'intermédiaire des glandes sudoripares et sébacées, au nombre de plus de deux millions et demi, qui se répartissent sur toute la surface cutanée ; celle-ci mesure une superficie d'environ 1 m. 50 à 2 mètres carrés, selon la taille du sujet (1).

La sueur renferme des microbes pathogènes : dans celle des tuberculeux, on trouve le bacille de Koch 41 fois sur 100.

La quantité rejetée en 24 heures varie suivant la température, le travail musculaire, le volume de boissons ingérées, de 600 à 2.000 gr. C'est surtout pendant le sommeil que cette transpiration s'ef-

(1) *Traité d'anatomie* de POIRIER et CHARPY, Paris Masson, 1901.

fectue insensiblement : chacun a pu observer que la nuit, lorsqu'on s'éveille, le corps est tout en moiteur ; d'où danger de refroidissement quand on néglige de se couvrir.

Les sécrétions sudorales contiennent de 10 à 20 grammes de parties solides par litre : sels minéraux, urée, matières organiques et environ 13 gr. de principes graisseux (1).

La nature toxique de ces déchets a été expérimentalement démontrée ; elles obstruent les pores de la peau et, à défaut de cette issue, sont rejetées du côté des muqueuses bronchiques et intestinales que ce travail supplémentaire irrite et congestionne, occasionnant des troubles, tels que maux de gorge, rhumes, diarrhée, etc. De plus, la peau élimine une notable quantité de gaz acide carbonique, véritable expiration cutanée, qui vient en aide à la respiration pulmonaire ; enfin, en débarrassant l'économie de près de 2 gr. d'urée par jour, elle soulage l'émonctoire rénal autant que le ferait un quart de rein surnuméraire.

Lorsque le climat, l'exercice, la maladie ou toute autre cause, tend à élever la chaleur interne, les vaisseaux superficiels, sous l'influence des nerfs vaso-moteurs, se dilatent et se gorgent de sang : les tissus sous-cutanés deviennent rouges et congestionnés.

C'est alors que les glandes sudoripares entrent

(1) Un adulte de 70 kil. perd chaque jour en eau :

Par les reins	1.700 gr.
» la peau.....................	660 gr.
» les poumons	330 gr.
» les intestins.................	130 gr.
Total........	2.820 gr.

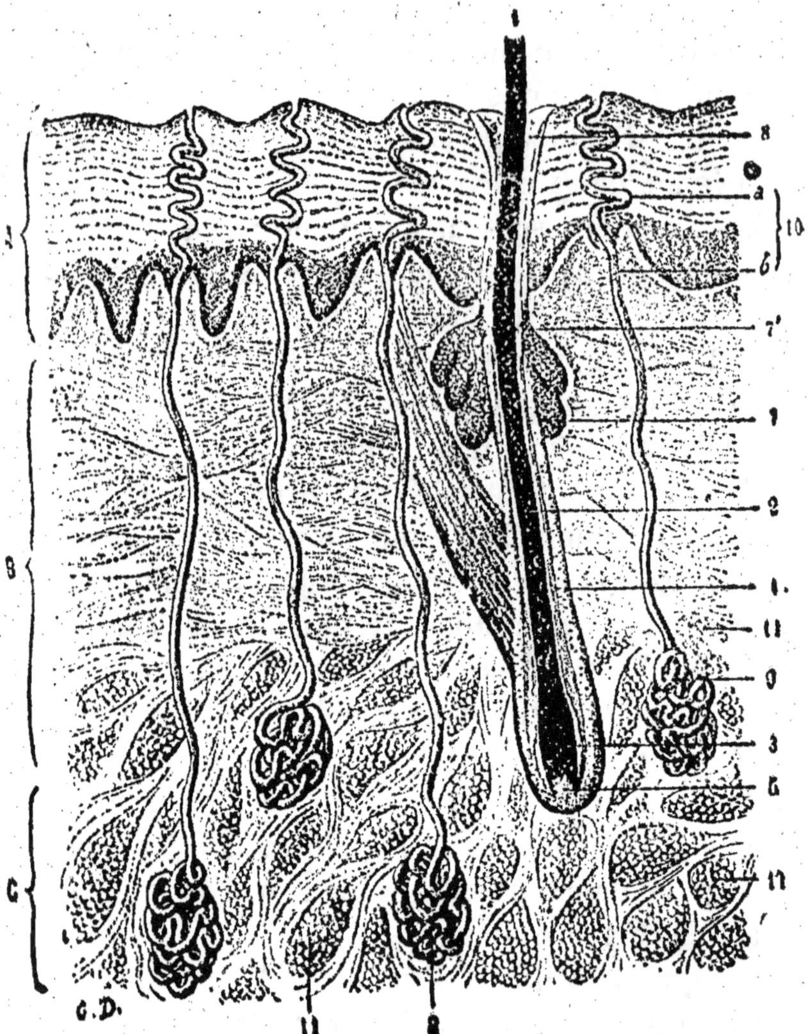

FIG. 86. — *Coupe transversale de la peau.*
(D'après L. TESTUT.)

A, Épiderme. — B, Derme. — C, Tissu cellulaire
sous-cutané.

1, Tige d'un poil avec : 2, Sa racine ; — 3, Son bulbe ;
— 4, Son follicule ; — 5, Sa papille ; — 6, Un muscle redresseur du poil. — 7, Glande sébacée, avec 7', son
canal excréteur s'ouvrant dans le follicule pileux. — 8,
Espace libre par lequel s'écoule la matière sébacée. —
9, Glomérule d'une glande sudoripale. — 10, Son canal
excréteur ou canal sudorifère, avec : *a*, la portion flexueuse, et *b*, sa portion rectiligne. — 11, Aéroles du derme
et du tissu cellulaire sous-cutané dans lesquelles s'amassent de petits paquets adipeux.

en jeu : grâce à la transpiration produite, la nappe de sang se rafraichit par l'évaporation de la sueur, à la manière de l'eau contenue dans un alcarazas. Au contraire, pour défendre l'organisme de toute perte de calorique, les vaso-moteurs excitent la contraction des vaisseaux : la peau pâlit et le sang refluc vers les régions profondes, à l'abri des causes de refroidissement.

Pour maintenir le fonctionnement normal des échanges, il faut se laver *entièrement* tous les jours avec de l'eau tiède additionnée d'un peu de carbonate de soude, dans la proportion d'un gramme par litre d'eau. Le carbonate, par ses propriétés dissolvantes des corps gras, peut même dispenser, dans une certaine mesure, de se servir de savon. L'action de ce dernier est complexe : composé d'acides gras solubles et d'éléments alcalins et gras insolubles, les premiers s'allient aux impuretés de la peau, tandis que les seconds, qui font mousse, enveloppent les débris épidermiques et les particules de poussières détachées par le frottement.

L'eau froide ne dissout pas, mais au contraire, fige et solidifie les matières grasses secrétées par les glandes sébacées. Le tub froid est donc insuffisant comme moyen de propreté corporelle. En outre, cette pratique est déconseillée en raison de la fréquence des troubles qu'elle amène du côté des reins (albuminurie) ; il en est de même des bains de mer ou de rivière prolongés, avec en plus la menace de complications cardiaques, notamment chez les sujets âgés de plus de quarante-cinq ans. D'ailleurs, quelle qu'en soit la cause, le refroidissement est l'origine de graves désordres, en ce qu'il favorise l'activité des microbes pathogènes.

Se sécher en se frictionnant vigoureusement, opération qu'il faut faire complètement et avec soin, pour enlever toute trace d'humidité.

Il est très recommandé, surtout lorsqu'on s'enrhume facilement, de rester nu pendant un petit quart d'heure le matin, en faisant sa toilette.

Laisser la fenêtre entr'ouverte quand le thermomètre placé à l'extérieur marque plus de 10° En cas de frissons, se réchauffer en se frictionnant un instant avec la paume des mains.

En outre, la lumière pénètre dans les tissus, grâce à une certaine transparence dont ils sont doués ; on peut s'en rendre compte en interposant ses doigts devant une lumière vive ou bien en la fixant avec les yeux fermés : la clarté transparaît à travers les paupières. On sait que les rayons solaires possèdent une puissance microbicide considérable et que les rayons violets du prisme sont utilisés industriellement pour stériliser l'eau potable.

Ils sont fonction essentielle de la salubrité d'une habitation. Aussi un grand progrès sera-t-il réalisé dans ce sens, lorsque les balcons inutiles feront place à des avancées vitrées (le « bow-window » des Anglais), donnant largement accès à la lumière du jour (1).

(1) Les balcons ne sont qu'une survivance des « machicoulis », établis au moyen âge au sommet des murailles des citadelles féodales : ils servaient, lors d'une attaque, à laisser tomber par les ouvertures percées dans le fond, de la poix bouillante et des projectiles divers sur les assaillants.

Ce bain d'air et de lumière exerce sur le corps l'influence la plus salutaire : il endurcit contre le froid et rend la peau moins sensible aux variations de la température. Le tub d'eau froide des habitants du Nord tend au même but, comme la coutume des habitants de la Sibérie de se rouler dans la neige au saut du lit.

Point n'est nécessaire de disposer d'une baignoire pour s'acquitter des ablutions matinales. Une simple cuvette un peu grande suffit.

Commencer par passer l'éponge et le gant de crin sur le haut du corps jusqu'à la ceinture ; après séchage, poser la cuvette à terre et reprendre le lavage des pieds à la ceinture.

Cette pratique, dont on doit prendre l'habitude dès l'enfance, ne demande que quelques minutes et n'exige aucune dépense, ni installation spéciale.

Répétée tous les jours, elle entretient la peau dans un état de netteté parfaite. Toutefois, un bain tiède par semaine ne peut qu'être salutaire en ramollissant par macération les cellules cornées des couches épidermiques usées, dont on enlève plus facilement ainsi les dernières traces. En outre, les bains procurent de la souplesse aux téguments et aux muscles sous-jacents, détournent les congestions qui tendent à se porter vers les muqueuses : nez, gorge, poumons, intestins ; ils reposent le corps fatigué par les travaux intellectuels et calment les sujets nerveux.

L'eau peut être considérée comme étant aussi nécessaire à la peau que l'air aux poumons et la malpropreté, qui n'est qu'un défaut de paresse, fait plus de victimes que l'on ne pense.

Un proverbe anglais prétend que « cleanliness is next to godliness », et ce dicton n'a rien d'exagéré.

La propreté corporelle mérite d'être élevée au rang de vertu : c'est un devoir envers soi-même, dont l'accomplissement est fertile en bienfaits, et aussi envers le prochain, que nul n'a le droit d'incommoder, ni d'exposer aux inconvénients, parfois graves, provenant du défaut de soins personnels.

Après les ablutions, entretenir la souplesse du corps en pratiquant chaque matin pendant une dizaine de minutes, de la gymnastique de chambre avec flexions du torse et des jambes, mouvements des bras avec des altères et au moyen de tendeurs élastiques ; pendant ces derniers exercices, se tenir sur la pointe des pieds et respirer profondément. Le docteur Gauliez a, en effet, reconnu que cette attitude favorisait la pénétration de l'air inspiré dans les *sommets pulmonaires*, généralement imparfaitement ventilés : c'est à ce défaut de ventilation qu'il faudrait attribuer les lésions si fréquentes de ces régions.

Par cette discipline, on conservera les avantages physiques de la jeunesse au-delà de l'âge classique : pour les femmes elles-mêmes, c'est une manière efficace de réparer des ans le très réparable outrage.

Cheveux (fig. 86). — Le lavage de la tête à l'eau ne cause pas, contrairement à une opinion répandue, la chute des cheveux : la persistance de la barbe et de la moustache en est la meilleure démonstration.

La calvitie, toutes les fois qu'elle ne provient pas soit de l'hérédité, soit d'une maladie accidentelle, doit le plus souvent être attribuée à la malpropreté, à l'accumulation des poussières, aux sécrétions du cuir chevelu, espèce de suint qui rancit. Laisser les cheveux à l'air le plus possible. La chaleur du couvre-chef les atrophie : on remarque, en effet, que les tempes et le derrière de la tête, qui sont découvertes, restent garnies, alors que le haut du crâne se dénude . La mode a heureusement consacré cette loi d'hygiène, puisque l'on voit circuler tête nue les jeunes sportifs des deux sexes ; que ces dames y réfléchissent avant d'entrer chez la modiste ; qu'elles se gardent d'enfouir leurs cheveux et une partie de leur visage, comme si elles avaient à le cacher, sous de larges bords, pour ne pas dire des auvents.

Pour le nettoyage des têtes masculines, on recommande la décoction de bois de Panama (100 grammes pour un litre d'eau), ou du savon blanc neutre, comme le savon de Marseille, une ou deux fois par semaine ; les alcalins, potasse, soude, ammoniaque, détériorent les cheveux et les rendent cassants.

Pour les femmes, l'opération sera plus espacée et plus atténuée : une fois par mois une décoction de bois de panama (50 gr. pour un litre d'eau).

Terminer le séchage par une friction avec un liquide alcoolique quelconque (rhum, alcool de lavande, etc.).

Graisser les cheveux est, en général, une mauvaise pratique (1).

Beaucoup de femmes s'inquiètent de perdre leurs cheveux à de certaines époques ; qu'elles se rassurent. Les chutes ne sont que des *mues* et la repousse se fait toujours naturellement, comme d'ailleurs à la suite de maladie, de grossesse, etc.

Au surplus, pour entretenir l'activité fonctionnelle du cuir chevelu, il est bon d'y passer une brosse un peu dure qui exerce une sorte de massage.

DENTS. — Les sillons alvéo-dentaires sont le siège de fermentations microbiennes en activité constante. La mauvaise haleine tient, parmi d'autres causes (renvois de l'estomac, élimination des gaz intestinaux par la voie pulmonaire chez les constipés habituels, maladies du larynx, du nez, de la gorge, des poumons), à la décomposition des matières alimentaires, véritables ordures restées *entre* les dents. On aura donc soin de les brosser de bas en haut et de haut en bas en avant et en arrière, le matin et le soir et après *chaque repas*. En cas d'impossibilité, il faut au moins se rincer la bouche à plusieurs reprises, opération d'attente qui permet d'expulser les parcelles alimentaires et de purifier la cavité buccale avec une efficacité provisoirement suffisante. Le rince-bouche de nos pères était assez peu ragoûtant, mais parfaitement

(1) Hygiène du cuir chevelu par le D' R. SABOURAUD. Paris, Vulbert, 1912, p. 12.

justifié au point de vue hygiénique. Le cure-dents a son utilité à la condition d'éviter les piqûres, avenues de l'infection bacillaire.

N'employer qu'une poudre dentifrice *alcaline*, à base de craie ou de magnésie : à défaut, se servir de savon de Marseille blanc ; les produits à réaction acide sont extrêmement nuisibles. De même

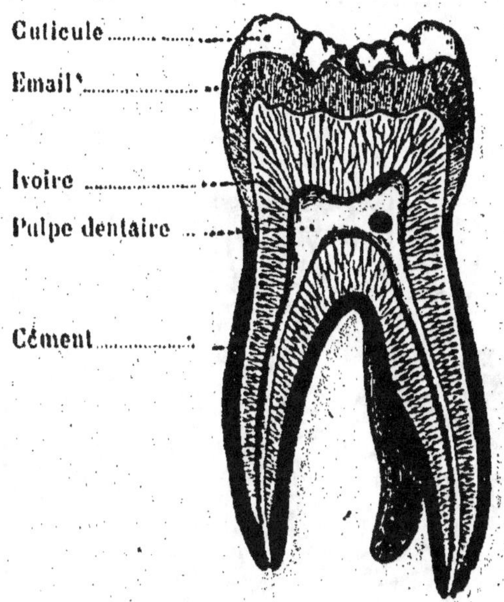

Fig. 87. — *Coupe d'une dent à trois racines.*
(D'après Pizon.)

les substances qui donnent de l'acidité à la salive : cidre, vinaigre, oseille, oranges, citrons, groseilles, pommes, raisins, etc.

Les matières amylacées (pain, gâteaux) qui, en présence de la salive, se transforment en glucose, ainsi que toutes les substances sucrées favorisent la pullulation des bactéries ; celles-ci déterminent une fermentation acide dans la bouche, dont l'humidité et la chaleur constituent pour elles un milieu de culture, surtout la nuit. D'où l'importance de la toilette du soir.

Enfin, se passer journellement un fil de soie ciré entre les dents ; si l'on doute de l'utilité de cette pratique, il suffit, pour être édifié, de constater l'odeur fétide du fil, quand on a négligé de s'en servir pendant quelques jours.

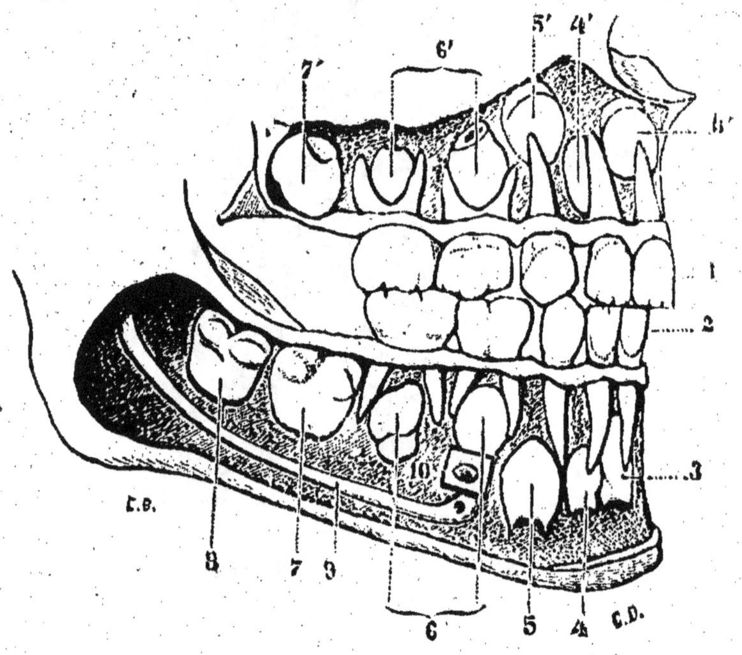

Fig. 88. — *Dentition d'une enfant de cinq ans.*
(D'après L. Testut.)
Dents temporaires et dents de remplacement.

La carie dentaire est due à l'action destructive d'agents chimiques et microbiens. L'émail leur oppose une barrière infranchissable quand il est indemne ; mais la moindre craquelure, causée par un choc, par la dilatation brusque due au contact d'un liquide bouillant, ou lorsqu'il se produit une modification dans la contexture de cet enduit, soit sous l'influence d'une maladie ou d'une grossesse, soit sous celle de substances acides, propices aux bactéries : les bactéries pénètrent jusqu'à l'ivoire, qui n'offre aucune résistance à leurs attaques.

Ces désordres s'accompagnent d'inflammation des gencives et du périoste, avec formation d'abcès purulents.

Il est recommandé de se soumettre à l'examen d'un dentiste au moins une fois par an, sans attendre l'avertissement de la nature.

Propreté des mains. — Avant tout, les mains et les ongles, tenus courts, seront d'une propreté méticuleuse ; pour obtenir une désinfection parfaite, les laver, les savonner, les brosser longuement, *pendant plusieurs minutes :* puis, après les avoir rincés dans de l'eau bouillie, les tremper dans de l'alcool à 90° ou dans une solution de sublimé. Si on doit manier des instruments ou un pansement, *ne pas essuyer ses mains* et éviter qu'elles aient le moindre contact avec un objet quelconque. La serviette est un réceptacle à microbes, comme tout objet non stérilisé.

La meilleure manière de se nettoyer les ongles, si la brosse ne suffit pas, c'est de les curer avec l'ongle d'un doigt de l'autre main ; on ne risque pas ainsi, comme avec un instrument, de décoller la chair adhérente, dont le refoulement fait un vide où pénètrent des impuretés parfois dangereusement septiques.

La cuvette qui sert au lavage des mains, doit avoir été préalablement aseptisée avec un peu d'alcool.

Conserver les brosses à ongles dans une solution de formol du commerce, étendue de dix fois son volume d'eau.

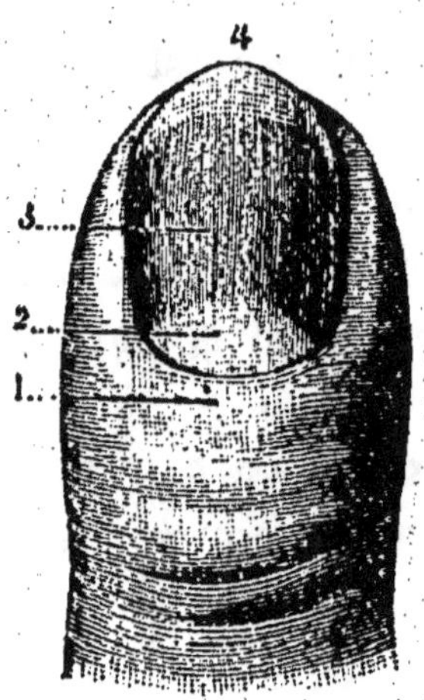

FIG. 89. — *Ongle de pouce.* (D'après L. TESTUT.)
1, Repli cutané sus-onguéale. — 2, Lunule. — 3, Corps de l'ongle. — 4, Bord libre.

Nota. Un procédé plus rapide consiste à utiliser les vertus désinfectantes de la teinture d'iode : imbiber un tampon d'ouate et se badigeonner les doigts ou les mains entières, selon les cas.

Pour les décolorer, les tremper dans une solution de bisulfite de soude, qui agit instantanément.

Toute écorchure aux mains, si infime qu'elle soit, est une voie ouverte à l'infection microbienne. Appliquer de la teinture d'iode et recouvrir avec du taffetas. — Pendant un pansement, ne jamais porter la main à sa bouche, ni à ses yeux.

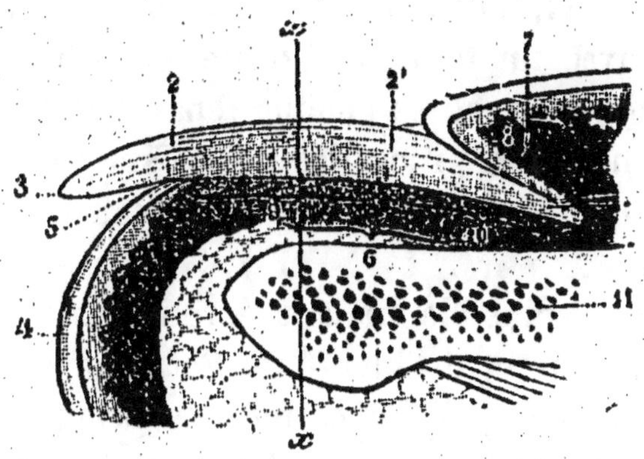

FIG. 90. — *Coupe d'un ongle.* (D'après L. TESTUT.)

1, Racine de l'ongle. — 2, Corps de l'ongle, avec :
2', lunule. — 3, Extrémité libre. — 4, Pulpe du doigt. —
5, Angle de l'ongle. — 6, Derme sous-unguéal. — 7,
Derme sus-unguéal, ou manteau de l'ongle. — 8, Rainure
unguéale. — 9, Lit de l'ongle. — 10, Matrice de l'ongle.
— 11, Troisième phalange.

Ne pas négliger de couper les ongles du malade :
ceux des orteils devront être taillés en carré pour
éviter la production d'ongles incarnés.

On stérilise les gants de caoutchouc en les faisant bouillir pendant dix minutes, après un fort
savonnage à la brosse.

Toilette du malade. — En général, il est toujours indiqué de laver la figure, les mains et les
pieds d'un malade. Si on peut aller au-delà, entourer d'une serviette chaude la partie placée au-dessous, de manière à ne pas mouiller la chemise ni
les draps. Quant au reste du corps, commencer
par un bras et une épaule : sécher, rhabiller et

continuer par le membre inférieur ; procéder ensuite de même de l'autre côté. Enfin, laver et sécher la poitrine, puis le dos et le siège. Brosser les cheveux, faire rincer la bouche et frotter les dents avec un tampon d'ouate, si la brosse n'est pas supportée, après chaque repas d'aliments solides. Une éponge mouillée passée sur tout le corps plusieurs fois par jour soulage beaucoup les fiévreux.

De ces soins, le malade éprouve une sensation de fraîcheur et de bien-être. Cette sorte d'inspection du corps, à l'occasion des lavages, permet de noter tout de suite une éruption, le début d'une eschare (1), enfin tout symptôme qui passerait inaperçu si, dans la crainte de déranger le malade, on n'osait procéder à de fréquentes ablutions ou au changement de linge.

LES BAINS

On divise les bains en :

Bains froids, 20° à 25°.
Bains tempérés, 25° à 30°.
Bains tièdes, 30° à 35°.
Bains chauds, 35° à 38°.
Bains de vapeur.

Les bains froids courts sont stimulants ; ils font affluer le sang de la surface du corps vers le cen-

(1) V. p. 225.

tre et produisent ensuite une réaction réchauffante et tonifiante.

Plus les bains sont chauds, plus le sang affleure à la peau pour refluer ensuite vers les organes internes.

Aussi faut-il être très prudent lorsqu'il s'agit de vieillards, chez lesquels ces rapides et violentes congestions peuvent amener des désordres sérieux. Cette observation s'applique également aux bains froids : ils sont contre-indiqués dans l'état de grossesse et de lactation, dans les maladies du cœur et du poumon.

Bain alcalin. — Faire dissoudre dans un bain, contenant 250 à 300 litres d'eau, 250 grammes de carbonate de soude.

Bain d'amidon. — Amidon, 500 grammes : délayer dans 2 ou 3 litres d'eau froide et ajouter au bain.

Pour un bain destiné à un enfant, avec 30 à 40 litres d'eau, 200 grammes d'amidon suffisent.

Bain sulfureux. — Faire dissoudre dans le bain 100 grammes de foie de soufre (polysulfure de potassium solide).

Bain de pieds sinapisé. — Mettre 100 grammes de farine de moutarde dans un nouet et le plonger dans de l'eau froide ; verser peu à peu de l'eau modérément chaude (35°). Recouvrir le récipient d'une serviette. Durée du bain : 12 à 15 minutes.

Bain de vapeur. — On place une chaise et un tabouret dans une baignoire plate (tub) contenant de l'eau bouillante. Le malade est assis, enveloppé d'une couverture qui s'étale également par-dessus la baignoire.

A défaut de baignoire, on mettra sous une chaise un récipient plein d'eau bouillante, en tenant en réserve deux ou trois briques surchauffées que l'on immergera quand le malade sera installé dans sa couverture.

Les bains de vapeur calment les douleurs, stimulent la circulation du sang et provoquent des transpirations profuses.

Enveloppements humides (fomentation). — Il est parfois prescrit de mettre le malade dans un *drap mouillé*. Procéder comme suit : étendre une couverture sur laquelle on étale le drap qu'on a plongé dans de l'eau froide et essoré. Coucher le malade nu et l'enrouler dans le drap et la couverture, puis bien le recouvrir ; compresses froides sur la tête et l'y laisser pendant une quinzaine de minutes.

En quelques instants, grâce à la réaction, il survient une sensation de chaleur très agréable.

Enveloppements froids. — Même procédé que l'on renouvelle deux ou trois fois, à dix minutes d'intervalle. Remplacent le bain froid dans certain cas où celui-ci serait mal supporté.

L'enveloppement humide avec le linge saupoudré de farine de moutarde s'emploie, appliqué sur le thorax, comme révulsif dans la pneumonie et la broncho-pneumonie.

ALIMENTATION DU MALADE

Les malades ont rarement faim ; il faut cependant qu'ils consentent à se nourrir et on ne les y engage qu'à la condition de leur présenter les aliments sous une forme appétissante. A moins de prescription spéciale, ils en prendront souvent en petite quantité à la fois. Une tasse à thé de bouillon bien dégraissé sera toujours plus tentante qu'un grand bol.

Si le malade a besoin d'être aidé, on soulèvera sa tête en passant le bras *sous l'oreiller* et non sous la tête.

Il est commode de se servir d'une tasse munie d'un goulot (le canard), qui permet de faire boire sans salir le linge. Si le malade ne peut s'asseoir, on emploiera un tube en verre ou un chalumeau de paille, au moyen duquel il pourra aspirer et boire, tout en restant couché sur le côté.

On procure la sensation de boire frais, même quand le liquide est tiède, en donnant auparavant une pastille de menthe à sucer (de préférence celles dites « à la goutte », qui fondent très rapidement dans la bouche) ; un peu d'essence de menthe sur un petit morceau de sucre remplira le même office.

C'est au médecin à indiquer la nature et la quantité d'aliments qu'un malade doit prendre.

Toutefois ces instructions laissent une certaine latitude à l'expérience de l'infirmière et à sa connaissance des goûts et même des caprices du malade.

Le rôle de l'alimentation dans la vie de chacun

de nous est si décisif, qu'il ne semblera pas superflu de consacrer à ce chapitre à la fois, quelques indispensables explications doctrinales et des détails pratiques, un peu terre à terre, mais qui n'en ont pas moins leur dignité et leur vertu : pour cette raison, elles seront exposées ici avec des développements d'une certaine étendue.

Des aliments en général. — Les aliments sont destinés d'une part à fournir à l'homme les matériaux nécessaires à l'édification et à l'entretien de son organisme (matières azotées, albuminoïdes, salines etc.) et, d'autre part, à maintenir sa chaleur interne au voisinage de 37° (matières amylacées appelées encore hydrocarbonées). Les produits riches en carbone, mais dépourvus d'azote, comprennent les fécules, le sucre, les matières grasses : ils ne concourent pas à la rénovation des tissus. Ceux-ci ne trouvent de substance régénératrice que dans les aliments azotés, tels que la viande, le fromage, le lait, l'albumine de l'œuf, enfin dans nombre de végétaux (lentilles, haricots, etc., etc.).

L'alimentation peut être considérée comme normale quand l'individu, placé dans les mêmes conditions, n'augmente ni diminue de poids.

Pour maintenir cet équilibre, il doit absorber, par kilo de son poids et par 24 heures, une proportion d'éléments nourriciers contenant 1 gramme d'albumine et des matières hydrocarbonées pouvant fournir 40 calories (le double pour l'enfant du fait de la croissance), soit, pour un homme pesant 60 kilos, 60 grammes d'albuminoïdes et 2400 calories (1).

Ce dernier chiffre varie suivant l'exercice et la saison, de 2400 à 4000 calories. Il serait constitué par : viande, 300 grammes, graisse, 50 grammes, et pain, 900 grammes. Cette proportion de viande pourrait être abaissée à 150 grammes à la condition d'augmenter les aliments hydrocarbonés, qui contiennent des albuminoïdes en plus ou moins grande quantité.

Rendement en albumine (matières azotées) et en calories (graisses, hydrates de carbone) de quelques aliments pour 100 grammes, d'après Atwater (1) :

	Albumine	Calories
Viande (moyenne)	19	200
Jambon fumé	17	410
Beurre	1	740
Gruyère	22	380
Lait de vache	3,5	66
Lait de femme	1,0	64
Œuf (environ 50 gr.)...	12	75
Légumes verts	2,4	35
Fruits	0,8	60
Pain	8,2	260
— croûte	12,5	330
— mie	7	225
Biscuit de troupe	14	355
Pois, lentilles, haricots..	22	335

(1) Calorie : unité conventionnelle, adoptée en calorimétrie, qui représente la quantité de chaleur nécessaire pour élever d'un degré centigrade la température d'un litre d'eau.

(1) W. D. Atwater. *Expériments* ; Washington, 1902.

	Albumine	Calories
Pommes de terre	2	90
Riz	7,6	360
Avoine	14	390
Sucre	0	450
Poissons (moyenne)	17	120
Thon, sardines à l'huile.	27	250
Bouillon de bœuf	1,2	10
Eau de vie	0	200
Vin	0,3	60
Bière	0,5	50
Cidre	0	40

Un kilo de pain qui fournit environ 2,600 calories, ou encore, quatre litres de lait, pourraient à la rigueur composer une nourriture suffisante pour 24 heures. Mais, en réalité, un régime aussi simplifié ne tarderait pas à avoir de fâcheuses conséquences. L'homme, comme l'indique sa dentition, est un omnivore auquel convient le mieux un régime mixte, animal et végétal ; son estomac a été créé pour digérer les substances variées que lui fournissent les trois règnes de la nature..

Le régime végétarien n'est indiqué que dans certaines maladies et lorsqu'il s'agit de combattre un état arthritique amené par l'abus de l'alimentation carnée. Son inconvénient réside dans l'obligation de compenser cette restriction de corps azotés, par l'absorption d'une quantité considérable de produits végétaux, au moins deux kilogs par jour, en raison de leur teneur en cellulose non assimilable et en eau (céréales, 10 à 14 p. 100 : racines, tubercules, fruits, 75 à 85 p. 100).

VALEUR NUTRITIVE DE CERTAINS ALIMENTS

(Le bœuf est pris comme terme de comparaison à 100.)

Volaille, Gibier, Viande.

Jambon fumé	157	Poulet	93
Bœuf fumé	146	Veau	92.4
Porc	116	Chevreuil	88.8
Canard	104	Mouton	86.6
Bœuf	100		

Poissons

Hareng fumé	163.2	Turbot	84.4
Saumon	107.9	Truite	84.4
Morue salée	102.5	Merluche	74.2
Hareng	100.4	Morue	68.2
Truite saumonée	95.7	Homard	50.3
Anguille	95.6	Huîtres	21.8
Maquereau	90.9		

Vitamines. — Nom donné par le biochimiste C. Funck (1912) à des substances qui se rencontrent dans la plupart des produits alimentaires crus : la chaleur les détruit lorsqu'elle atteint un degré élevé (120°).

On leur attribue une influence déterminante sur la croissance des jeunes animaux ; l'observation démontre que leur absence produit chez eux un état dont les symptômes se rapprochent de ceux du scorbut, maladie dont sont fréquemment victimes les équipages en mer faute de vivres frais. On la traite au moyen de jus de citron, d'orange, de viande crue. Les jeunes enfants, privés de lait frais, ou exclusivement nourris avec des produits stérilisés à haute température, sont exposés au « scorbut infantile » (maladie de Barlow).

« On a reconnu la présence d'une telle substance (vitamines) dans un grand nombre d'aliments, le lait, les légumes verts, les fruits, etc., etc., et dans plusieurs graisses, le beurre, l'huile de foie de morue, etc... »

« Le manque de ces substances dans l'alimentation provoque soit l'arrêt de la croissance, soit des troubles graves (*avitaminoses* ou *maladies par carence*, béri-béri, scorbut, maladie de Barlow, pellagre) ; on guérit ces troubles ou bien on rétablit le cours normal de la croissance par l'administration de vitamines, même en petites quantités (1).

Poids. — Il est généralement admis que le poids, pour être considéré comme normal, doit égaler en kilogrammes, le nombre de centimètres, au-dessus d'un mètre, de la hauteur de la taille. Soit 70 kilos pour une stature de 1 m. 70 cent.

Cette règle comporte des exceptions, notamment pour individus dépassant 1 m. 75 cm. ; la moyenne est alors inférieure ; elle est supérieure quand la taille n'atteint pas 1 m. 68.

D'autre part, il convient de tenir compte de

(1) E. Gley, Professeur au Collège de France. — *Physiologie.* Paris, J. B. Baillière et fils, 4e Édition, 1919.

l'ossature et de la musculature du sujet qui augmentent son poids physiologique, bien que n'ayant pas de graisse en excès.

L'amaigrissement est dû à un défaut de nourriture ou d'assimilation.

L'obèse, au contraire, mange trop (matières grasses, aliments féculents sucrés : insuffisance d'exercice, séjour trop prolongé au lit) ; c'est parfois un malade atteint d'une affection de l'estomac ou d'un autre organe. « Ni l'iode, ni les iodures, ni l'opothérapie ovarienne, ne font maigrir, à moins qu'on ne les emploie à une dose telle qu'il en résulte une véritable intoxication et une maladie. » (Professeur M. Labbé.)

La dyspepsie est souvent causée par un excès de boisson aux repas, produisant une bouffissure anormale.

Les grands buveurs, brasseurs, marchands de vin, cochers de fiacre, fatiguent leurs reins, qui finissent par être incapables d'accomplir le travail d'élimination. Leurs tissus s'infiltrent et le liquide s'étale sous la peau formant une nappe sous-dermique.

Il vaut toujours mieux ne boire qu'un ou deux verres de liquide par repas, pour ne pas troubler la digestion en diluant et affaiblissant l'énergie du suc gastrique.

On n'en ressentira d'ailleurs pas le besoin, en absorbant de l'eau en quantité suffisante à jeun, une demi-heure avant de se mettre à table. On sait qu'un verre d'eau bu quand l'estomac est vide ne met guère plus de dix minutes à passer dans la circulation, tandis que la boisson prise en même

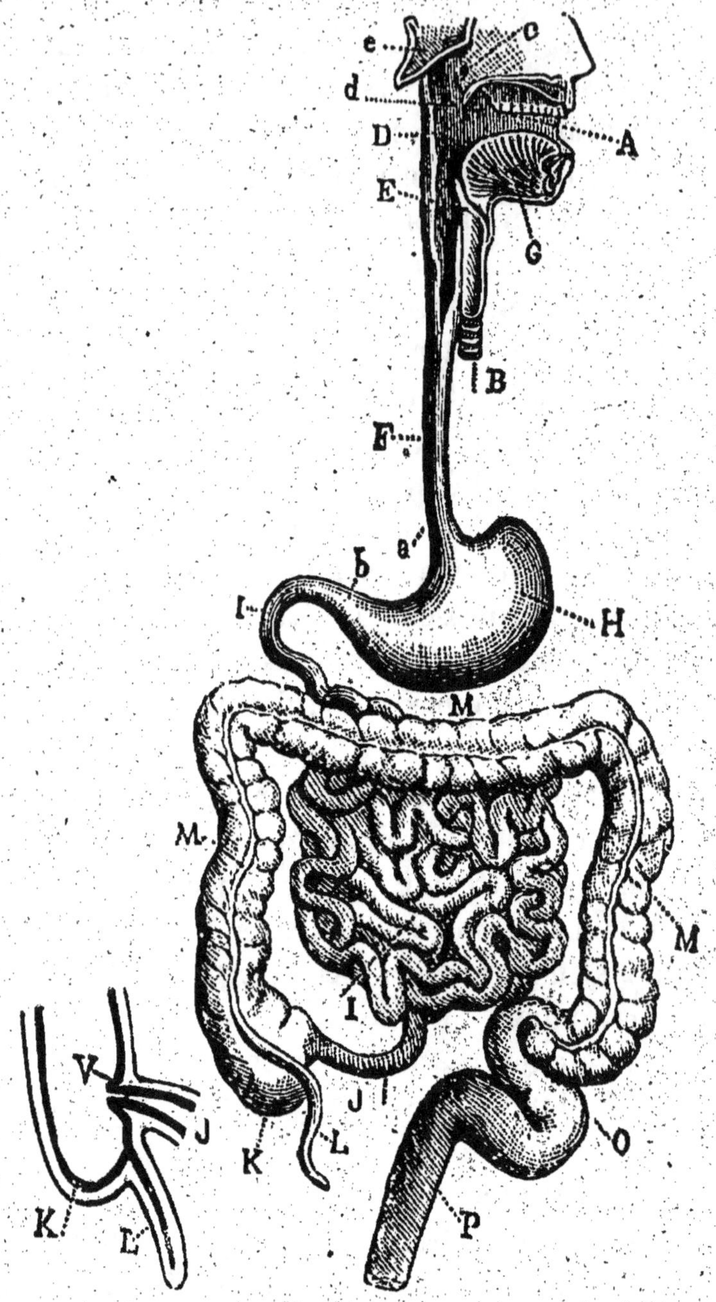

FIG. 91. — *Ensemble de l'appareil digestif.* (PIZON.)

A, Bouche. — D, Pharynx. — F, Œsophage. — H,
Estomac. — I, Intestin grêle (longueur : 8 à 9 mètres ;
diamètre, 2 cm. ½. — K, Cæcum. — L, Appendice. —
M, Gros intestin (longueur : 1 m. 50 ; diamètre, 5 à 6 cm.).
— P, Rectum. — V, Valvule iléo-cæcale (en coupe).

Fig. 92.
Estomac d'un individu sain, en position couchée, vu aux rayons X. (Consultation de l'hôpital Boucicaut.)

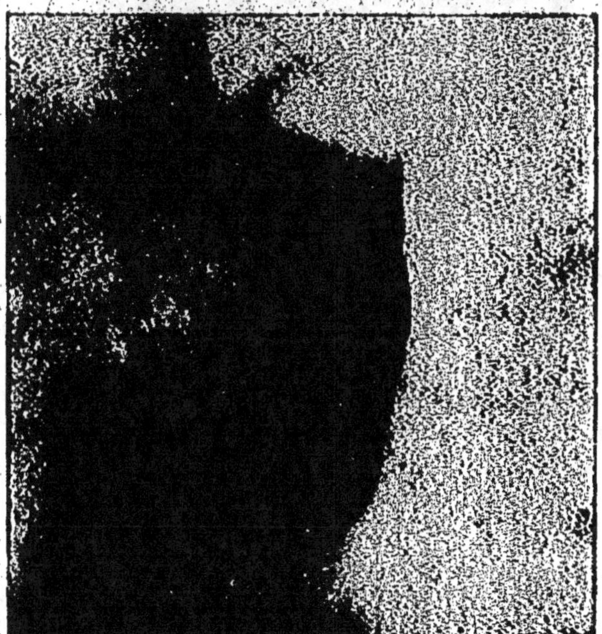

Fig. 93. — Le même, en position debout vu de face.
(Consultation de l'hôpital Boucicaut.)

temps que des aliments solides, y séjourne aussi longtemps que ces derniers : d'où des accidents dyspeptiques et souvent dilatation de l'estomac.

Digestion des aliments. — La condition essen-

Fig. 94. — *Aérophagie* (1) ; *grande poche à air.* (Malade du professeur LETULLE) (2).

tielle pour que les substances ingérées puissent produire un effet nutritif consiste en leur trans-

(1) *Aérophagie.* Terme employé pour désigner l'habitude vicieuse qu'ont certaines personnes et même des nourrissons, d'avaler de l'air avec leur salive. Elle peut être la cause de dyspepsies rebelles et produire des symptômes semblables à ceux de l'angine de poitrine, d'une maladie de cœur de l'asthme, etc. (LEVEN et BARBER).

(2) Les trois radiographies (fig. 64 à 66) réductions de clichés du Dr. AUBOURG, sont extraites des *Leçons de Pathologie digestive*, 2° série, par le Dr. M. LŒPER, professeur agrégé, médecin des hôpitaux. Paris, Masson, 1912.

formation de l'état solide à l'état soluble, ce qui leur permet, en vertu du phénomène de l'endosmose, de filtrer à travers les parois du tube digestif et de passer dans le torrent circulatoire. Cette liquéfaction s'opère dans la bouche par la salive, dans l'estomac par le suc gastrique, dont la quantité excrétée par 24 heures est estimée à 4 ou 5 litres (1) ; dans l'intestin, par la bile, secrétée par le foie à raison de 500 à 1.100 grammes par jour ; le suc pancréatique (un demi-litre en moyenne) et le suc intestinal.

Le liquide complexe qui en résulte ou *chyle*, est absorbé par les parois de l'estomac et principalement par les villosités de l'intestin ; ces dernières sont pourvues d'un réseau de vaisseaux, les *chylifères* aboutissant à un canal central, canal commun de tous les lymphatiques ou « canal thoracique », qui va verser son contenu dans la veine sous-clavière gauche, d'où il pénètre dans la circulation. D'autre part, les capillaires des villosités de l'estomac aboutissent à des veines qui apportent le produit de la digestion dans le foie par la « veine porte ».

La salive digère, c'est-à-dire fludifie, les féculents ou aliments hydrocarbonés ; le suc gastrique, par son principe actif, la « pepsine » (2), transforme en un liquide absorbable (la « peptone ») les aliments azotés, tels que la viande, le poisson, l'albumine de l'œuf, etc. ; la bile et le

____

(1) Professeur E. Gley, ouv. cité.

(2) La pepsine perd ses propriétés de ferment digestif en présence de l'alcool : avis aux amateurs d'apéritifs !

suc pancréatique émulsionnent les graisses; quant au suc intestinal, il sert à compléter les transformations laissées inachevées par les sécrétions des autres organes de la digestion.

L'aspect de mets bien préparés et présentés d'une manière appétissante « fait venir l'eau à la bouche ». Ce réflexe exerce une influence sur le trajet tout entier des voies digestives et contribue à en assurer le bon fonctionnement. On a donc tort d'appliquer un sens péjoratif au qualificatif de « gourmet »; il est d'une bonne hygiène de donner la préférence aux mets qui flattent le goût.

On ne vit pas de ce que l'on mange, mais de ce que l'on digère.

Mastication et insalivation. — La digestion des aliments exige qu'ils soient non seulement parfaitement broyés et divisés avant d'être ingurgités, mais aussi qu'ils demeurent dans la bouche suffisamment longtemps pour s'imprégner de salive. Celle-ci sert à rendre assimilables les matières amylacées telles que le pain (1), les légumes, etc., en les transformant en glucose soluble, grâce à un ferment spécial qu'elle contient, la ptyaline.

La sécrétion salivaire normale chez l'homme atteint 200 à 300 grammes par jour, mais cette

---

(1) La mie renferme beaucoup d'amidon mal cuit, la température de cuisson dans le four atteignant à peine 60°.

Or, on sait que, pour détruire les microbes, notamment celui de la tuberculose, il est nécessaire que la chaleur s'élève à 80° et même à 100°. L'observation s'applique également aux viandes saignantes (voir p. 283).

quantité peut s'élever jusqu'à 1.500 grammes (1) : elle s'active au moment des repas.

Manger trop vite (*tachyphagie*) engendre une forme particulière de dyspepsie, la dyspepsie salivaire, accompagnée d'éruptions de la face, d'acné, de couperose et parfois d'eczéma.

On voit par ce qui précède que l'habitude de cracher est non seulement répugnante, mais aussi très nuisible à la santé.

Mécanisme de la digestion. — Les aliments mettent de quatre à cinq heures pour passer de l'estomac dans l'intestin grêle et environ autant pour parcourir les 9 mètres de l'intestin grêle ; dans le gros intestin, ils séjournent de 18 à 20 heures ; il leur faut donc environ 26 à 30 heures pour la traversée totale du tube digestif.

La digestion ne s'effectue plus dans le gros intestin, dont le rôle se borne à servir de réservoir aux résidus jusqu'au moment de leur évacuation.

La position couchée favorise le cheminement du bol alimentaire. L'estomac, dont la capacité mesure de 1.000 à 1.500 centimètres cubes, se relève transversalement et prend une forme que l'on a comparée à une cornemuse. Dans la station debout, au contraire, ce viscère s'allonge, comme le montre la radiographie fig. 95, et ressemble alors à un gros J de 15 à 25 centimètres de hauteur, ou encore à un bas dont les doigts de pied seraient un peu relevés pour s'aboucher avec l'intestin grêle.

(1) Professeur E. Glay ouv. cité.

Les premiers aliments solides et surtout liquides
ingurgités, sont vivement projetés dans l'intestin
par les contractions musculaires de l'estomac ;
mais, à mesure qu'ils s'accumulent, l'orifice qui
leur donnait passage (le pylore) se resserre et ne
les laisse plus pénétrer que par très faibles
portions à la fois, toutes les sept à huit secondes. Ce mécanisme, sorte de block-system et qui
fonctionne sur tout le trajet du tube digestif, a
pour but de permettre aux ferments gastriques
(pepsine) et autres de rester en contact avec les
aliments le temps nécessaire pour exercer leur
action physiologique.

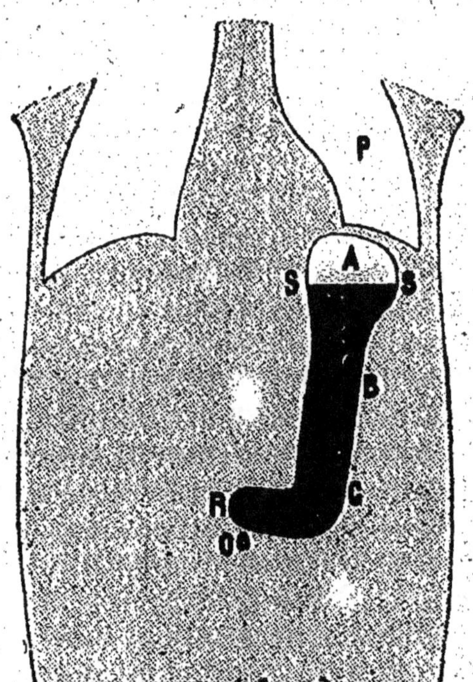

Fig. 95. — *Radiographie d'estomac normal contenant 200
centimètres cubes de lait de bismuth gommé.* (D'après
Levén et Barret.)
A, Chambre à air. — B, Portion tubulaire verticale. —
C, Portion tubulaire horizontale. — O, Ombilic. — P,
Poumons. — R, Pylore.

A jeun, les boissons *chaudes* passent très rapidement de l'estomac dans l'intestin et de là dans la circulation : quatre minutes environ pour le contenu d'une tasse à thé. Il faut deux *fois* plus de temps pour un verre d'eau *froide*.

Boissons. — L'eau est l'agent principal de propagation d'un grand nombre de maladies contagieuses (fièvre typhoïde, choléra, dyssenterie, etc.). Le bacille se développe et se multiplie rapidement dans les eaux souillées d'infiltrations liquides ou gazeuses, de matières organiques en décomposition (voisinage de fosses, d'amas de fumier, etc.). Au moindre doute sur sa pureté (1), faire bouillir l'eau pendant 10 minutes au moins et la laisser refroidir dans un récipient bouché avec un tampon d'ouate. L'eau ne tardera pas à récupérer en quelques instants les gaz perdus pendant l'ébullition : elle s'aère de nouveau et c'est à tort que l'eau bouillie passe pour être lourde et indigeste.

Cette opération a également pour avantage de tuer les œufs de vers intestinaux que l'eau contient souvent (trichocéphales, ascarides, oxyures (voir ces mots), et qui, devenus adultes, sont non seulement nocifs par eux-mêmes, mais plus encore par les blessures qu'ils infligent à la muqueuse de l'intestin. C'est par ces voies d'effraction que les microbes de la tuberculose, de la fièvre

(1) Pour s'en assurer, en porter un échantillon (lait, vin, un litre) au Laboratoire municipal, caserne de la Cité, de 11 h à 3 h., où l'analyse se fait *gratuitement*. On peut encore transmettre les prélèvements en les déposant au commissariat du quartier. Presque toutes les grandes villes possèdent un établissement de ce genre.

typhoïde, etc., qui seraient restés inoffensifs dans le canal intestinal, dont ils sont incapables par leurs propres moyens de percer le revêtement épithélial, fot invasion dans l'organisme.

L'usage de l'eau bouillie pour raison sanitaire date de la plus haute antiquité et il y a des millénaires que les Chinois le pratiquent. C'est pour la rendre moins insipide qu'ils, y infusent du thé, mode que les occidentaux ont adoptée, sans qu'elle fût justifiée par les mêmes motifs. L'abus du thé, dont le principe actif est la théine, est loin d'être inoffensif, comme d'ailleurs celui de tout produit contenant un alcaloïde agissant sur le système nerveux (café, tabac). Cette boisson passe pour être rafraichissante en été, opinion paradoxale, puisqu'elle ajoute des calories (voir ce mot p. 259) à l'économie, au lieu d'en soustraire. L'erreur vient d'une fausse interprétation : l'eau chaude excite la transpiration qui, en s'évaporant, donne une impression de fraîcheur.

On peut stériliser un litre d'eau en 10 ou 15 minutes en opérant d'après la méthode de MM. Vincent et Gaillard, au moyen de comprimés formés de 15 milligrammes d'hypochlorite de calcium et 8 centigrammes de chlorure de sodium pur. Les matières organiques sont détruites, ainsi que les bacilles pathogènes (1).

Bien que les pertes en eau subies par l'organisme oscillent entre 2000 et 3000 gr. par 24 heures, suivant la température et diverses autres con-

(1) *Larousse médical illustré de Guerre*, par le Dr GALTIER-BOISSIÈRE, libraire Larousse. Paris (1920), p. 94.

ditions, il suffit d'un litre et demi environ de boisson pour rétablir l'équilibre, le surplus étant fourni par le liquide contenu dans les aliments. (2).

Un verre d'eau pris au réveil stimule l'intestin et prévient la constipation : entre les repas, il favorise les fonctions rénales et entraîne les résidus dont l'organisme a intérêt à se débarrasser.

Une quantité insuffisante de liquide produit une agglomération de déchets à éliminer, d'où travail excessif pour les reins et troubles dont le facteur principal est l'acide urique. Ce produit organique est un sournois et redoutable ennemi dans la place : il importe de le débusquer le plus vite possible. On l'attaque communément par l'eau chaude sous forme d'infusion de tilleul ou de thé léger : palliatif insuffisant ; qu'on se rappelle, en effet, qu'un seul gramme exige, pour être dissous, un véritable ennoyage de 7 litres d'eau (voir *Régime des arthritiques*, p. 276).

Profitons de cette digression pour dissiper un préjugé trop répandu : on croit combattre l'obésité en s'abstenant de boire, en se traitant par le régime *extra-dry* ; mais cette illusion provient de ce qu'on mange moins en buvant moins et les personnes trop coquettes qui veulent conserver leur sveltesse et leur gracilité, compromettent leur santé par l'accumulation toxique de leurs déchets.

La boisson glacée provoque de brusques para-

(2) Pourcentage en eau de quelques aliments : salades, 94 % ; fruits, 90 ; poissons, 80 ; viande, 75 ; fromages, 40, etc.

lysies dans l'appareil digestif qui peuvent être suivies d'accidents graves, voire mortels.

Les boissons fraîches à 12°, ou chaudes entre 55° et 60° (plus chaudes elles risquent de fêler l'émail des dents), excitent les secrétions gastriques : tièdes, elles les retardent. Or, il importe que la digestion se fasse aisément ; un séjour prolongé donne naissance à des fermentations putrides, générateurs d'auto-intoxications intestinales.

DIÈTES ET RÉGIMES

La garde-malade doit savoir ce qui s'entend par diète négative, lactée, végétale, etc. Elle en trouvera l'explication ci-après, ainsi que des données sur les régimes, la valeur nutritive et la digestibilité de quelques aliments.

On définit le régime ou la diète suivant la quantité ou la nature de l'alimentation essentielle, et cette alimentation est elle-même commandée par la nature de la maladie, par exemple, diabète, albuminurie, arthritisme.

Diète négative. — Ne signifie pas abstinence absolue. L'alimentation est réduite aux quelques préparations que le médecin indiquera, des boissons généralement (tisane, lait, bouillon).

Diète lactée. — Le malade ne prend que du lait en quantité prescrite. Le lait constitue, en effet, un aliment complet, en ce sens qu'il renferme à la fois des substances azotées (caséine), des substances carburées (beurre, sucre), des sels et de l'eau. On peut le couper avec de l'eau de Vichy, du thé ou du café léger. Quand le lait est mal supporté, le remplacer par du « Képhir » (lait de vache fermenté), du « Koumiss » (lait de jument fermenté), du « Yohourth » (lait concentré par l'ébullition et légèrement acidulé).

Un adulte de taille moyenne peut vivre en prenant 3 à 4 litres de lait par 24 heures.

On ajoute souvent à ce régime des potages maigres au tapioca, au sagou, à l'arrowroot, au riz, au pain.

Diète végétale. — La viande est proscrite, ainsi que tout aliment qui n'est pas tiré du règne végétal.

Diète animale. — Viandes, bouillon, œufs, fromage, etc.

Diète sèche. — Restriction de l'aliment liquide pour combatre des sécrétions exagérées ou déterminer la résorption d'épanchements.

D'autres régimes sont également prescrits dans queques maladies : tel est le diabète, qui proscrit toute matière sucrée ou susceptible de se convertir en sucre. Sont permis : la viande, le pain de gluten, etc.

Régime des albuminuriques. — Les malades atteints de néphrite chronique ont intérêt à s'abstenir, comme il est décrit plus loin pour les arthritiques, d'aliments renfermant des *purines* et des *toxines*. Leurs reins, en effet, s'acquittent mal de leurs fonctions d'élimination et d'épuration du sang.

Ils suivront la diète lactée exclusive (v. p. 274) et s'abstiendront rigoureusement de sel. La viande, porc, poulet, bœuf, est autorisée en petite quantité : environ 100 grammes par jour.

Régime des arthritiques (goutte, gravelle, rhumatisme, artériosclérose, etc.).

L'état arthritique est caractérisé par une surproduction d'acide urique. L'abus de l'alimentation carnée, l'alcoolisme et aussi le surmenage cérébral, en sont les causes les plus fréquentes. Mais il est surtout dû à l'ingestion de substances alimentaires riches en *purines*, éléments producteurs d'acide urique (*trioxypurine*).

L'*artériosclérose* est peut-être la manifestation arthritique la plus fréquente : la majorité des personne ayant dépassé la cinquantaine en sont plus ou moins atteintes.

Elle se manifeste par un durcissement des parois des vaisseaux artériels au point de les faire éclater parfois sous l'effort de la pression sanguine (apoplexie). D'autre part, la sclérose peut gagner d'autres organes que les conduits artériels, le cœur, le rein, l'oreille, etc. (Letulle, Brault).

Des appareils spéciaux permettent aux médecins de mesurer l'élasticité des artères. *Chacun a intérêt à connaître sa pression artérielle*, qui est un indice des plus siginfiactifs de l'état général.

Le traitement médical de l'arthritisme a pour but de débarrasser l'économie de l'acide urique en excès : mais il convient de le seconder en s'abstenant d'absorber des aliments contenant des *nucléines*, constituées par le noyau des cellules de la chair des animaux jeunes, pigeon, poulet, agneau, chevreau, veau et dans certains viscères, cervelle, ris de veau, etc., et que nos organes transforment en acide urique.

D'une manière générale, on peut poser en principe que les aliments d'origine animale (viande de boucherie, charcuterie, volaille, gibier, poissons et mollusques) en contiennent tous plus ou moins.

Par suite, il n'y a pas lieu de faire de distinction entre la viande blanche et noire, à cet égard, ni d'admettre la théorie consistant à attribuer l'excès d'acide urique à un arrêt dans la transformation de l'urée, dû à un défaut de combustion physiologique (1). L'acide urique est d'origine alimentaire ou *exogène* et, d'autre part, *endogène*, en ce qu'il provient également (environ 40 centigrammes par vingt-quatre heures) de la destruction des cellules de notre propre chair au cours de leur incessante rénovation.

Il convient de signaler le bouillon et les extraits de viande qui sont, l'un, une décoction diluée, les autres, une décoction très concentrée de purines et de toxines.

On sait que le bouillon notamment, loin d'être un aliment nutritif, constitue un agent de dénutrition en raison de sa teneur en sels de potasse. Toute l'albumine, élément nourrissant, que la viande a cédée à l'eau de cuisson, disparaît sous forme

(1) *Physiologie de l'acide urique*, par P. FAUVEL, professeur à l'Université catholique d'Angers. Paris, Masson, 1907.

d'écume. Le bouillon n'a donc aucune valeur alimentaire, contrairement à l'opinion admise. En effet, l'expérience a démontré que les animaux nourris exclusivement avec du bouillon meurent d'inanition.

Les produits végétaux, au contraire, à l'exception de quelques-uns (pois, haricots, fèves, lentilles, champignons, asperges), n'en renferment que des traces à peine sensibles.

Le pain, les biscuits, le riz, les pâtes, les œufs, le lait, le beurre, le fromage, tous les fruits, y compris les tomates en sont exempts.

Ces derniers méritent d'être recommandés aux goutteux et aux rhumatisants, pour les malates et les tartrates qu'ils contiennent en abondance et qui se transforment en carbonates alcalins.

Proportion de purines pour 100 contenue
dans quelques aliments (1)

1° D'origine animale :

Ris de veau................ 1,20
Bœuf 0,33
Poulet 0,15
Mouton 0,11
Morue 0,06

Presque toutes les autres viandes sont comprises entre ces extrêmes.

Le bouillon renferme de 1 à 5% de matières extractives et les extraits de viande près du double.

____

(1) *Physiologie de l'acide urique*, par le professeur Pierre FAUVEL, (ouv. cité).

2° D'origine végétale :

Thé 1,35
Chocolat 1,43
Café 1,24
Haricots 0,07
Asperges 0,02

Les légumes, en général, se tiennent entre ces deux derniers chiffres ou ne présentent pas trace de purines, comme le chou-fleur, la laitue, le pain blanc, le riz, le tapioca, etc. De plus, ils fournissent, ainsi que les fruits, des sels alcalins précieux, surtout pour les arthritiques.

Parmi les boissons, la bière en renferme une très faible proportion (0,015), tandis qu'elles sont absentes dans le vin de Bordeaux, de Bourgogne, etc., etc.

Les prédisposés aux affections arthritiques se trouveront bien de suivre ces indications, sauf exceptions que seul le médecin peut spécifier.

Pour rendre la lutte contre les purines et la formation d'acide urique plus efficace encore, notamment celui produit par les cellules de notre organisme arrivées au terme de leur existence normale, on a recommandé de s'imposer tous les trois mois une période de jeûne absolu de deux ou trois jours, pendant lesquels on pourra absorber des liquides à volonté : mais on devra s'abstenir rigoureusement de tout aliment. Cette cure de désintoxication, qui peut être parfaitement suivie sans rien modifier aux travaux ou occupations habituels, sera utilement complétée par un purgatif pris avant le jeûne (1). Bien entendu, demander conseil au médecin traitant.

Régimes des oxalémiques

L'oxalémie est une maladie caractérisée par l'accumulation d'un produit toxique dans l'économie, l'acide oxalique, de provenance exogène et endogène, comme l'acide urique ; on constate sa présence dans le sang et les excreta de malades atteints de gravelle urinaire et intestinale, de goutte et de diverses affections du foie, des nerfs, etc. Le régime des arthritiques leur est applicable ; ils doivent s'abstenir d'aliments gélatineux riches en nucléines, dérivés puriques, comme les abats de tout genre, la tête, le pied et le ris de veau et surtout de ceux qui renferment de l'acide oxalique, comme le thé noir, le cacao, le chocolat, l'oseille, les épinards, la rhubarbe en branches, la betterave en salade. Cette exclusion s'étend encore à d'autres substances, bien qu'exemptes d'oxalates, mais qui en favorisent la formation dans l'intimité de l'organisme ; ce sont : le café, le vin, l'alcool, les poissons fumés, le gibier faisandé, les boissons gazeuses, le champagne et les vins mousseux, les truffes, les champignons, le caviar, les condiments, les fromages forts, tous les crustacés et coquillages, à l'exception peut-être des huîtres (2).

(1) *La méthode Guelpa* O. Doin. Paris, 1913.

(2) *Leçons de Pathologie digestive*, 3ᵉ série, par M. Maurice Lœper, professeur agrégé, médecin des hôpitaux. Paris, Masson, 1912.

Régime des tuberculeux

Le régime du tuberculeux consiste en une bonne et généreuse alimentation, aussi variée que possible, dont les détails et la composition ressortissent à l'expérience du médecin traitant. On n'envisage pas le mode ou la mode longtemps controversé et abandonné de la suralimentation.

Il faut armer nos organes contre les ravages du bacille de Koch, les prémunir en leur fournissant des munitions et des substances de remplacement contre l'appauvrissement et la déminéralisation qui ont permis au mal de s'implanter et de se développer.

Grâce aux adjuvants de la thérapeutique et de l'hygiène, l'organisme peut venir à bout de l'ennemi de dedans, vérité consolante que confirme la statistique des autopsies de la Morgue, où l'on a constaté que 75% des cadavres portent aux poumons des *lésions anciennes cicatrisées après guérison*.

« L'empirisme a permis d'établir que les aliments azotés et gras, riches en phosphore, sont les plus aptes à mettre l'économie en état de défense contre le microbe de Koch. Parmi eux, la viande, le poisson, les cervelles, le ris de veau, les jaunes d'œuf, le lait, surtout les graisses d'origine animale (l'huile de foie de morue en est le meilleur exemple, dans l'ordre des médicaments proprement dits) (1), avec l'exercice au grand air.

(1) Lorsqu'il s'agit des cas si fréquents où les substances grasses sont particulièrement indiquées, l'huile de foie de morue opère les guérisons ls plus inattendues

à la campagne, à la mer, à la montagne, qui active si nettement la nutrition, sont à signaler en tête des moyens qui protègent le mieux l'individu contre l'invasion de la tuberculose. » (*L'alimentation et les Régimes*, par le Professeur Armand GAUTIER de l'Institut, Paris, 1908, p. 637).

et les plus solides (GUBLER, Professeur de Thérapeutique à la Faculté de Médecine de Paris. *Commentaires thérapeutiques*. J. B. Baillière et fils, Paris, 1896).

Ses phosphates assimilables par suite de leur élaboration par un organisme vivant, contrairement aux produits calciques de laboratoire, qui ne font que traverser le tube digestif, réparent les pertes dues à la *décalcification* du tuberculeux ; sa richesse en substance grasse épargne l'usure des albuminoïdes ; enfin et surtout certains corps (*lipoïdes*), dont la présence a été reconnue parmi les éléments constituants des globules blancs du sang ou phagocytes, viennent renforcer l'énergie antitoxique de ces derniers, en leur fournissant le produit dont ils ont besoin pour accomplir leur œuvre de destruction des bacilles (*phagocytose*). C'est donc à la fois un médicament et un aliment.

S'il se produit des signes d'intolérance, il est presque toujours permis d'incriminer la qualité de l'huile. Aussi doit-elle être choisie avec soin. Les huiles commerciales sont souvent fabriquées avec des foies plus ou moins corrompus ou mélangés de graisse liquide (phoque, baleine, etc.), très indigestes.

D'autre part, celles qui sont originaires de Norvège, extraites au moyen du procédé industriel de la congélation artificielle, ont perdu une grande partie de leurs principes actifs (phosphates, iode, brome) par suite de cette épuration excessive.

La meilleure est l'huile médicinale de Terre-Neuve, quand elle est préparée avec des foies *frais*, encore vivants, pour ainsi dire, de poissons pris le jour même. On a pu comparer son action à celle d'un produit opothérapique (voir p. 315).

L'huile brune ou foncée doit être rejetée : elle contient des bases analogues aux *ptomaïnes* (voir p. 76).

LA CUISINE DU MALADE

Il ne faut jamais faire de cuisine dans la chambre d'un malade, afin d'éviter toute odeur ; on apportera les aliments tout préparés et on ne les y laissera pas séjourner. Il est désirable que le malade ait toujours un en cas à sa portée : son estomac est souvent capricieux et pendant un apprêt trop long son envie momentanée risque de passer.

Cuisson. — On a dit que l'acte de la digestion commençait dès la cuisine. Cela signifie que la digestibilité des aliments dépend beaucoup de la manière dont ils sont cuits et accommodés. Les conseils qui vont suivre sont de ceux que la « Parfaite Cuisinière » pratique en quelque sorte d'instinct, mais qui ne seront pas inutiles aux plus novices.

En règle générale, il faut amener à ébullition, puis terminer à feu doux. Quant aux rôtis, les saisir par un feu vif qui, en formant une enveloppe dense, emprisonne les sucs de la viande, et achever à une chaleur modérée. Cuire les légumes à la vapeur.

La viande bouillie perd environ 60% de son poids : rôtie, 50%, ainsi que le poisson frais.

La cuisson a encore pour avantage de détruire les parasites (tænia du bœuf, trichine du porc) (voir p. 55). La stérilisation est plus complète dans les viandes bouillies, 90° à 95°) que dans les viandes rôties (60° à 70°).

Aux malades soumis aux régimes de la *viande crue*, on ne doit faire consommer que celle de mouton ou, à défaut, de cheval.

RECETTES CULINAIRES

Bouillon de bœuf

Maigre de bœuf	250 grammes
Carottes, poireaux, céleri, de chacun	50 —
Sel	9 —
Eau	1 litre

Mettre dans l'eau froide ; quand elle bout, éloigner du feu et maintenir une légère ébullition pendant quarante-cinq minutes. Passer à travers une mousseline mouillée et dégraisser. Réchauffer au bain-marie au fur et à mesure des besoins.

Thé de bœuf ou bouillon instantané

Hacher menu une demi-livre de viande de bœuf dégraissée : ajouter même poids d'eau froide ; faire bouillir pendant 5 minutes, saler et passer avec expression.

Autre procédé : hacher menu une demi-livre de viande maigre, faire revenir avec une noix de beurre pendant quelques instants dans une poêle, ajouter quelques rondelles de carotte, de poireau, du sel et du poivre. Jeter dans une casserole avec

un demi-litre d'eau bouillante et faire mijoter
pendant une demi-heure. Passer au travers d'une
serviette mouillée.

Ce bouillon a plus de goût que le premier.

Jus de viande préparé à chaud

Mettre poids égal de viande crue maigre, finement hachée et d'eau dans une terrine en terre ;
placer le couvercle et par-dessus une feuille de
papier cerclée d'une ficelle ; chauffer ensuite
pendant trois heures au bain-marie ; après refroidissement, dégraisser et réchauffer au bain-marie
selon les besoins.

Le jus de viande bien fait ne doit pas avoir
bouilli, ni se prendre en gelée.

Jus de viande préparé à froid

Laisser macérer pendant trois heures au frais,
une demi-livre de viande de mouton ou de cheval
crue, hachée menu, dans une quantité d'eau froide
bouillie et salée de la valeur d'une tasse à thé.
Passer avec expression. Se consomme froid.

Gruau d'avoine

Peut se préparer avec de l'eau, du lait ou avec
un mélange d'eau et de lait. Mouiller deux cuillerées à potage de gruau d'avoine avec un peu d'eau,

ajouter un demi-litre d'eau ou de lait et faire bouillir doucement pendant une demi-heure, en agitant fréquemment. Sucrer ou saler, suivant le goût du malade. Très nourrissant : riche en phosphates.

Bouillie d'avoine (1)

Délayer une forte cuillerée de farine d'avoine avec deux cuillerées et demie d'eau récemment bouillie. Ajouter une pincée de sel et mettre cuire sur le fourneau pendant 25 ou 30 minutes, en remuant souvent.

Ajouter au dernier moment, suivant prescription médicale, du sucre, de la crème ou du sirop de fruit.

Pommes de terre

Pour avoir des pommes de terre bien farineuses, il faut les plonger, sans les éplucher, non pas dans l'eau froide, mais dans de l'eau bouillante, pendant deux minutes ; puis les retirer un peu du feu et les faire cuire à une bonne chaleur, mais sans pousser de nouveau jusqu'à l'ébullition. Par ce procédé, les grains de fécule se gonflent et finissent par crever leur enveloppe.

Nouilles fraîches

Malaxer un œuf entier et un jaune avec de la

(1) *La Cuisine Diététique*, par le Dr. F. Regnault et M. P. Montagné. Paris Vigot, 1910.

farine de gruau ; faire une pâte homogène et laisser reposer la boule pendant une heure.

Abaisser au rouleau en une feuille très mince ; rouler en boudin, et découper en lanières fines ; séparer ces lanières et les pocher à l'eau bouillante salée pendant dix minutes ; les égoutter, faire évaporer l'excès d'humidité à l'entrée du four et ajouter un morceau de beurre frais.

Œufs

Il est très important de veiller à la fraîcheur des œufs ; le blanc s'altère très rapidement et peut provoquer des intoxications dont la cause passe souvent inaperçue. On en a relevé des exemples fréquents après l'absorption de pâtisseries (saint-Honorés, etc.), fabriqués avec des blancs d'œufs avariés (botulisme, voir ce mot).

Un moyen pratique d'apprécier l'âge d'un œuf consiste à le secouer près de l'oreille : s'il ballotte, c'est qu'il n'est pas frais : ou mieux, à le plonger dans de l'eau saturée de sel, c'est-à-dire où l'on a mis autant de sel que l'eau peut en dissoudre, environ 125 gr. par litre. Un œuf frais va de suite au fond et prend une position horizontale. S'il se relève légèrement, c'est qu'il a été pondu depuis trois ou quatre jours ; âgé de huit jours, il se redresse davantage, plus encore après trois semaines, pour se tenir droit après un mois. Ensuite, il flotte.

Ces phénomènes sont déterminés par l'évaporation des liquides de l'œuf à travers la coquille qui est poreuse.

On peut conserver les œufs à l'état de fraîcheur pendant près de six mois en les tenant plongés dans une solution de silicate de potasse à 10%.

Un œuf bien cuit, mais pas dur, est plus facile à digérer que gobé cru.

Œuf sur le plat sans beurre (Pour les malades auxquels le beurre cuit est défendu). Verser dans le plat deux cuillerées d'eau et, quand elle commence à frémir, casser les œufs et les laisser cuire à point sans les remuer. Les servir avec un petit morceau de beurre frais sur chaque jaune. Ils ont l'apparence d'œufs pochés.

Orangeade.

Jus de deux oranges et d'un demi-citron.
    Eau............   500 grammes
    Sucre...........   25   —
Passer à travers un linge fin.

Viande crue

Prendre de la viande de mouton exclusivement, la dépouiller des tendons, fibres, nerfs et vaisseaux, la râper et la passer au tamis. La rouler en boulettes dans du sucre ou la délayer dans un peu de bouillon tiède et dégraissé. Dose : adultes, de 50 à 250 grammes par jour. Enfants, de 10 à 50 grammes, suivant l'âge.

La viande de bœuf et de porc peuvent être infestées de parasites (voir tænia, p. 55) : celle du cheval, de microbes qui communiquent la fièvre paratyphoïde.

Limonade.

```
Citron ...................... nº 1
Eau  ...................... 500 grammes
Sucre ...................... 35    —
```

A défaut de « presse-citron », couper le citron en tranches minces et en retirer les semences qui communiqueraient à la limonade une saveur amère. Presser et passer.

Autre procédé : frotter un morceau de sucre sur l'écorce d'un citron ; en presser le jus et ajouter un demi-litre d'eau froide ou d'eau de Seltz.

Lait de poule.

Battre un jaune d'œuf avec quelques cuillerées d'eau froide, puis ajouter, en versant peu à peu, un verre d'eau tiède préalablement sucrée.

Eau panée.

Pain de froment ou mieux croûte de pain, 30 grammes. Eau en quantité suffisante pour obtenir un demi-litre après ébullition et passer.

Eau de riz.

Faire bouillir dans un litre d'eau, pendant une heure environ, 100 grammes de riz préalablement bien lavé ; passer avec expression, sucrer et aromatiser (cannelle, vanille, zeste de citron, etc.)

Bouillon de légumes.

Pommes de terre........ 60 grammes
Carottes 45   —
Navets 15   —
Haricots secs ....   6.   —

Faire bouillir dans un litre d'eau pendant 4 heures dans une marmite en terre ou en porcelaine que l'on laisse couverte. Le bouillon ayant réduit, ajouter de l'eau bouillie, pour ramener la quantité à un litre, et 5 grammes de sel. Se servir de ce bouillon pour faire des soupes aux pâtes, riz, tapioca, fécules diverses.

Potage de légumes (Dr François Helme).

Mettez dans une marmite de 6 litres, pour dix personnes, tous les légumes pour un pot-au-feu ordinaire, carottes, navets, avec du beurre animal ou végétal, ou du saindoux. Au lieu d'un kilo de viande, employez une demi-livre de haricots blancs et une demi-livre de rouges. Faites cuire au moins 5 heures, passez et versez le bouillon sur du pain. Les légumes, réduits en purée, pourront être mangés à part. Ce potage est excellent au goût, d'un prix minime et d'une valeur nutritive considérable.

Bouillon de légumes secs (Dr J. Comby).

Faites bouillir dans trois litres d'eau :
Blé,
Orge perlé,
Maïs concassé,

Lentilles décortiquées, de chaque 3o grammes ou une cuillerée à soupe. Ajouter 5 grammes de sel et passez. Ne pas conserver plus de 24 heures. Pour faire des bouillies, ajouter une cuillerée à café ou à soupe de farine pour 1oo à 2oo grammes de bouillon.

Bouillon de légumes frais.

Couper menu, carottes, navets, poireaux, laitues, de chacun 5o grammes : une petite branche de céleri (que l'on peut avantageusement remplacer par une pincée de « céleri granulé ») et quelques brins de cerfeuil.

Mettre dans un litre d'eau froide : faire bouillir pendant trois quarts d'heure, de manière à réduire à un demi-litre.

Passer sans expression, saler et lier avec une cuillerée à café de fécule préalablement délayée à froid. Faire jeter un bouillon.

On peut épaissir le potage avec une cuillerée à café de tapioca : porter à l'ébullition pendant sept à huit minutes.

Enfin, ajouter un morceau de beurre et un jaune d'œuf, si ces aliments sont permis, après avoir retiré du feu.

Bouillon de légumes à la farine de riz
(Dʳ H. Méry).

Pommes de terre.......... 3oo gr.
Carottes .... 4oo —

Navets .... 100 —
Haricots ou pois......... 80 —
Sel de cuisine........... 35 —
Eau .... 7 litres.

Faire bouillir le tout pendant deux heures et demie : filtrer, ajouter une cuillerée à café de farine de riz pour 100 gr. de bouillon et faire cuire 15 minutes.

Cuisson du riz

Tous les peuples mangeurs de riz le consomment, contrairement à nos habitudes, à peine crevé et craquant sous la dent.

Voici comment procèdent les Japonais et les Chinois : après avoir versé les grains dans un récipient contenant de l'eau froide, ils chauffent à feu doux, mais pas jusqu'à ébullition. Cette première eau est jetée et l'opération est répétée plusieurs fois ; la cuisson se termine au bain-marie.

Le contact prolongé de l'eau chaude a pour avantage de transformer la matière amylacée insoluble du riz en une substance soluble et, par suite, parfaitement digestible (1).

Tisanes de pommes

Prenez deux pommes de reinette bien mûres : pelez, coupez en rondelles minces. Mettez dans un récipient et jetez dessus un litre d'eau bouilllante. Laissez refroidir, passez et sucrez.

(1) *La Cuisine Rationnelle*, par Madame Moll-Weiss. Doin, Paris, 1012.

Sabayon.

Battre un jaune d'œuf dans un verre de madère, de malaga ou avec quelques cuillerées de cognac, de rhum, ou de kirsch. Réconfortant très efficace.

TEMPS QUE METTENT CERTAINS ALIMENTS POUR ÊTRE DIGÉRÉS DANS L'ESTOMAC ET DÉVERSÉS A L'INTESTIN (1).

1 h. à 2 h. : Œuf à la coque, lait bouilli, bouillon de viande, cacao (tasse de).

2 h. à 3 h. : Ris de veau, cervelles bouillies, œufs durs ou en omelette, carpe bouillie, morue fraîche bouillie, huîtres crues, pommes de terre en purée, choux-fleurs, asperges, pain blanc, cerises.

3 h. à 4 h. : Bifteck chaud ou froid, jambon, rôti de veau, pigeon rôti, poulet rôti ou bouilli, perdreau rôti, saumon bouilli, riz cuit à l'eau, carottes et épinards bouillis, salade de concombres, radis crus, pommes.

4 h. à 5 h. : Rôti de bœuf, lièvre rôti, canard rôti, harengs salés ou fumés, haricots verts, pois verts, lentilles en purée.

Un repas composé d'œufs, d'une côtelette, de légumes, dessert et d'un verre de boisson, met entre quatre heures et demie et cinq heures, parfois plus, à passer de l'estomac dans l'intestin.

(1) *L'alimentation et les Régimes*, par le Professeur A. GAUTIER, de l'Institut. Paris, Masson, 1908, p. 44.

On peut se demander si l'ingestion d'aliments trop souvent répétée (collations, goûters) n'est pas la cause de nombre de maladies d'estomac. Au contraire, on comprend l'avantage de laisser des intervalles réguliers et suffisamment espacés entre les repas, afin d'accorder aux organes digestifs le temps nécessaire pour s'acquitter de leurs fonctions.

Boissons alcooliques. — Souvent administrées aux malades, quand les cordiaux sont indiqués. Les personnes bien portantes ne pécheront pas contre la saine hygiène en se contentant d'un quart ou d'un demi-litre de vin par jour. Mais un litre de vin titrant en moyenne 10 degrés (Bordeaux ordinaire) contient environ 80 grammes d'alcool. Or, si l'alcool pris *à faible dose* a la valeur d'un aliment d'épargne, il est, *à forte dose*, même dilué, un agent nocif et destructeur des matières qui concourent à former nos tissus.

Il est donc sage d'user du vin avec mesure et même, dans certains cas, de s'en abstenir, puisqu'il est établi que l'alcool qui passe dans le sang et les humeurs sans être brûlé, intoxique les cellules, excite et fatigue le cœur et le système nerveux, enfin engendre les maladies du foie, de l'estomac, des reins, du cerveau et de la moëlle épinière.

Cela est surtout vrai des alcools proprement dits, liqueurs, rhums, cognac, etc., ainsi que de tous les apéritifs, qu'il convient de proscrire absolument. Leur absorption même à petite dose, quand elle est souvent répétée, est la source de désordres, incurables, par suite d'une intoxication lente et dont le sujet lui-même finit par perdre conscience, tout en en ressentant les effets. Sur 2.000 malades traités annuellement à la Salpêtrière, 70% sont des alcooliques.

L'alcool est un facteur de décrépitude physique et de déchéance morale : la plupart des dégénérés, des impulsifs, des épileptiques et des anormaux portent ses stygmates. Il mène à la folie et à une mort prématurée.

Si l'on compare les cartes de la consommation de l'alcool et de la criminalité, on sera frappé de la concomitance des deux phénomènes. C'est pour cela qu'il faut regretter l'indulgence de la législation et des pouvoirs publics à l'égard du privilège des bouilleurs de crû et du nombre des débits.

L'alcool ne nourrit pas (1) et, contrairement à l'opinion admise, refroidit plutôt le corps qu'il ne le réchauffe. La sensation de chaleur est une illusion : si la température augmente à la périphérie c'est au dépens de la température interne. Enfin la force musculaire n'est nullement accrue par l'alcool, en dépit du préjugé des travailleurs manuels qui tirent de là un prétexte pour de trop fréquentes visites à l'Assommoir.

---

(1) Par une fausse interprétation d'une théorie de savants Américains, l'on a professé — et les partisans des bouilleurs de crû ont fait état de cet argument — que l'alcool a une vertu nutritive.

III. — MALADIES CONTAGIEUSES

On donne ce nom aux maladies qui se transmettent d'un individu à l'autre, ou d'un animal à un être humain, ou encore par l'air, le sol ou l'eau.

Elles sont dites *infectieuses*, lorsqu'aux manifestations locales, s'ajoute une action générale sur l'organisme due aux toxines sécrétées par les bactéries.

La désignation de ces maladies et leur mode de propagation se trouvent au chapitre qui traite de la désinfection (pp. 357 et suivantes).

Lorsqu'une infirmière est appelée à donner ses soins à un contagieux, elle doit prendre toutes les précautions utiles pour éviter la propagation de la maladie dans la famille et au dehors.

En premier lieu, isoler le malade. Choisir une chambre éloignée des autres pièces habitées et en faire enlever les meubles et objets inutiles ; rideaux, tapis, tentures et généralement tout ce qui peut donner asile aux poussières, par conséquent aux microbes pathogènes (voir *Balayage*, p. 216).

Suspendre un drap contre la porte de sortie et n'admettre que les personnes qui soignent le malade.

Tout ce qui lui a servi sera désinfecté avant

d'être emporté et même ses lettres devront subir un repassage au fer chaud, par mesure de prudence. Le linge de corps, vêtements, draps, serviettes, mouchoirs, seront recueillis dans un grand sac pour être portés à l'étuve. Dans le cas où ce mode de désinfection ferait défaut, il faudrait y suppléer en ayant à demeure dans la chambre une cuve contenant une solution de sulfate de cuivre à 5 % (ou deux cuillerées à potage par litre d'eau), dans lequel on laissera immerger, pendant 6 heures au moins, tout ce qui doit aller au blanchissage.

C'est également avant de quitter la chambre que seront traités la vaisselle et les ustensiles du malade : on les plongera, au moins, pendant une heure, dans de l'eau bouillante, en l'additionnant de carbonate de soude (une cuillerée à café par litre) ou de cendre de bois pour élever son point d'ébullition. Cette règle s'impose surtout alors qu'il s'agit d'une affection contagieuse par les sécrétions buccales ou nasales telle que la diphtérie, la scarlatine, la rougeole, la coqueluche, la méningite cérébro-spinale, les oreillons, les angines, la tuberculose, etc.

De même, on désinfectera les déjections, fécales, vésicales, vomissements, avec une solution de sulfate de cuivre à 5%, avant de les jeter dans la fosse d'aisance. Cette solution servira également pour désinfecter les crachoirs. Quant aux compresses, chiffons, ouate, souillés, le plus simple est de brûler le tout dans le foyer de la cheminée.

En résumé, il faut s'ingénier à stériliser sur

place et sans délai les germes capables de répandre la contagion (consulter les *Instructions spéciales*, p. 357).

L'infirmière portera une blouse longue fermée aux poignets et au cou ; ses cheveux seront recouverts d'un voile ajusté avec soin autour de sa tête. Elle s'en dévêtira avant de quitter la pièce et les y laissera pour les reprendre en rentrant.

Si elle est obligée de sortir en ville, elle n'oubliera pas de brosser ses cheveux avec une brosse humectée de liqueur de Van Swieten : elle fera surtout le corps de larges et nombreuses ablutions, ou recourra aux grands bains avec le sublimé (15 grammes dissous dans l'alcool pour un bain). Quant à ses vêtements, elle en changera complètement et n'ira au dehors qu'avec ceux qui n'auront pas été contaminés.

Le fer à repasser très chaud, dont la température s'élève à 200° et même 300°, peut servir à stériliser certaines étoffes. Un seul coup de fer suffit pour les tissus fins comme un mouchoir de poche, par exemple ; les tissus de laine et de coton seront *humectés* au préalable et repassés sur les deux faces.

Le soin de ses mains fera l'objet d'une attention particulière ; savonnage et trempage dans la solution de sublimé, chaque fois qu'il y a eu contact avec le malade, son linge ou sa literie ; la moindre écorchure sera aussitôt pansée avec de la teinture d'iode. Plusieurs fois par jour et notamment avant les repas, elle se rincera la bouche et se gargarisera avec de l'eau bouillie alcoolisée à 30% ou additionnée d'un tiers d'eau oxygénée. Cette règle devrait être suivie par tous les habitants de l'appartement.

Matin et soir, elle aura recours à des pulvérisations nasales d'huile goménolée à 1 % ; à défaut de pulvérisateur, elle s'en versera une demi-cuillerée à café dans les narines ; ce mode de préservation, qui a été reconnu des plus efficaces, sera strictement observé. Le lavage du visage tous les soirs a également son importance ; rien ne le protège contre les microbes de l'air ambiant, ni des sécrétions buccales qui peuvent l'atteindre. Une dernière recommandation : mettre par terre, près de la porte, et tenir toujours humide avec du sublimé, une serviette ou un torchon qui servira à essuyer les semelles et les souliers des sortants. Cette précaution est trop souvent négligée, malgré son importance.

Les règles de conduite qui précèdent doivent suffire pour mettre l'infirmière elle-même et autrui à l'abri de la contagion. Quoi qu'il soit impossible de prévoir ici toutes les circonstances qui peuvent surgir, mieux vaut se borner à recommander ces quelques mesures de préservation, parce qu'elles sont faciles à retenir et à mettre en pratique.

Ce sont celles qui furent appliquées avec succès pendant la guerre dans le Service des Contagieux de l'Hôpital Buffon (1), de septembre 1914 à mars 1919.

---

(1) Hôpital temporaire du Lycée Buffon de 710 lits, organisé et dirigé pendant toute la durée de la guerre par le Médecin Principal de 1re Classe Maurice LETULLE.

Bien que plus de 1,500 infectieux y aient été hospitalisés, pas un seul cas de contagion intérieure ne s'y est déclaré, ni parmi les malades, ni parmi le personnel médical ou hospitalier. Ce résultat est d'autant plus remarquable qu'il s'agissait de sujets atteints des plus graves affections traités dans une installation improvisée.

Voici d'ailleurs quelques chiffres probants empruntés à la statistique dressée par les médecins du service (1) : angines, 232 ; diphtéries, 18 ; dysenteries, 43 ; érysipèles, 107 ; fièvre typhoïde, 97 ; grippes, 320 ; méningites cérébro-spinales, 20 ; oreillons, 148 ; rougeole, 46 ; scarlatine, 59 ; tétanos, 16 ; enfin plusieurs cas de variole, de typhus, etc.

Il convient d'ajouter que la mortalité fut très faible, même pendant l'épidémie de grippe. Sur 1,592 entrées, si l'on élimine les malades qui, à leur arrivée, étaient dans un état désespéré et succombèrent dans les 48 heures, il n'y eut que 47 décès, soit une moyenne de 2,096 %, résultat peut-être unique dans les annales hospitalières.

Il ne saurait être question de décrire les diverses maladies contagieuses, même en se bornant à n'indiquer que ce qu'il importe à une infirmière de savoir.

Quelques-unes de ces affections, parmi les plus fréquentes, sont passées en revue dans la « Première Partie » de ce volume.

Ces notions, bien que sommaires, aideront l'in-

(1) Les Docteurs Gaston DREYFUS, Jean MAUMUS et W. DOUGLAS HOGG, engagés volontaires pour la durée de la guerre.

firmière à saisir la portée des prescriptions médicales, comme elles pourront lui suggérer les mesures les plus efficaces à prendre au cours et à la suite d'une maladie contagieuse.

IV. — MÉDICATION

DE L'EMPLOI DE QUELQUES AGENTS ET PROCÉDÉS THÉRAPEUTIQUES

Il faut toujours, avant d'administrer un médicament, se reporter à l'ordonnance et vérifier avec soin si les numéros concordent bien. Aussi est-il désirable que le pharmacien reproduise les instructions concernant son usage et qu'elles soient recopiées sur l'étiquette même du flacon ou de la boîte. Un simple numéro est, en effet, insuffisant et l'on risque trop de commettre une confusion.

Pour différencier les médicaments pour l'*usage externe* des préparations pour l'*usage interne*, la loi prescrit d'y apposer une étiquette *rouge orange*. On doit, en plus, ne les délivrer qu'en flacon de couleur *bleue* ou *jaune*.

Dans beaucoup de pharmacies, on prend une autre précaution contre l'erreur qui pourrait se produire dans l'obscurité ou à la faible clarté d'une veilleuse: les flacons bleus sont *cannelés* ce qui permet de les reconnaître au toucher.

Un moyen très simple pour ne pas confondre un flacon dangereux avec un autre, même dans l'obscurité, consiste à traverser le bouchon avec deux épingles en croix : on est averti au toucher.

Les médicaments doivent être *rangés à part* dans une armoire spéciale, et on ne les laissera jamais à la disposition du malade ou à sa portée.

Les médicaments non employés seront détruits. Moins il y a de flacons et moins il y a de chance de se tromper.

Evaluation en poids de quelques mesures

	Alcool à 60° ou huile	eau	sirop
Une cuillerée à café contient environ :	3 gr.	4 gr.	5 gr.
Une cuillerée à dessert...............	9 gr.	12 gr.	16 gr.
Une cuillerée à potage...............	12 gr.	16 gr.	20 gr.
Un verre à eau.....................		200 gr. d'eau	
Un verre à bordeaux...............		150 gr.	—
Un verre à liqueur.................		30 gr.	—
Une tasse à café...................		100 gr.	—
Une tasse à thé...................		175 gr.	—
Un bol...........................		300 gr.	—
Une poignée de farine de lin.........		100 gr.	
Une pincée de fleurs ou de feuilles..		2 gr.	

Il est toujours préférable, pour les médicaments à prendre par cuillerées, d'employer un *verre gradué*, la capacité des cuillères étant très variable.

TISANES, CATAPLASMES, ETC.

L'infirmière doit être capable de confectionner certaines préparations qui ne réclament pas l'intervention du pharmacien et connaître la façon d'appliquer les ventouses et des sangsues, ainsi que le mode opératoire des injections hypodermiques.

Tisanes. — Ces préparations servent de boisson habituelle aux malades ; elles rendent des services en ce sens qu'elles favorisent l'élimination des toxines Avoir soin de les passer toujours à travers un linge fin avant de les administrer. Les produits qui entrent dans leur composition (fleurs, feuilles, fruits, écorces, bois) n'étant pas tous également perméables à l'eau, on les soumet à des traitements, suivant le degré de résistance que leur tissu oppose. Ces divers modes sont la solution, la *macération*, l'*infusion*, la *décoction*.

En voici quelques exemples.

Solution. — Tisane de gomme (eau gommeuse).

Gomme arabique .... 20 gr.
Eau froide .... 1000 gr.

On lave la gomme à l'eau froide pour la débarrasser de la matière amère et on la fait dissoudre dans l'eau.

Macération. — Tisane de réglisse.

Racine de réglisse .... 10 gr.
Eau froide .... 1000 gr.

Laissez macérer pendant cinq heures et passez ; on l'obtient aussi par infusion.

Infusion. — Tisane de fleurs de tilleul.

Fleurs de tilleul ....   10 gr.
Eau bouillante ....   1000 gr.

Faites infuser pendant une demi-heure et passez. On n'emploie que 5 grammes de fleurs de camomille, de bourrache, de menthe, etc.

Décoction. — Tisane d'orge (eau d'orge).

Orge perlé lavé à l'eau froide........   20 gr.

Faites bouillir l'orge dans une quantité d'eau suffisante jusqu'à ce qu'il soit bien crevé et que le liquide soit réduit à un litre ; passez à travers une étamine claire.

Préparez de même les tisanes de gruau, de riz (eau de riz).

Dans les hôpitaux, on donne aux malades de la *tisane commune*, ou solution de glyzine ; aux fiévreux de la tisane pectorale (infusion de fleurs aromatiques ou de tilleul). Aux malades qui toussent, il faut de la tisane constamment chaude, ce que l'on obtient avec un récipient à veilleuse.

Révulsion. — Action qui a pour but de décongestionner les parties profondes en attirant le sang vers la surface correspondante de la peau, au moyen de manœuvres ou d'agents physiques et chimiques ; trois degrés : rubéfaction, vésication, cautérisation.

Rubéfaction. — Rougeurs plus ou moins vives de la peau qui s'obtiennent au moyen de frictions à sec avec de l'alcool de lavande, ou camphré, de la térébenthine : par l'application de compresses d'eau chaude, de cataplasmes simples ou sinapisés, de teinture d'iode. Chez les enfants, les bottes d'ouate amènent une transpiration profuse des membres inférieurs (voir p. 24).

Vésication (Voir *Vésicatoires*, p. 309).

Cautérisation. — Opération qui consiste à brûler superficiellement la peau (pointes de feu) ou profondément les tissus, à l'aide d'un instrument métallique incandescent (thermocautère) ou de produits chimiques caustiques, tels que la pierre infernale (azotate d'argent fondu), d'acides minéraux, etc.

Cataplasmes de farine de lin. — Délayez la farine dans l'eau froide de manière à faire une bouillie très claire et faites chauffer jusqu'à ce que la masse ait pris une consistance convenable. Enfermez dans de la tarlatane et recouvrez d'un tissu imperméable (taffetas gommé).

Quand on les applique sur des enfants, il faut vérifier avec le dos de la main s'ils ne sont pas trop chauds pour leur peau délicate. Il est toujours prudent d'interposer un mouchoir ou un morceau de flanelle et de le retirer ensuite.

Cataplasmes de fécule de pommes de terre. — Mettez les trois quarts de litre d'eau sur le feu, dans un poêlon couvert et, aussitôt qu'elle est entrée en ébullition, versez la fécule que l'on aura au préalable délayée dans le quart restant de l'eau froide. Laissez le tout un moment sur le feu et retirez en continuant à remuer la masse (fécule, 100 gr. pour un litre d'eau).

Sinapismes. — Ce sont des cataplasmes faits avec de la farine de moutarde. Laisser en place un quart d'heure à une demi-heure, en tenant compte de la douleur et non de la rougeur de la peau, qui peut n'apparaître qu'après l'enlèvement du sinapisme. Laver l'endroit à l'eau tiède et saupoudrer avec du talc.

On substitue d'habitude à cette préparation le sinapisme en feuilles, plus commode à manier. Ne pas faire d'application sur la poitrine avant qu'il ne se soit écoulé au moins deux heures après le repas.

Cataplasme sinapisé. — Saupoudrez d'une couche plus ou moins épaisse de farine de moutarde la pâte d'un cataplasme de farine de lin ordinaire, ou encore mélangez moitié farine de moutarde à la farine de lin.

Enveloppement humide sinapisé (voir p. 256).

Fomentations. — Application de chaleur sèche ou humide sur une partie du corps.

Les fomentations chaudes peuvent remplacer les cataplasmes. On trempe une flanelle dans de l'eau bouillante : on la tord et quand elle est

bien essorée on l'applique en la couvrant d'un taffetas imperméable qui en retarde le refroidissement.

Fomentation térébenthinée. — En versant sur
la flanelle essorée 20 à 30 gouttes de térébenthine
on obtient un révulsif qui opère à la manière d'un
sinapisme.

Les *fomentations sèches* se pratiquent au moyen
de sacs de sable chauffé, de briques, d'eau chaude
contenue dans un sac en caoutchouc.

Il faut avoir grand soin de juger par soi-même
de leur chaleur lorsqu'on a affaire à un malade
évanoui ou paralysé et qui, par suite, ne saurait
apprécier le degré de température des objets mis
en contact avec la peau (1).

Ventouses sèches. —Une ventouse est une petite
demi-sphère de verre que l'on emploie pour attirer le sang à la peau et décongestionner les parties profondes. On les applique après avoir fait
le vide par la chaleur d'un tampon d'ouate fixé au
bout d'une tige de bois, trempé dans l'alcool et
enflammé ensuite, que l'on introduit un instant
dans la ventouse ; la retourner vivement sur la
peau. Laisser en place pendant 5 à 10 minutes,
jusqu'à ce que la peau, soulevée par le vide, ait
pris une teinte violacée.

A défaut de ventouses spéciales, on peut se servir de verres à bordeaux ordinaires. Huiler les
bords pour assurer une application hermétique et

(1) *Fomentations froides*, voir page 256.

aussi pour faciliter l'enlèvement. On emploie les ventouses dans la congestion pulmonaie, la broncho-pneumonie, l'emphysème, la tuberculose pulmonaire, etc.

Ventouses scarifiées. — Procédé employé pour obtenir une saignée locale. Après avoir aseptisé la région avec de la teinture d'iode ou un savonnage

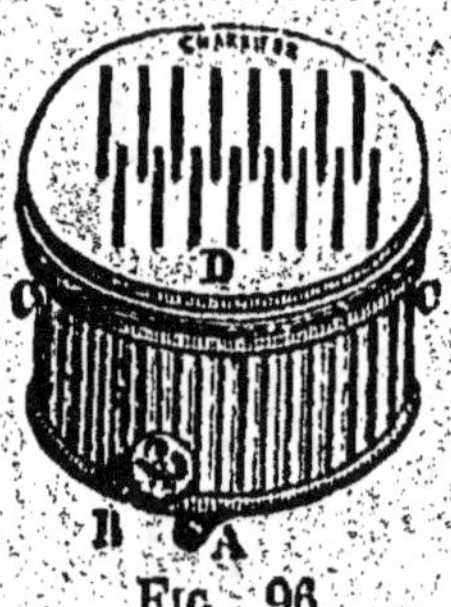

Fig. 96.

suivi d'une friction alcoolique et appliqué des ventouses sèches, on retire celles-ci et on entaille

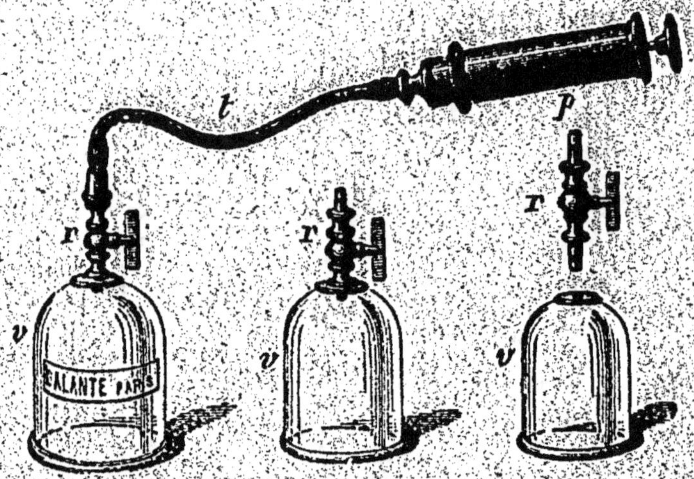

Fig. 97. — *Ventouses pneumatiques.*

superficiellement la peau soulevée avec une lancette, un bistouri, un rasoir, mais plus habituellement avec un scarificateur mécanique (fig. 96) ;

puis on replace de nouveau les ventouses sèches. Les enlever au bout de 5 minutes et panser les plaies aseptiquement ; celles-ci laissent des marques indélébiles.

Vésicatoires. — A moins d'instructions spéciales, on les laisse en place environ huit heures chez les adultes ; chez les enfants (jamais avant l'âge de trois ou quatre ans), deux à trois heures suffisent ; on aura préalablement bien lavé la peau et, s'il y a des poils, ils auront été enlevés au rasoir.

Le retirer avec d'infinies précautions pour ne pas déchirer les ampoules et pour ne pas risquer de mettre le derme à nu, ce qui serait la source de souffrances et parfois de suppuration. Il faut vider les plus grosses en les perçant dans leur partie déclive, avec une aiguille préalablement flambée (faire deux piqûres, l'une pour l'entrée de l'air et la seconde pour l'écoulement de la sérosité). On les recouvrira d'une compresse, puis d'une épaisse couche d'ouate stérilisées qui seront laissées en place jusqu'à la guérison de la plaie, c'est-à-dire, en moyenne, jusqu'au cinquième jour. C'est une erreur de croire que le liquide des ampoules est de l'humeur que le malade expulse. C'est simplement de la sérosité du sang qui transsude par suite de l'irritation congestive produite par le vésicatoire.

Ce procédé de révulsion est contre-indiqué chez les diabétiques, les albuminuriques et les vieillards.

Vésicatoire iodé. — Révulsif énergique qui a

l'avantage d'altérer moins la peau que le vésicatoire ordinaire. Sur une lame d'ouate, faire tomber des gouttes de teinture d'iode dont le nombre est réglé d'après l'effet à produire. Appliquer à l'endroit voulu et recouvrir d'un imperméable. Après 12 heures, panser avec de la ouate hydrophile.

Sangsues. — On utilise les sangsues pour décongestionner une région. Laver la partie avant de les appliquer et palper auparavant pour s'assurer que l'on ne sent pas les battements d'une artère en cet endroit.

On emploie généralement un tube dans lequel l'animal est contenu. Avoir soin de ne pas l'introduire la tête en avant, c'est-à-dire tournée vers le fond du tube. Les sangsues se détachent quand on les saupoudre de sel et non pas en tirant sur elles, ce qui pourrait briser dans la plaie l'appendice osseux avec lequel elles percent la peau. On arrête l'hémorragie en appliquant et en maintenant sur la petite plaie de l'ouate stérilisée.

Ne pas mettre de sangsues aux enfants âgés de moins de 3 ans, ni aux vieillards.

Antiseptiques. — Les antiseptiques sont des substances douées de la propriété d'arrêter le développement des fermentations, de détruire les germes d'infection ou de putréfaction et d'annihiler leurs produits de sécrétion.

Leur emploi en thérapeutique repose sur la doctrine microbienne de Pasteur. Le médecin anglais Lister en fut l'initiateur et, en France, le docteur Just Lucas-Championnière.

Le plus employé est le bichlorure de mercure (sublimé corrosif) en solution au millième (1), puis viennent la teinture d'iode, l'eau oxygénée étendue de deux fois son volume d'eau bouillie et filtrée, les hypochlorites de soude, l'eau de Javel à 2 p. 4.000 (voir p. 93, solution de Dakin), l'alcool pur ou dénaturé, le formol (en solution à 1 p. 4.000, est irritante pour les plaies), le thymol, le salol, le menthol, le permanganate de potasse à 1 p. 3.000 (les taches sur le linge et sur les mains s'enlèvent avec une solution de bisulfite de soude à 1%), l'acide phénique à 5 et a $\frac{1}{2}$%, l'acide borique à 3 ou 4% (voir *Solutions désinfectantes*, p. 365).

Le Professeur Charles Richet conseille de varier la nature des antiseptiques chez un même malade pour éviter l'accoutumance que les microbes acquièrent très rapidement.

La remarque s'applique également aux médicaments prescrits dans toutes les maladies.

Les antiseptiques sont utilisés pour stériliser les instruments, les objets de pansement, la peau des malades avant l'opération (champ opératoire), les mains du chirurgien et de ses aides, etc.

Certains médicaments ayant les mêmes pro-

______

(1) Cette solution, bien que toxique, est toutefois prescrite pour usage interne dans certaines maladies (4 à 6 cuillerées à café par jour).

Les pansements au sublimé, en raison de l'action irritante à la longue qu'exerce la solution sur les tissus, ne doivent pas être recouverts de taffetas imperméable.

priétés sont pris à l'intérieur, tels que les sels de quinine, le naphtol, le benzonaphtol, etc.

La plupart des « essences » possèdent également ces vertus à un degré plus ou moins marqué, ce qui explique leur usage empirique dès l'antiquité la plus reculée.

Enfin, il est bon de rappeler que la lumière du soleil est douée d'une puissance microbicide considérable. Aucune espèce microbienne ne résiste à son action quand elle est suffisamment prolongée ; aussi a-t-on pu dire que là où elle pénètre, la maladie entre rarement. Cette propriété a pu être mise à profit pour la stérilisation des eaux potables, en employant des lampes à vapeur de mercure qui émettent des radiations ultra-violettes.

Injections hypodermiques. — On se sert pour les injections sous-cutanées d'une petite seringue spéciale, de la contenance d'un centimètre cube.

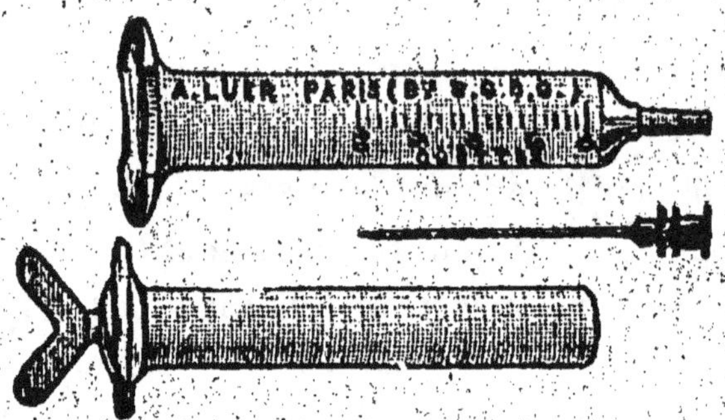

Fig. 98. — *Seringue en verre.*

Adopter de préférence le modèle tout en verre, facile à nettoyer et à aseptiser. A chaque nouvel usage, faire bouillir les pièces démontées pendant quelques minutes.

Après s'être assuré que l'instrument fonctionne bien, c'est-à-dire que le piston, tiré au haut de sa course, revient à sa place de lui-même, la seringue étant bouchée avec le doigt et que l'aiguille, préalablement flambée, est perméable, on y introduit par aspiration le liquide à injecter, puisé directement dans l'ampoule (éther, chlorhydrate de morphine, huile camphrée, etc.).

Choisir un endroit bien charnu (lombes, dos, hanche, cuisse, abdomen) *où il n'y a pas de veine visible* et le nettoyer soigneusement en le frottant avec un tampon d'ouate imbibé d'alcool ou d'éther, afin de ne pas infecter la petite plaie avec les produits septiques qui pourraient exister à la surface de la peau et produire un abcès.

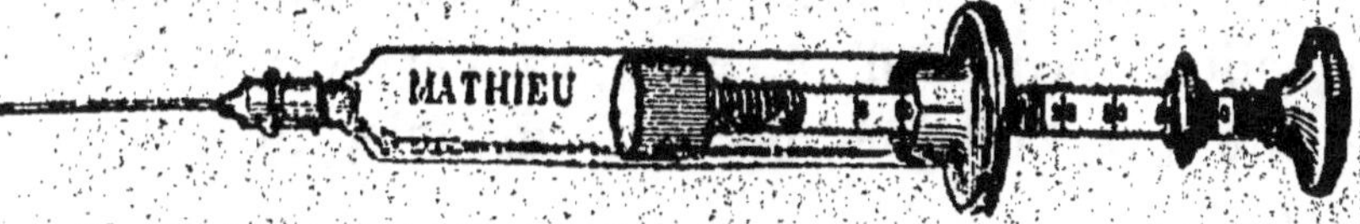

Fig. 99. — *Seringue de Pravaz*

On peut encore aseptiser la région avec de la teinture d'iode : appliquer deux ou trois couches, en laissant chaque fois sécher.

Faire un gros pli à la peau que l'on soulève avec la main gauche et enfoncer l'aiguille entière parallèlement à la base de ce pli, d'un seul coup ; pousser le liquide lentement dans le tissu cellulaire sous-cutané, soit tout entier, soit la moitié ou le quart, suivant l'ordonnance ; retirer l'aiguille et mouiller la piqûre avec quelques gouttes de solution antiseptique.

On injecte parfois de grandes quantités de liquide sous la peau, 200 grammes et plus de sérum artificiel (1), par exemple. Dans ce cas, on se sert de seringues de grande capacité, de boks ou de flacons à deux tubes, dits flacons laveurs.

Lavage de l'intestin (entéroclyse). — Opération qui consiste à introduire deux litres d'eau à 35° ou 40° dans le gros intestin et l'intestin grêle.

On se sert d'un bock à injection, placé à 50 c/m. au plus au-dessus du malade, qui sera couché sur le flanc droit ; la canule en caoutchouc souple aura de 25 à 35 c/m et sera pourvue d'une pince ou d'un robinet destiné à régler l'écoulement du liquide, qui doit s'opérer très lentement. Employé dans les cas de constipation rebelle, dans l'entéro-colite muco-membraneuse, les diarrhées dysenté-riformes, certaines maladies du foie, etc.

Massage. — Pratique qui a pour but d'exciter la vitalité de la peau et des tissus sous-jacents ; il facilite la résorpion des liquides épanchés, calme la douleur et favorise la nutrition des organes.

C'est le traitement de choix de l'entorse, des fractures sans déplacement : il est indiqué pour combattre la constipation en provoquant les con-tractions intestinales.

Ses différents modes d'application exigent une étude spéciale et beaucoup de pratique.

(1) Composition du serum artificiel ou physiologique :
   Chlorure de sodium officinal..   7 grammes.
   Eau distillée...... 993   »
   Dissolvez à froid : filtrez, stérilisez (Codex).

On emploie le massage général dans l'obésité, le lymphatisme, l'arthritisme et local, dans un grand nombre d'affections médicales et chirurgicales. En règle générale, il convient de commencer par de légers mouvements d'effleurage : ceux-ci consistent à passer très légèrement la paume de la main, l'une après l'autre, sur la région à traiter ; ces attouchements amènent, après quelques minutes, une certaine insensibilité de la peau, à la faveur de laquelle on peut graduellement augmenter la pression sans causer de douleur.

Diriger toujours les mouvements de bas en haut, c'est-à-dire dans le sens du courant veineux ; par exemple, du pied vers le genou, des doigts vers le poignet. — Durée : 5 à 10 minutes.

Opothérapie. — A la suite des travaux de Brown-Séquard, en 1889, la thérapeutique s'est enrichie d'un moyen de traitement tiré de l'emploi de certains organes glandulaires pris sur les animaux (foie, pancréas, thymus, glande thyroïde, capsules surrénales, etc.), sous forme de préparations administrées par la voie buccale ou hypodermique.

Leur action est attribuée à des substances dont la composition se rapproche de celle des graisses et auxquelles on a donné le nom de *lipoïdes*, du mot grec, qui signifie graisse.

Sérothérapie. — Maurice Raynaud, en 1877, découvrit le principe de la sérothérapie. En 1888, Richet et Héricourt firent des expériences immunisantes sur les animaux ; Roux et Yersin, l'année suivante, isolent la toxine des bacilles diphtériques ; enfin Behring et Kitosate, en 1890, trouvent les antitoxines diphtérique et tétanique.

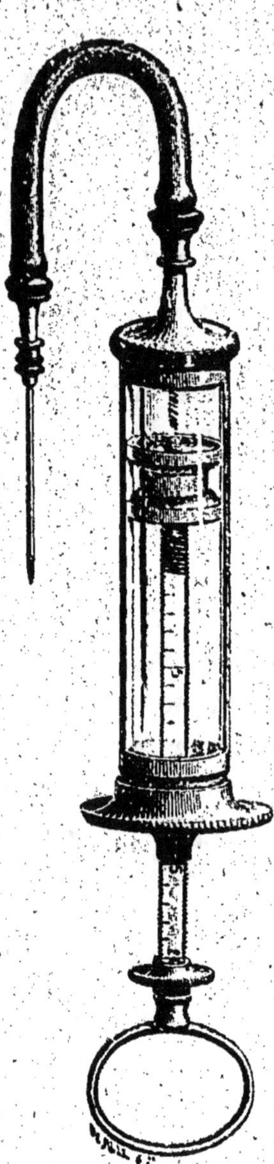

Fig. 100. — *Seringue de Roux montée pour injection de sérum.*

C'est à Roux, Martin et Yersin que l'on doit la découverte du sérum antidiphtérique et son application à la guérison de la diphtérie humaine.

La méthode, accueillie d'abord avec réserve, ne fut universellement adoptée qu'à la suite de la magistrale communication du docteur E. Roux, au Congrès de Budapest, en 1894.

Elle est fondée sur la propriété que possède un animal, immunisé par des injections de plus en plus virulentes, de guérir l'homme des accidents pathologiques dûs aux microbes et à leurs toxines.

Ce sérum contient des substances désignées sous le nom d'*anticorps*, qui ont le pouvoir de détruire ou de neutraliser les toxines (*antitoxines*), de produire l'agglutination (*agglutinines*) et la dissolution (*lysines*), des microbes introduits dans l'économie.

De plus, il provoque la formation de substances (*opsonines*) qui stimulent la force de résistance des cellules de l'organisme et qui facilitent la tâche des globules blancs du sang, chargés de saisir et de digérer les germes pathogènes (*phagocytose*, voir p. 87).

L'action du sérum vient renforcer, chez un sujet infecté, les moyens de défense que celui-ci développe spontanément et lui fournir l'appoint nécessaire à la guérison (vaccination curative) ; ou, s'il est sain, elle lui permet de résister, pendant plus ou moins longtemps, à une contagion possible (vaccination préventive).

Les maladies actuellement traitées par la méthode des sérums, en attendant que de nouvelles découvertes viennent enrichir l'arsenal thérapeutique, comprennent la diphtérie, les fièvres typhoïde et paratyphoïde, la méningite cérébro-spinale, le tétanos, la peste, la grippe, la pneumonie, la gangrène gazeuse, la fièvre méditerranéenne (fièvre de Malte), la morsure des serpents venimeux, etc.

ANAPHILAXIE

On a observé que les injections de sérum étaient parfois suivies d'accidents imprévus. Le professeur Charles Richet les attribue à un état particulier de l'organisme et a désigné ces phénomènes sous le nom d'*anaphylaxie* (du grec, « *ana* », contraire, et « *fulassis* », protection).

Au lieu d'être rendu réfractaire, l'individu devient hypersensible à l'action des corps étrangers. C'est donc le contraire de la vaccination et de l'immunité. On dit alors que cet organisme est en état d'anaphylaxie vis-à-vis de telle ou telle substance.

Ces phénomènes, étudiés par le Professeur Fernand Widal, l'ont conduit à des découvertes d'une portée considérable (1).

VACCINATION

La vaccination anti-variolique assure l'immunité contre la variole.

(1) On en trouvera la description dans les N^{os} du « *Temps* » parus les 18 janvier et 12 février 1922, sous la signature du Docteur François Heuse, exposée avec le charme et la clarté qui caractérisent le talent de l'auteur des « *Propos de Médecine* ».

Elle se pratique en inoculant sous l'épiderme le vaccin de Jenner (1), recueilli du cinquième au sixième jour de l'évolution de la vaccine chez la génisse.

Il se conserve dans des tubes capillaires ; passé deux mois, la pulpe vaccinale perd une partie de son activité : on ne doit plus l'employer quand elle prend une apparence trouble ou visqueuse.

On se sert pour l'inoculation, soit de plumes métalliques spéciales (vaccino-styles), soit d'une lancette.

Après avoir lavé et savonné (sans antiseptique) ou mieux, frotté à l'alcool ou à l'éther la région choisie, partie supérieure du bras chez le garçon, mollet ou cuisse chez les filles, flamber le vaccino-style ou la lancette dont on va se servir ; tendre légèrement la peau de la main gauche et, de l'autre main, déposer sur la peau une gouttelette de vaccin que l'on fait pénétrer sous l'épiderme, en faisant deux ou trois piqûres. On peut encore opérer par légères griffures de quelques millimètres, toujours en évitant de faire saigner.

Les piqûres ou scarifications, au nombre de deux ou trois, doivent être distantes de deux à trois centimètres l'une de l'autre, pour que les pustules, si elles se forment, ne soient pas trop rapprochées.

Quatre jours après l'opération, l'éruption apparaît ; elle prend l'aspect de vésicules qui, dans la huitaine, s'entourent d'une aréole et, au dixiè-

(1) Edward Jenner, médecin anglais (1749-1823). L'agent causal de la variole est encore inconnu.

me ou onzième jour, se transforment en pustules. Celles-ci se recouvrent d'une croûte, qui tombe du vingtième au vingt-cinquième jour, laissant une cicatrice indélébile.

En temps d'épidémie, on peut vacciner un enfant quelques jours après sa naissance. D'habitude, la première vaccination a lieu dans les deux ou trois mois qui suivent ; puis à cinq ans, ensuite tous les sept ans, à la condition qu'elle ait été faite avec succès ; sinon, il convient de recommencer tous les ans.

La loi du 15 février 1902 a rendu la vaccination obligatoire au cours de la première année, ainsi que la revaccination au cours de la onzième et de la vingtième.

Toutefois, les personnes exposées à la contagion agiront sagement en se faisant revacciner, même celles qui ont été variolées.

C'est seulement trois semaines après l'opération que l'immunité contre la variole est acquise. *Ni l'âge mûr, ni la vieillesse ne mettent à l'abri de ses atteintes.*

LES RAYONS X
RADIOSCOPIE ET RADIOGRAPHIE

A titre de simple renseignement, voici en quoi consistent les rayons X (1).

(1) Les rayons X ont été découverts par le prof. Roxtœx, de Würzbourg, en 1895. En 1896, le prof. A. Becquerel, de Paris, révèle la propriété que possèdent les sels d'uranium d'émettre des radiations ; M. et Mᵐᵉ Curie découvrent la radioactivité du radium en 1898, et M. Debierne, en 1899, celle de l'actinium.

Lorsqu'on fait passer un courant électrique dans une ampoule de verre vide d'air (tubes de Crookes), celle-ci s'illumine faiblement et émet des rayons qui portent le nom de rayons *catho-diques*, du mot cathode, qui désigne le pôle néga-tif de la pile électrique d'où ils jaillissent.

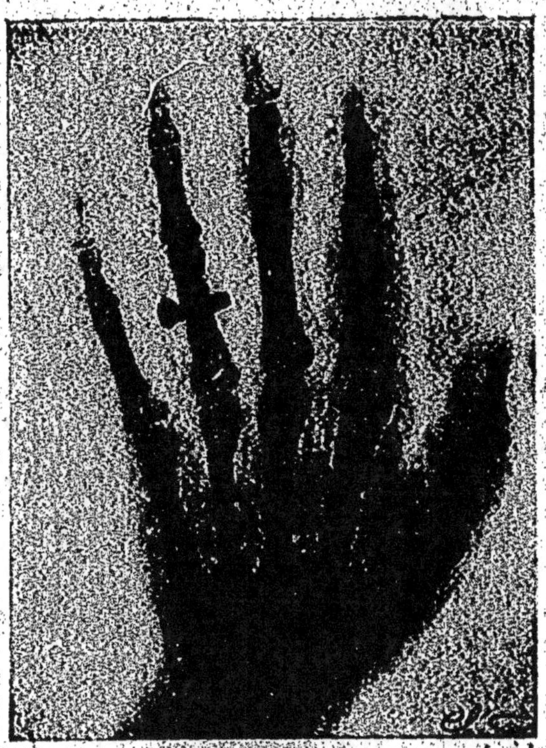

Fig. 101. — *Radiographie d'une main ornée d'une bague.*
(D'après Poncet et Leriche).

Ces radiations de couleur verdâtre, émanant de l'ampoule, constituent les *rayons X* ; ils possèdent la propriété remarquable de traverser les corps opaques, à l'exception d'un petit nombre, tels que le plomb et le bismuth.

Ce phénomène a donné naissance à la *radioscopie*.

Quand on regarde dans l'obscurité un corps solide placé entre une source de rayons X et un écran recouvert d'un enduit spécial qui le rend

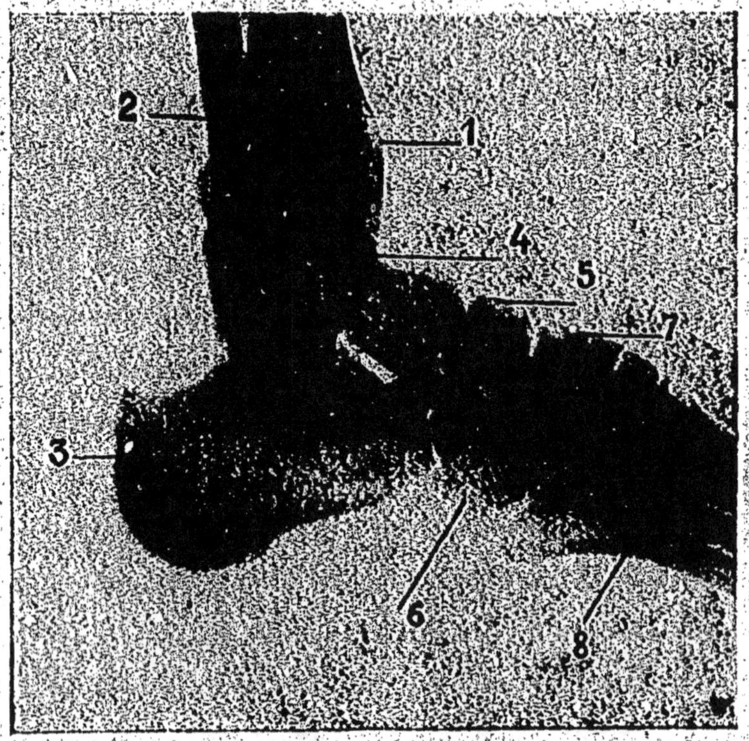

Fig. 102. — *Radiographie de la cheville (articulation tibio-tarsienne)* (1).

1, Tibia. — 2, Péroné. — 3, Calcaneum (talon). — 4, Astragale. — 5, Scaphoïde. — 6, Cuboïde. — 7, Troisième cunéiforme. — 8, Métatarsiens

(1) Due au regretté Dr. H. GUILLEMINOT, Professeur agrégé à la Faculté de médecine de Paris.

fluorescent (platino-bromure de barium), on aperçoit sur cet écran des ombres qui se détachent avec plus ou moins de vigueur, suivant le degré de densité de l'objet interposé.

Ainsi, une main placée dans ces conditions montrera les os de son squelette très nettement, tandis que la chair n'apparaîtra qu'avec l'aspect d'une ombre légère ; une bague au contraire se verra comme un trait noir (fig. 101).

Si l'on remplace l'écran par une plaque photographique sensible, on obtiendra une impression que l'on pourra développer et tirer comme une photographie ordinaire : c'est la *radiographie*.

On conçoit les services que peuvent rendre la radioscopie et la radiographie pour l'étude des fractures, des luxations, pour situer un corps étranger (projectiles), une tumeur, un abcès, un anévrisme, des calculs, etc., puisqu'elles permettent de se rendre compte par la vue de ce qui existe au plus profond de l'organisme.

Les rayons X sont en outre, utilisés dans le traitement de beaucoup de maladies.

Un certain nombre de corps possèdent, comme l'uranium, le sélénium et surtout le plus connu d'entre eux, le radium, le pouvoir d'émettre des radiations sans le secours du courant électrique.

Cette radio-activité trouve également de nombreux emplois en thérapeutique.

DE LA CONVALESCENCE

Dans les maladies à fièvre, la chute de la température détermine le début de la convalescence. A ce moment, la garde doit redoubler de vigilance et de précautions.

Le médecin vient moins souvent et elle voit sa reponsabilité accrue en raison de la latitude qui lui est ainsi laissée.

Elle ne doit pas oublier que l'organisme, épuisé par la maladie, est devenu d'une sensibilité extrême à toutes les influences, surtout au froid (dans la scarlatine et la rougeole, par exemple).

Elle s'appliquera à l'en préserver, tout en augmentant la ration d'air dont le convalescent, confiné depuis longtemps, a plus que jamais besoin.

Le sommeil est précieux pour le rétablissement des forces : neuf à dix heures au moins seront nécessaires ; en outre, elle engagera son malade à dormir un peu après chaque repas.

Entre temps, *beaucoup de chaise-longue*. La position horizontale détend les muscles et surtout *repose le cœur*.

Cet organe déploie une force considérable pour faire circuler le sang. Ses ventricules le chassent violemment dans les artères, puis les oreillettes se dilatent avec non moins d'effort pour l'aspirer des veines. Or, l'afflux de retour est grandement facilité quand le corps est allongé : c'est le contraire dans la station debout ou assise. Aussi ne peut-on prendre de véritable repos et dormir que couché. Cette remarque s'applique également aux bien-portants, et *l'infirmière fera sagement de profiter de ses loisirs pour étendre ses jambes horizontalement.*

C'est par une alimentation bien dirigée que l'on obtiendra de bons résultats.

Pas d'imprudence, ni de faiblesse. Les malades ont alors un appétit vorace et il faut souvent une grande fermeté pour leur résister et éviter les indigestions. On la puisera dans la conviction qu'un écart de régime peut amener une rechute parfois plus dangereuse que la maladie elle-même.

Dans la fièvre typhoïde, par exemple, on ne permettra de la viande qu'après autorisation expresse du médecin.

On donnera d'abord des aliments de digestion très facile : potages à la fécule, à l'arrowroot, au tapioca, à la semoule ; ensuite, œufs, poisson bouilli, légumes et fruits bien cuits, crèmes, etc., toutes les trois à quatre heures, mais pas plus souvent.

Une petite bouchée, à chaque instant, maintient l'estomac en continuelle activité et le fatigue.

Se rappeler que le bouillon ne *nourrit* pas dans le sens propre du mot : c'est une préparation à l'absorption d'autres aliments, un *eupeptique,* c'est-à-dire qu'il excite par les sels qu'il renferme la production du suc gastrique et, par conséquent, de la *pepsine,* principe actif de la digestion.

Les convalescents transpirent facilement, en

raison de leur faiblesse. Il faut bien les sécher au moyen de frictions avant de les laisser se lever ou de les changer de linge. Le moindre froid les enrhume ; le médecin doit être prévenu dès qu'ils toussent ou ont eu des frissons. Cela peut être le commencement d'une pleurésie, d'une fluxion de poitrine.

On fortifiera la peau en la lavant fréquemment avec de l'eau tiède et du savon et en la séchant vigoureusement : ensuite, friction à l'eau de Cologne. Les bains sont excellents, mais on ne les donnera qu'après avis du médecin.

On n'oubliera pas de profiter de la convalescence pour renouveler l'aspect de la chambre. Après les préoccupations et les tristesses de la maladie, il convient de donner quelque gaîté au retour à la santé : le mobilier qu'on avait fait rare pourra s'augmenter de quelques pièces : on n'oubliera pas les fleurs (les enlever la nuit). Tout ce qui pourra distraire le malade sera mis en œuvre ; images, livres, lectures, sans arriver, bien entendu jusqu'à la fatigue. C'est à l'infirmière à user de son tact pour ne pas dépasser les limites permises.

Elle ne manquera pas de lui rendre un dernier service en l'éclairant sur les conséquences néfastes de pratiques dont il peut être coutumier (méfaits de l'alcool, des apéritifs, des cocktails, de l'abus du tabac, etc.). Le moment ne saurait être plus propice pour le détourner d'habitudes que la maladie l'avait forcé d'interrompre.

A tous, hommes et femmes, elle cherchera à inculquer des notions sur les conditions les plus favorables à la conservation de leur santé et de celle de leur famille. Les sujets de conversation ne manqueront pas, quand ils ne porteraient que sur les matières traitées dans ce petit livre.

En s'acquittant de ce rôle d'éducatrice et de conseillère, en vulgarisant ses connaissances, l'infirmière remplit non seulement un devoir, mais exerce également un véritable apostolat d'une haute portée sociale.

V. — REMARQUES SUR LES SOINS A DONNER AUX ENFANTS

Nouveau-nés. — En présence d'un enfant qui vient de naître, il faut, en premier lieu, lier solidement le cordon avec un fil résistant, ciré si possible, à environ deux travers de doigt de l'ombilic ; faire deux tours, avec un nœud après chaque tour ; enfin couper le cordon au-dessus de la ligature avec des ciseaux préalablement flambés.

Débarrasser vivement les narines et la bouche des mucosités qui pourraient les obstruer et empêcher l'enfant de respirer.

Si le nouveau-né est pâle, cyanosé, respire difficilement, recourir immédiatement à la respiration artificielle (voir p. 80, *Asphyxie des nouveau-nés*). Aspersion d'eau froide sur la face, frictions d'eau de vie dans le dos.

Dès la ligature du cordon, procéder au lavage des yeux et des paupières avec un tampon d'ouate et de l'eau bouillie pour enlever toutes les mucosités, puis faire tomber dans chaque œil, en écartant les paupières, un filet de jus de citron, ou mieux, deux gouttes d'une solution de nitrate d'argent à 1 pour 150 (1), dont on neutralisera ensuite l'effet caustique avec de l'eau salée ; au lieu de la solution de nitrate d'argent « on peut laver les yeux, ou mieux, le bord libre des paupières, qu'on écarte légèrement, avec un petit tampon de coton hydrophile imbibé d'eau de vie ordinaire » (2) ; *ne pas se servir ni de sublimé, ni d'acide phénique.*

Ces soins ont pour but de préserver les yeux de l'enfant de toute affection, et surtout de l'*ophtalmie purulente* (voir p. 48), dont les conséquences peuvent entraîner la cécité.

Laver tout le corps avec de l'eau tiède (32° à 34°) et du savon, essuyer avec une serviette chaude. Panser le cordon avec une compresse et de l'ouate stérilisées et fixer avec une bande de flanelle moyennement serrée autour du corps. L'habiller, lui donner une cuillerée à café d'eau sucrée tiède toutes les heures et ne le mettre au sein que le lendemain.

Généralités. — Les enfants demandent de la part de ceux qui les soignent une sorte de divination intuitive que certaines personnes, qui les

(1) Professeur Budin.

(2) Dr. Auvard, « *Le Nouveau Né* » G. Doin, Paris, 1922 — Autre moyen recommandé : tremper une boulette de coton hydrophile dans une solution de nitrate d'argent à 1 pour 100 et frotter le bord libre des paupières. Renouveler le traitement au 5ᵉ jour afin d'éviter les contaminations secondaires qui amènent fréquemment des ophtalmies vers le 8ᵉ ou 9ᵉ jour.

approchent rarement, ne ressentent peut-être pas, mais que possèdent instinctivement toutes les mères, par le miracle de leur cœur.

La patience et la douceur sont des qualités indispensables pour gagner la confiance des tout petits : ceux qui les aiment y parviendront sans peine. L'expérience d'ailleurs s'acquiert vite, et une femme sait bientôt que si le bébé suce le doigt qu'on lui met dans la bouche, c'est qu'il a faim ; que certains mouvements des lèvres indiquent une distension douloureuse des intestins, etc.

Mais les parents auraient tort de s'imaginer qu'ils possèdent, par grâce d'état, l'art d'élever les enfants.

Leur devoir est de l'acquérir en s'éclairant des conseils du médecin de la famille ou, à défaut, en consultant un de ces ouvrages excellents que des maîtres éminents ont consacrés à l'enfance.

Persister dans leur ignorance peut compromettre le développement et la santé future d'êtres qui leur sont cependant si chers.

Les gronder à table, par exemple, les priver de dessert, comme cela se fait couramment, alors que le souci de leur croissance doit primer toute autre préoccupation, sont des pratiques déplorables, contraires à l'hygiène alimentaire. L'éleveur n'a garde de troubler un veau qui tette ou une génisse qui rumine. Ce n'est pas trop exiger de la part de ceux qui ont le bonheur d'avoir des enfants, qu'ils possèdent au moins autant de connaissances qu'un éleveur de bétail.

En règle générale, il ne faut jamais reprendre les enfants avec dureté : ils s'imaginent qu'on ne les aime pas et c'est les pousser au désespoir ou à la rébellion.

C'est lorsque les enfants sont malades que l'on recueillera les fruits d'une éducation intelligente ; si on ne les a pas gâtés, *s'ils ont été habitués de bonne heure à montrer leur langue et leur gorge*, si on ne leur a pas fait un épouvantail du médecin et de ses drogues, la tâche sera beaucoup facilitée.

Dans le premier âge, dès que l'enfant paraît souffrant, a des déjections vertes, ou qu'il tousse, a la peau chaude et la figure rouge, qu'il remue la tête sur l'oreiller avec persistance en y portant la main, il est prudent de consulter. Cela peut être le début d'une maladie intestinale, du croup, d'une méningite. Se rappeler que les larmes n'apparaissent chez les enfants que vers le troisième mois et parfois plus tard.

Quand un enfant tousse et a de la fièvre, il est toujours utile de lui mettre des *bottes d'ouate*, en attendant le médecin. Envelopper d'abord les pieds, puis les jambes jusqu'aux cuisses (v. p. 24).

Les déjections de couleur verte, par excès de bile, indiquent toujours une alimentation défecttueuse (voir *Diarrhée infantile*, p. 26).

On proscrira la coutume surannée et barbare d'emmailloter les nourrissons, ce qui les fait souffrir et risque de les estropier ; on doit les envelopper dans leurs langes sans les serrer, de manière à laisser aux membres inférieurs la liberté de se mouvoir.

Ce n'est qu'après six mois que l'on peut commencer à employer les aliments à base de farine, de fécule et de pain ; jusque-là, le lait coupé ou pur sera exclusivement usité, lorsqu'il n'est pas possible d'élever l'enfant au sein.

Quand on nourrit avec du lait de vache, on doit le diluer, suivant l'âge du nourrisson, dans la proportion suivante :

1er mois............ 1/2 lait 1/2 eau
2e mois............ 2/3 lait 1/3 eau
3e mois............ 3/4 lait 1/4 eau
4e mois............ lait pur (Dr COMBY).

L'eau qui sert au coupage sera bouillie et additionnée de sucre, ou mieux, de sucre de lait, dans la proportion de 50 gr. environ par 1.000.

Le lait *pasteurisé*, opération qui consiste à le porter à 80° et à le refroidir ensuite rapidement jusqu'à 10°, est préférable au lait ordinaire qui peut contenir des germes pathogènes et des végétations produites par un commencement d'altération. Une des plus hautes autorités en matière d'hygiène publique a établi que la pasteurisation à 80° offre une nouvelle garantie au consommateur : en outre de la sécurité microbienne, elle réduit dans une forte proportion la possibilité de manipulations frauduleuses, telles que l'écrémage et le mouillage, qui en est souvent le corollaire (1).

Pour éviter les gastro-entérites et assurer le développement de leur bébé, le docteur G. Variot, médecin des hôpitaux, recommande aux mères de faire usage de laits condensés et sucrés, préparés

(1) Docteur BORDAS, Professeur au Collège de France, Inspecteur des services sanitaires. — Extrait des *Annales des Falsifications*, Février, Mars, 1915.

par évaporation dans le vide à 50° et additionnés de 40 % de sucre.

Les coliques chez les enfants sont dues le plus souvent à une mauvaise alimentation. Couper le lait avec de l'eau de Vichy. Quand les douleurs proviennent de l'inertie de l'intestin, une cuillerée à café d'eau distillée d'anis étoilé réussit assez bien.

Un enfant normalement nourri gagne de 20 à 30 grammes par jour, pendant les quatre premiers mois ; de 10 à 15 grammes pendant les quatre mois suivants ; de 5 à 10 grammes pendant les quatre derniers mois de la première année.

Le lait d'ânesse est mieux supporté que le lait de vache au cours des deux premiers mois.

Une recommandation importante lorsqu'on nourrit au biberon, c'est que l'instrument, *une simple bouteille sans tuyau*, soit toujours tenu extrêmement propre : après chaque tétée, le biberon et la tétine doivent être plongés dans de l'eau avec un peu de carbonate de soude pour dissoudre la graisse (une cuillerée à café par litre environ) ; faire bouillir et conserver dans de l'eau bouillie jusqu'au prochain usage. Ces précautions préviennent l'altération du lait par des micro-organismes, cause d'accidents mortels. Sur 1.000 décès d'enfants au-dessous d'un an, 384 sont dus à la gastro-entérite (diarrhée infantile, voir p. 26).

Quelquefois des déjections vertes apparaissent au moment de la dentition : les conséquences en sont moins graves. Mais si elles s'accompagnent de fièvre, de vomissements, consulter de suite un médecin.

Après le sevrage, qui doit être reculé jusqu'à l'âge de 15 et même parfois 18 mois, si la santé de la mère le permet, l'enfant fera quatre petits repas par jour. Voici, par exemple, le menu d'un bébé de 22 mois, devenu bel enfant et très robuste : 8 heures du matin, potage au lait ; midi, un œuf à la coque, purée de légumes, fruits cuits ; 4 heures, tasse de lait, pain ou gâteaux secs ; 8 heures, potage aux légumes, fruits cuits. Pour boisson, de l'eau, jamais de lait. Peu ou pas de viande jusqu'à l'âge de 3 ans.

On se rend compte de la fréquence des mouvements respiratoires en posant la main sur la poitrine de l'enfant (40 dans les premiers mois).

Ses dents doivent, à l'état normal, apparaître au nombre de 12 à l'âge de 15 mois, de 16 à 21 mois et de 20 à 26 mois.

Dès que l'enfant commence à marcher, il est exposé à toutes sortes d'accidents. Ne négliger aucune précaution : mettre des grillages aux fenêtres, sur le palier, à la rampe de l'escalier ; ne pas laisser à sa portée aucun objet coupant ou pointu, ni liquide bouillant, etc.

DURÉE DE L'ISOLEMENT A PRESCRIRE
POUR LES ÉLÈVES
DES ÉTABLISSEMENTS D'ENSEIGNEMENT PUBLIC
(Circulaire ministérielle, 1912).

Diphtérie : trente jours après la guérison.

Variole : quarante jours après le début de la maladie.

Scarlatine : même mesure.

Rougeole : seize jours.

Oreillons : vingt et un jours.

Coqueluche : trente jours après disparition des quintes spasmodiques.

Varicelle : seize jours après le début de la maladie.

Rubéole : *idem*.

Fièvre typhoïde et paratyphoïde : vingt-huit jours après sa guérison.

Dysenterie : *idem*.

Méningite cérébro-spinale : quarante jours.

Teigne (faveuse ou tricophytique) : jusqu'à guérison (voir p. 59).

Trachome : *idem* (voir p. 48, *Ophtalmie granuleuse*).

Médicaments. — Il est toujours assez difficile de faire prendre les médicaments aux jeunes enfants et, pour ne pas les faire pleurer, leur administration demande des trésors d'ingéniosité. Quelque pénibles que soient ces scènes, elles ne sauraient triompher contre les prescriptions du médecin ; on n'oubliera pas que seuls les cris sans larmes dénotent une surexcitation inquiétante. Une simple précaution suffira parfois pour éviter ces petites crises. Si le petit malade veut boire plus qu'il n'est permis par exemple, on ne versera dans le verre que ce qui doit être bu en une seule fois ; autrement, s'il a encore soif, l'enfant ne verra pas sans chagrin qu'on lui retire le verre.

Les poudres seront dissimulées le mieux possible dans de la confiture ; on donnera une pastille de menthe avant et non après une potion, etc.

L'huile de ricin se mélange bien au lait. Si le café est permis, on prend deux tasses : dans l'une on mélange l'huile, l'autre contient du café pur, dont on avalera une gorgée avant et après.

Contre la constipation habituelle, un lavement froid (22°), précédé d'un petit lavement tiède à garder, d'environ 125 gr., donne d'excellents résultats. Les adultes également suivront avec profit cette méthode, en supprimant toutefois l'injection préalable d'eau tiède. Une très petite quantité d'eau à la température de la pièce, 100 à 150 grammes, est suffisante pour exciter, par action réflexe, les contractions péristaltiques de l'intestin. L'appareil le plus commode à employer pour les grandes personnes est l'*énéma*, qui se compose d'une poire en caoutchouc munie de *deux* tubes, dont l'un sert à aspirer et l'autre à refouler le liquide à injecter. Cette pratique aura le grand avantage d'éviter de recourir trop souvent à des médicaments, dont il ne devrait être fait usage qu'exceptionnellement, l'intestin ne supportant pas sans dommage l'irritation répétée que lui infligent les purgatifs.

Huile de foie de morue (voir p. 281).

Doses. — En désignant par 1 la dose ou quantité pondérable de médicament nécessaire pour produire l'effet thérapeutique désiré chez un adulte (de 20 à 60 ans), celle qui convient aux enfants a été calculée d'après les rapports suivants :

Au-dessous de 1 an la dose sera de 1/16 à 1/20
Au-dessus de 1 an,............. 1/15
   —   2 ans.,............ 1/8
   —   3 ans........... 1/6
   —   5 ans.......... 1/4
   —   10 ans............ 1/3
   —   15 ans............ 1/2

Bien entendu, ces chiffres ne sauraient, en aucun cas, autoriser à prendre une initiative et à administrer les médicaments sans avis.

Ces indications ne sont données que pour engager à redoubler de vigilance, en montrant combien la dose pour les enfants est faible, et pour permettre d'apprécier les dangers de la moindre erreur.

Indispositions passagères. — Les enfants sont sujets à des indispositions dues la plupart du temps à une mauvaise hygiène. On les évitera en surveillant leur régime, en substituant par exemple le potage, les légumes, les céréales à la viande, le pain, le lait et les fruits aux pâtisseries.

Une remarque au sujet du pain, ou plutôt de la mie de pain, qui s'applique non seulement aux enfants, mais aussi aux adultes en âge d'être contaminés par le bacille de la tuberculose, dont la farine est souvent souillée ; bien que la température des fours s'élève à 300°, il arrive que la mie mal cuite n'a guère subi qu'une température de

60° ; or, il faut la chaleur de l'eau bouillante pour détruire les microbes de cette espèce.

Hygiène appliquée. — La régularité des fonctions d'évacuation chez les enfants sera l'objet d'une surveillance constante. Elles s'accompliront ponctuellement tous les jours et à la même heure, autant que possible.

Lorsqu'un enfant respire mal, dort la bouche ouverte et ronfle, il faut faire intervenir le médecin ; il examinera s'il n'existe pas dans le nez ou l'arrière-nez quelque obstacle — végétations, tumeurs adénoïdes, hypertrophie des cornets, déviation de la cloison — qui entrave la respiration nasale.

Ces excroissances et malformations peuvent exercer l'influence la plus néfaste sur le développement à la fois physique et intellectuel de l'enfant.

Lui apprendre à ne jamais souffler fort, ni se pincer les narines en se mouchant, mais à les laisser largement ouvertes, ou à ne boucher qu'un côté à la fois, pour faciliter l'expulsion des mucosités : autrement celles-ci risquent d'être refoulées dans la *trompe d'Eustache* et, de là, dans l'oreille, source d'accidents toujours sérieux.

Peau. — La propreté de la peau est essentielle : il faut aux enfants un bain journalier, un savonnage du corps tout entier avec de l'eau tiède (1) suivi d'une friction avec une serviette un peu

____

(1) A la température de 25° à 30° en été et de 33° à 35° en hiver.

rude. Il est très regrettable que ces pratiques ne soient pas usitées dans les Lycées et les Collèges, où on laisse les élèves dans une malpropreté extrêmement préjudiciable à leur santé, et qui devient trop souvent une déplorable habitude, dont ils ont plus tard bien de la peine à se défaire. (Voir *Propreté corporelle*, p. 240).

Bains chauds (voir p. 254). — Les tout jeunes enfants ont souvent peur quand ils voient un bain fumant de vapeur. Recouvrir la baignoire d'un drap sur lequel on les pose et qui s'enfonce graduellement. Bien s'assurer que l'eau n'est pas trop chaude. Mieux qu'avec la main, surtout lorsqu'elle est endurcie par des travaux manuels, on se rend compte de la température de l'eau en y trempant le coude, dont la peau est plus sensible. Mais il est plus prudent encore de se servir d'un thermomètre.

Exercices physiques. Éducation. — Les exercices physiques tiennent également une place importante dans l'hygiène des enfants (1). Le sport est devenu une doctrine éducative. La natation, le canotage, l'escrime, le cricket, le football, le patinage, la boxe, ne sont pas incompatibles avec la culture intellectuelle et morale ; loin de là un garçon ne sera jamais un homme s'il ne s'est endurci aux exercices violents et ne sait au besoin allonger et encaisser un solide coup de poing.

La boxe anglaise et française, l'escrime de la

(1) *L'Hygiène Scolaire en Grande Bretagne*, par le Dr W. Douglas Hogg, Colin, Paris, 1892.

canne et surtout le « Jiu-Jitsu », lui apprendront le moyen de maîtriser les malandrins et de corriger une brute. Pour l'enfant, les docteurs Armand-Delille et Barbarin recommandent « le saut à la corde » (corde tenue par l'enfant lui-même) pratiqué sur place ou en faisant intervenir la course. C'est un des meilleurs exercices qui soient » (2).

Il y a lieu toutefois de mettre en doute la vertu de la course à pied, un effort épuisant et prolongé pouvant causer des accidents de surmenage. On a constaté, en effet, des cas de « coureur forcé » analogues aux cas « d'animaux forcés ». Tel le soldat de Marathon.

Un excès de fatigue exerce une action paralysante sur les phagocytes. Par suite de l'abondance des déchets, il s'accumule dans les muscles des éléments incomplètement brûlés, de nature toxique, qui agissent sur le cœur et les reins (créatine, créatinine, acides gras, acide lactique, etc.). En outre, l'essoufflement amène une sorte d'asphyxie, par surproduction d'acide carbonique.

Aussi les parents feront-ils sagement de consulter le médecin de la famille au sujet des exercices permis ou défendus à leur enfant, surtout vers l'âge de la puberté (14 à 17 ans chez les garçons, 13 à 15 chez les filles).

Il est avéré que des troubles cardiaques et rénaux se manifestent fatalement tôt ou tard, chez les champions qui se sont assujettis pendant

(2) *La Culture de l'Enfant.* G. Doin, Paris, 1922.

de longues périodes à un entraînement intensif : les médecins chargés d'examiner d'anciens athlètes, postulant à une assurance sur la vie, l'ont maintes fois constaté.

Quant à la jeune fille, on ne saurait être trop prudent. En principe, tout sport qui exige des efforts véhéments, tels que courses à pied, sauts en hauteur, foot-ball, hockey, lutte à la corde et tous les exercices de force, lui sont nuisibles, *parce qu'ils risquent de compromettre le dévelop-pement et le fonctionnement des organes de la génération.* On sait que les pouliches, destinées à faire des poulinières, cessent leur carrière de courses dès l'âge de 3 ans, en raison de l'affaiblis-sement et des désordres que l'entraînement apporte à leur faculté de reproduction.

On l'a si bien compris en Angleterre, où les femmes s'adonnent depuis nombre d'années à tous les jeux sportifs, qu'une réaction commence à se manifester contre certains d'entre les plus violents. C'est ainsi que l'Association de foot-ball de Grande-Bretagne a interdit l'accès de ses ter-rains aux Clubs féminins.

Il convient ,au contraire, de favoriser l'équita-tion (en selle de dame et non à califourchon), du patinage, de la natation, de la gymnastique ration-nelle, du cyclisme et surtout du tennis qui, à la rigueur, peut remplacer tous les autres sports, parce qu'il met en mouvement la musculature du corps entier.

On objectera peut-être que la femme qui se livre aux rudes travaux des champs reste cepen-dant féconde. Cette immunité est le fait d'une

endurance acquise, en vertu de la faculté que
possède l'organisme de s'adapter à la longue
aux conditions de l'existence, ainsi que cela s'observe dans toute l'échelle des êtres.

En résumé, l'utilité des sports, pratiqués avec
mesure, est incontestable au point de vue à la
fois physique et moral.

Il développe chez l'enfant le sentiment chevale-
resque envers le partenaire, l'acceptation franche
de la défaite et la modération dans la victoire.
C'est le « fair play » des Anglais, qualité initiale
du « gentleman » (1).

Le goût de l'exercice inculqué de bonne heure,
persiste en dépit de l'âge et ce n'est pas un de
ses moindres bienfaits. Ses fidèles adeptes conservent les avantages de la jeunesse au-delà de ses
limites et échappent aux misères d'une sénilité
précoce. A soixante-dix ans passés, ils pourront
encore se livrer à quelque jeu, comme le tennis et
le golf, qui délassera leur esprit et maintiendra
la souplesse et la vigueur de leur corps, sinon avec
le succès, du moins avec le même plaisir, qu'au
temps de l'adolescence.

Quant à l'*éducation*, s'appliquer à cultiver la
force de volonté, le *sentiment de la responsabilité*, l'esprit de discipline, la maîtrise de soi-même
et, par dessus tout, le souci de la propreté morale
comme de la propreté physique.

-----

(1) Ce terme ne saurait être traduit par le mot « gentil-
homme », qui ne se rapporte qu'à la naissance.

VI. — RESERVE DE MÉDICAMENTS
D'INSTRUMENTS ET D'OBJETS
DE PANSEMENT EN CAS D'URGENCE

Quand on habite la campagne ou loin d'un pharmacien, il est bon d'avoir sous la main un certains choix de médicaments et d'instruments, dont on peut avoir un besoin immédiat.

Ils seront placés à part dans un coffre ou une petite armoire fermant à clef. On aura soin de les remplacer au fur et à mesure de leur emploi.

Une recommandation spéciale s'impose au sujet des pièces de pansement, coton et compresses. Les boîtes ou bocaux qui les contiennent, une fois ouvertes, devront être considérées comme contaminés par leur exposition à l'air et ne plus être utilisés.

Quant aux instruments tels que bistouri, pinces, ciseaux, on les conservera dans une boîte de métal qui pourra servir à les stériliser. Voici comment : le couvercle enlevé, on verse dans la boîte, sur les instruments, une cuillerée environ d'alcool ou d'esprit de bois et on l'enflamme ; lorsqu'il est brûlé et que les instruments sont refroidis avec un peu d'eau distillée, on les sort avec une pince et, dès lors, leur emploi n'offre aucun danger d'infection.

La réserve comprendra les produits suivants :

Alcool à 90°, 25o gr. Pour frictions et pour flamber les instruments.

Acide picrique : en comprimés de 1 gr. pour solution dans 100 gr. d'eau.

Employé au pansement des brûlures. Ne pas s'en servir pour les enfants en bas âge, ni recouvrir le pansement d'un tissu imperméable.

Une boîte d'ampoules de caféine, d'ergotine, d'éther, de chlorhydrate de morphine, *à la disposition exclusive du médecin.*

Ether, 3o gr., dans un flacon à moitié plein seulement et bien bouché.

Elixir parégorique, 6o gr. Dose pour un adulte : une demi-cuillerée à café dans un peu d'eau. Contre les coliques intestinales.

Sérum antidiphtérique, 2 flacons de 10 gr. Les échanger au bout d'une année (*à la disposition du médecin*).

Sérum antivenimeux de Calmette, contre la morsure des serpents. Une instruction indique la manière de s'en servir (*à la disposition du médecin*).

Sérum antitétanique, 2 flacons de 10 gr. En cas de blessure souillée de terre, de fumier, etc. (*à la disposition du médecin*).

Ipéca en poudre : 10 paquets de 0,25 centig. Pour provoquer les vomissements. Adultes : dissoudre un paquet dans un demi-verre d'eau tiède ; renouveler la dose deux ou trois fois, à dix minutes d'intervalle. Dose pour enfants : 5 centig. par année.

Teinture d'iode : 2 flacons de 5 gr., pinceau et

compte-gouttes (voir p. 94). On peut la remplacer par : iode en ampoule, 1 gr. 50 ; alcool à 95°. 15 gr. ; mélanger pour obtenir instantanément de la teinture fraîche.

Papier au bichlorure de mercure (sublimé). Un cahier de dix feuilles, pour solution antiseptique.

Collodion : 1 flacon de 10 gr.

Ouate hydrophile stérilisée, 250 gr.

Gaze aseptisée, 5 mètres.

Compresses, 2 boîtes.

Bandes de gaze de diverses largeurs.

Bandes de coton élastique, de 5, 7 et 10 cent. de largeur.

Crins de Florence, dans un tube scellé à la lampe.

Un thermomètre médical à maxima.

Un thermomètre pour bains.

Une seringue de Pravas, pour injections hypodermiques.

Epingles de nourrice, une boîte.

Une lampe à alcool.

Une œillère en verre : traitement des accidents oculaires.

Dans une boîte en métal, qui servira à stériliser les instruments :

Un bistouri.

Une aiguille de Réverdin, pour suturer les plaies.

Un stylet.

Une paire de ciseaux.

Une pince hémostatique à forcipressure. Pour

saisir une artère ou la masse saignante, dans les hémorragies.

Une pince à pansements.

Une pince à langue de Laborde. Pour tractions rythmées de la langue dans l'asphyxie.

TROISIÈME PARTIE

—

MÉDECINE PUBLIQUE

MESURES A PRENDRE CONTRE LA PROPAGATION DES
MALADIES INFECTIEUSES ET TRANSMISSIBLES.

LES MICROBES (bactéries, bacilles). — Les maladies infectieuses ne naissent pas spontanément.
Elles sont engendrées par des *germes microbiens*
disséminés dans l'air, dans l'eau, dans le sol, ou
transmis à l'homme par des individus infectés,
ou encore par des animaux ; par exemple, la peste,
par les piqûres de puces, la malaria par celles
des moustiques, la maladie du sommeil par la
mouche tsé-tsé (*Glossina palpalis*), etc.

L'agent de cette contagion est un élément mi-
croscopique mesurant à peine quelques millièmes
de millimètre, de l'ordre des végétaux inférieurs,
très semblable par certains caractères aux champignons, aux moisissures, aux levûres et aux
algues ; c'est le *microbe pathogène* (qui engendre
la maladie) ; il vit et pullule en parasite au dépens

des cellules dont notre organisme est formé, détruisant nos tissus et les souillant de ses sécrétions virulentes, les *toxines* (1).

Les travaux qui ont conduit à cette admirable découverte datent de 1885, quand Villemin démontre que la tuberculose est inoculable ; Alphonse Guérin affirme que l'infection purulente est due à des germes ; Davaine avait signalé l'existence de la bactéridie charbonneuse dès 1873.

Pasteur paraît. Il prouve l'existence des microbes et son merveilleux génie provoque une révolution dans la doctrine et la pratique médicales.

S'appuyant sur ces nouvelles conceptions, Joseph Lister, en Angleterre, établit les règles de l'antisepsie ; en France, Terrien et son école, l'asepsie. Ces méthodes ont rénové la chirurgie et donné une base précise à la médecine publique.

Lorsque l'on examine des microbes au microscope, ils se présentent sous des formes très diverses : tantôt, en cellules arrondies *microcoques*, tantôt groupés par deux, *diplocoques*, ou en chaînette, *streptocoques*, en amas, *staphylocoques*, sous celle de bâtonnets allongée, *bacilles*, enroulés en spirale, *spirilles*, etc.

Certains microbes sont tellement petits, que l'on n'est pas encore parvenu à les retenir sur un filtre (microbes filtrants), ni à les voir au microscope : tels sont les agents de la rougeole, de la scarlatine et de la rage.

Au nombre des microbes pathogènes, on peut

_____

(1) Sur les 830.000 décès annuels en moyenne de la population française, plus de 223.000 sont dûs à des maladies épidémiques et contagieuses.

citer parmi les plus répandus : le bacille de la tuberculose, les bacilles (bâtonnets) et les coques (corps arrondis) de la fièvre typhoïde, de la diphtérie, du choléra, de la peste, du charbon, de la grippe, de la gangrène gazeuse, du tétanos ; le staphylocoque du furoncle et de l'anthrax, le streptocoque de l'érysipèle et de la fièvre puerpérale, le pneumocoque de la pneumonie, la bactériacée de la syphilis (tréponème pâle), le méningocoque de la méningite cérébro-spinale, le trypanosome de la maladie du sommeil, etc.

Les microbes pénètrent dans l'organisme par les voies respiratoires (grippe, tuberculose, diphtérie), digestives (fièvre typhoïde, dysenterie, choléra, etc.) et par toute blessure de la peau et des muqueuses ; ils s'y développent et déterminent des troubles chimiques, analogues aux phénomènes de fermentation, lesquels se traduisent par ce qu'on nomme la maladie. L'infection est donc une intoxication.

La multiplication des microbes, par division en plusieurs segments, ou par *spores*, qui sont les graines des bacilles, s'opère avec une rapidité que l'imagination a peine à se figurer. Un seul individu peut en engendrer 16 millions en vingt-quatre heures, plus de deux cents générations, ce qui correspondrait à plus de trente siècles chez l'homme ; chacun de ceux-ci est capable de produire la maladie dont il est l'élément générateur, pourvu qu'il rencontre un terrain favorable à son développement. Cette condition, heureusement indispensable, met une barrière à ses ravages ; sans elle, nul ne pourrait s'en préserver.

Bien que l'existence des microbes soit très fragile, il s'en rencontre qui font exception à la règle et qui conservent leur vitalité pendant des mois et des années, quand ils se trouvent placés dans un milieu propice. Tel est le cas du bacille de la diphtérie qui peut rester vivant plus de cinq mois dans l'obscurité.

Le bacille de la tuberculose, découvert par Koch en 1882, celui du tétanos (Nicolaïer), le vibrion septique (Pasteur) et la bactérie du charbon (Davaine) sont plus résistants encore.

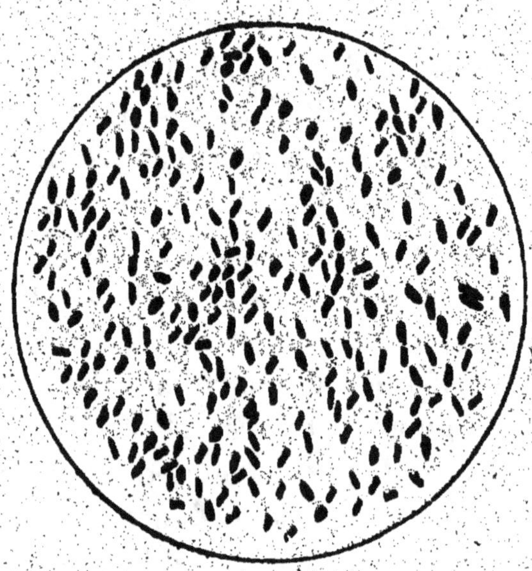

Fig. 103. — *Bacille de la peste.* (D'après J. Courmont.)

Découvert par Yersin, en 1894.

Communiqué à l'homme par les puces de rats infectés et d'homme à homme. Reste vivant dans les cadavres pendant trois semaines environ et plusieurs mois dans le sol.

L'eau bouillante le tue en une minute, ainsi que le sublimé au millième. *Les rayons solaires le détruisent en quelques heures.*

Le bacille de la dysenterie (Chantemesse et Widal, 1888) disparaît des selles en deux jours, mais se conserve plusieurs semaines dans la terre humide.

Toutefois, la plupart meurent rapidement sous l'action destructive des rayons solaires (rayons bleus et violets), de la sécheresse, des fermentations, des levures et surtout de la chaleur, à laquelle presque tous sont extrêmement sensibles ; 100° et souvent moins pour les microbes ; 115° ou 120° pour les spores.

Une température de 60° tue le streptocoque et le bacille typhique en un quart d'heure, le bacille de la diarrhée infantile (*proteus*) en dix minutes. Le vibrion cholérique, le bacille de la dysenterie, ne survivent ni à une faible chaleur, ni à l'action des antiseptiques.

La destruction du bacille de la tuberculose exige une température de 75° continuée pendant un quart d'heure.

D'autre part, le danger de contamination qui menace les sujets prédisposés est encore atténué par les puissants moyens de défense dont l'organisme est armé. Ceux-ci sont représentés par l'épiderme de la peau, par les cellules épithéliales qui tapissent la muqueuse de la bouche, du nez, des bronches et qui sécrètent un mucus *microbicide*. Hérissées de cils vibratiles, toujours humides et en mouvement, elles les engluent à leur passage et balaient, pour ainsi dire, constamment, l'air introduit dans les poumons. Cette épuration s'accomplit avec une telle perfection qu'il est impossible de déceler la présence d'un seul microbe dans l'air expiré.

A l'intérieur, les globules blancs du sang (*leucocytes, phagocytes*) leur livrent sans cesse une bataille acharnée, les absorbent et les détruisent ; mais beaucoup meurent en combattant et sont expulsés sous forme de pus, de crachats, etc. Quand ils remportent la victoire, et c'est le cas le plus général, le malade guérit. Mais, parfois, les défenseurs succombent sous le nombre, notamment chez l'individu affaibli : leurs cadavres se répandent dans le sang (pyohémie) et les bactéries ont le champ libre pour accomplir leur œuvre de destruction (septicémie).

Contre les envahisseurs, la nature réagit en fabricant à son tour des substances antitoxiques (anticorps). Ces antitoxines ou contrepoisons, la *sensibilisatrice* et l'*alexine*, qui se forment dans le sérum du sang, sont douées du pouvoir de dissoudre et de détruire les microbes qui pénètrent dans l'organisme par une voie extra-digestive.

Un anticorps n'agit que sur une seule espèce de microbe et disparaît avec eux. Sa présence révèle la nature du microorganisme qui en a provoqué la formation et, par suite, la maladie dont il est l'agent.

C'est sur ce principe qu'est fondée la *sérothérapie* (voir ce mot), qui utilise les antitoxines reproduites à volonté chez les animaux au moyen d'inoculations répétées et que l'on recueille dans leur sérum en les saignant. Ce procédé est employé pour le traitement d'un grand nombre d'affections (diphtérie, fièvre typhoïde, méningite-cérébro-spinale, etc.).

De même que la salive et le mucus nasal, les

sucs gastrique, pancréatique, intestinal, la bile, jouissent également de propriétés bactéricides.

En outre des phagocytes destructeurs de bacilles, les recherches du plus haut intérêt entreprises à l'Institut Pasteur de Paris par un savant d'origine canadienne, M. d'Hérelle (1) tendraient à prouver l'existence de microorganismes parasites qui provoqueraient la dissolution des microbes pathogènes, et auxquels il a donné le nom de *microbes bactériophages* ou mangeurs de microbes. Leur action serait dix mille fois plus active que celle des plus puissants antiseptiques connus, le sublimé, par exemple.

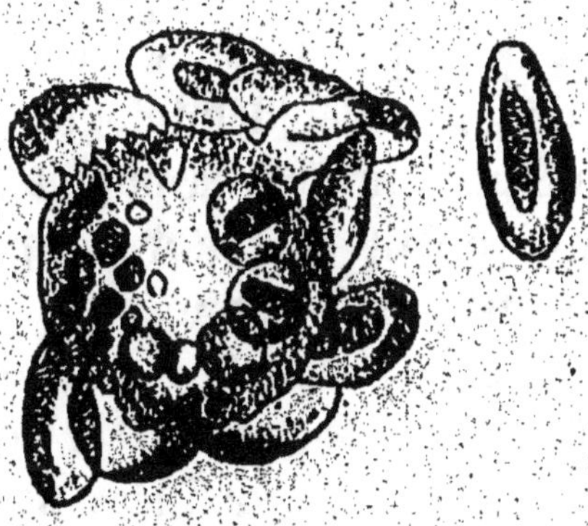

Fig. 101. — *Phagocytose de globules rouges d'oie par un macrophage (gros leucocyte) de cobaye.*
(D'après Metchnikoff.)

Les bactériologistes ont constaté des quantités formidables de microorganismes dans nos cavités : plus de 120 milliards dans nos intestins, plus de 25 espèces dans le nez et la bouche, parmi les-

(1) *Le Bactériophage, son rôle dans l'immunité*, par Mr. F. d'Hérelle. — « *La Presse Médicale* », 11 Juin 1921.

quelles le staphylocoque du furoncle et de l'anthrax, le diplocoque de la pneumonie, le streptocoque de l'érysipèle, etc.

Mais l'immense majorité de ces microbes n'engendre pas de maladie ; leur présence est non seulement inoffensive, mais indispensable au fonctionnement des lois de l'univers. Agents de la fermentation et de la transformation des substances organiques, ils les décomposent en les réduisant à l'état d'éléments (eau, air, sol) qui, à leur tour, servent à la reconstitution des êtres.

Ces microbes, appelés *saprophytes* concourent à entretenir le cycle des phénomènes de la vie sur notre globe.

Il ne faut donc pas se laisser émouvoir par les périls que dénonce l'épidémiologie, et pousser la peur des microbes jusqu'à la phobie, comme cette maman qui voulait aseptiser le pouce de son bébé, pour qu'il pût impunément se le fourrer dans la bouche. Cependant, il faut bien reconnaître que, dans l'état actuel de la science, on ne possède pas encore de données positives sur le degré de sensibilité ou de réceptivité individuel à l'action microbienne.

Aussi le simple bon sens ordonne-t-il de se maintenir sur la défensive et de prendre toutes les précautions raisonnables et reconnues efficaces pour se préserver de la contagion et, surtout, pour en éviter la propagation.

La médecine publique a pour objet de prescrire les mesures sanitaires à employer pour arriver à ce résultat.

En négligeant ses enseignements, on expose autrui aux risques de la maladie et de la mort et l'on commet une mauvaise action.

C'est une question de probité et de solidarité humaine.

INSTRUCTIONS

POUR

La **PRATIQUE** de la **DÉSINFECTION** (1)

———

PREMIÈRE PARTIE

———

NOTIONS GÉNÉRALES SUR LES MALADIES NÉCESSITANT LA DÉSINFECTION ET SUR LES PROCÉDÉS DE DÉSINFECTION

DÉFINITION

But de la désinfection

1. — La désinfection a pour but de détruire les germes des maladies transmissibles ou de les rendre inoffensifs. Sans elle, les autres mesures de prophylaxie sont insuffisantes.

(1) Adoptées par le Conseil supérieur d'Hygiène publique de France (18 février 1907).

I. — MALADIES NÉCESSITANT
LA DÉSINFECTION

Désignation des maladies.

2. — Les maladies pour lesquelles la désinfection doit être pratiquée, aux termes du décret du 10 février 1903 et conformément aux prescriptions des articles 4, 5 et 7 de la loi du 15 février 1902, sont les suivantes :

1° La fièvre typhoïde ;

2° Le typhus exanthématique ;

3° La variole et la varioloïde ;

4° La scarlatine ;

5° La rougeole ;

6° La diphtérie ;

7° La suette militaire ;

8° Le choléra et les maladies cholériformes;

9° La peste ;

10° La fièvre jaune ;

11° La dysenterie ;

12° Les infections puerpérales et l'ophtalmie des nouveau-nés, lorsque le secret de l'accouchement n'a pas été réclamé ;

13° La méningite cérébro-spinale épidémique ;

14° La tuberculose pulmonaire ;

15° La coqueluche ;

16° La grippe ;

17° La pneumonie et la broncho-pneumonie;

18° L'érysipèle ;

19° Les oreillons ;

20° La lèpre ;

21° La teigne ;

22° La conjonctivite purulente et l'ophtalmie granuleuse ;

23° L'encéphalite léthargique.

3. — Dans le cas des treize premières de ces maladies, la désinfection est *obligatoire* tant pour l'administration sanitaire qui la pratique que pour les intéressés. Dans le cas des autres maladies, l'administration sanitaire est obligée de pro-
céder à la désinfection toutes les fois que celle-ci est demandée par les intéressés.

II. — MODES DE TRANSMISSION
DES MALADIES CONTAGIEUSES

Mode de transmission.

4. — Les maladies qui viennent d'être énumé-
rées peuvent être transmises dans des conditions multiples :

La transmission peut se faire d'une manière directe : contage immédiat du malade à l'homme sain : ou d'une manière indirecte, et dans ce dernier cas le germe a besoin d'un véhicule : par

exemple, l'eau transmet le bacille typhique, les vêtements transportent le germe de la variole, etc.

1° TRANSMISSION PAR LES DÉJECTIONS DES MALADES, PAR CERTAINS PRODUITS DE SÉCRÉTIONS, PAR LE SANG INFECTÉ :

Par les déjections.

a) *Maladies transmises par les matières fécales* :

Fièvre typhoïde (selles, urines et crachats) ;

Dysenterie (selles) ;

Choléra et maladies cholériformes (selles et matières vomies).

Par les sécrétions des voies respiratoires.

b) *Maladies transmises par les sécrétions des voies respiratoires, expectoration, crachats, etc.* :

Scarlatine (sécrétions du nez et de la gorge ; les fragments d'épiderme, lorsque la peau se desquame, peuvent aussi transmettre la maladie) ;

Rougeole (matières sécrétées par les yeux, le nez, l'arrière-gorge, les bronches) ;

Diphtérie (fausses membranes, vulgairement appelées peaux ; sécrétions du nez, de la gorge, etc., etc.).

Peste pneumonique (crachats et sécrétions nasales) ;

Méningite cérébro-spinale épidémique (mucosités buccales et nasales) ;

Tuberculose pulmonaire (crachats secs et particules humides de crachats projetés par la toux ; parfois *sueur*, matières fécales et produits de suppuration) ;

Coqueluche (produits de l'expectoration) ;

Grippe (produits de l'expectoration) ;

Pneumonie et broncho-pneumonie (crachats);

Oreillons (mucosités de la bouche et du nez) ;

Peut-être **suette miliaire** (mucosités, sécrétions) ;

Encéphalite léthargique (sécrétions du rhino-pharinx).

Par autres sécrétions.

c) *Maladies transmises par les sécrétions, suppurations et desquamations :*

Variole (produits des pustules et surtout croûtes desséchées) ;

Scarlatine (fragments d'épiderme lorsque la peau se desquame [voir également ci-dessus]) ;

Peste bubonique (matières issues des pustules ulcérées ou gangrenées et de bubons [voir également ci-dessus]) ;

Infections puerpérales (sécrétions vaginales, pus, lochies) ;

Ophtalmie purulente des nouveau-nés (pus provenant des yeux de l'enfant) ;

Erysipèle (sérosités et parcelles d'épiderme détachées des surfaces enflammées) ;

Teigne (pellicules épidermiques du cuir chevelu) ;

Conjoncti te purulente *et* **ophtalmie granuleuse** (sécrétions oculaires).

Par sang infecté.

d) *Maladies transmises par le sang infecté du malade (transporté par certains petits animaux ou parasites) :*

Peste (rats et puces [voir également ci-dessus]);

Fièvre jaune (moustiques) ;

Typhus exanthématique (puces, poux, punaises, etc.) et selon toute vraisemblance **lèpre** (les puces, poux, araignées, etc.) ;

Peut-être **suette miliaire** (puces).

2° Transmission par tout ce qui a pu être souillé par les produits de sécrétions et par les déjections :

Souillures provenant des déjections ou sécrétions.

Corps du malade ;

Ses vêtements, son linge (mouchoirs, chemises, etc.) et sa literie (draps, matelas, oreillers, traversins, couvertures, etc. ;

Ses objets de toilette et ses ustensiles de ménage (verres à boire, tasses, cuillères, assiettes, éponges, essuie-mains, etc.), ses jouets, ses livres, ses crayons, porte-plume, etc. ;

Parois et mobilier de sa chambre (lit, table de nuit, chaises, tapis, rideaux, tentures, murs, planchers, portes, fenêtres, etc.) ;

Siège et abords des latrines ou des water-closets qui auraient été salis par les excréments du malade ; fosses d'aisances, fumiers et fosses à purin où auraient été jetées ou déversées ses déjections ;

Eaux ménagères provenant de la toilette ou des bains donnés au malade, du rinçage des ustensiles à son usage et des vases de nuit, du nettoyage de la chambre, du lavage du linge ; — éviers, vidoirs, bacs de pompes, décharges, rigoles, ruisseaux, fossés ; — et surtout eaux de rivières, de sources, puits ou citernes qui auraient été infectés par déversement ou infiltration de ces eaux contaminées ; — certains aliments mangés crus et souillés accidentellement par de l'eau contenant des germes pathogènes : huîtres et coquillages, lait, radis, salades, etc. ;

Certaines marchandises souillées de sang (laine des animaux charbonneux).

3° TRANSMISSION PAR LES PERSONNES

Les germes peuvent être transmis par les personnes qui ont soigné ou visité le malade, par celles qui ont manié et transporté les objets souillés, si ces personnes ne s'astreignent pas à des mesures de propreté et de désinfection : ils peuvent être aussi transmis parfois par des lettres.

4° TRANSMISSION PAR CERTAINS ANIMAUX

Transmission par les insectes et rongeurs.

Pour quelques affections, telles que la peste, la fièvre jaune, le typhus exanthématique et selon toute vraisemblance la lèpre, etc., la maladie peut être transmise *par certains animaux*, tels que les rats et les insectes, moustiques, puces, poux, punaises, araignées, etc.

Les puces des rats de certains pays, surtout celles des rats de l'Inde et de l'Egypte, piquent l'homme et transmettent la peste.

Les mouches qui souillent facilement leurs trompes et leurs pattes dans les produits de déjections ou d'expectoration jouent un rôle important dans le transport des germes pathogènes (tuberculose, fièvre typhoïde, choléra, etc.).

III. — PROCÉDÉS ET APPAREILS DE DÉSINFECTION

Procédés de désinfection.

5. — La désinfection se pratique :

a) Par l'immersion dans l'eau bouillante ;

b) A l'aide de substances chimiques, liquides ou à l'état gazeux ;

c) Par l'exposition des objets contaminés dans une étuve, soit à vapeur, soit à dégagement de gaz antiseptiques.

A) DÉSINFECTION PAR IMMERSION
DANS L'EAU BOUILLANTE

Eau bouillante.

6. — L'immersion dans l'eau bouillante à gros bouillon doit durer au moins une heure. On favorise l'élévation du point d'ébullition de l'eau et par conséquent l'efficacité de son action en y ajoutant du sel ou un peu de carbonate de soude ; on peut ainsi désinfecter notamment les objets, linges et ustensiles ayant servi au malade.

B) DÉSINFECTION PAR DES SUBSTANCES CHIMIQUES

Substances chimiques.

7. — On doit rechercher surtout parmi les désinfectants ceux qui possèdent à la fois les qualités suivantes : action rapide et sûre, maniement facile, effet de détérioration nul des objets et coût aussi faible que possible.

8. — La désinfection peut être pratiquée suivant les cas par les désinfectants chimiques ci-après :

Solutions désinfectantes.

Solutions.

1° **Cresylol sodique** (1) : solution forte à 4%,

(1) Formule du *crésylol sodique liquide ou solution alcaline concentrée de crésylol officinal :*
Crésylol officinal............... 1.000 grammes.
Soude caustique liquide ...... 1.000 —
Effectuer le mélange dans un récipient en grès ou en métal. La réaction dégage beaucoup de chaleur et pourrait provoquer la rupture des récipients en verre. Ne s'emploie que dilué suivants les indications prescrites.

solution faible à 1%. *A tous les points de vue, la valeur de cet antiseptique est assez grande pour qu'il puisse suffire à lui seul à remplacer tous les autres désinfectants liquides.*

2° **Eau de Javel** étendue d'eau de façon à obtenir une solution titrant un degré chlorométrique par litre ;

3° **Lessives chaudes** à la cendre de bois ou au carbonate de soude ;

4° **Sulfate de cuivre** à la dose de 50 grammes par litre ;

5° **Chlorure de chaux**, solution conservée dans des vases clos, à la dose de 20 grammes pour 1 litre d'eau ;

6° **Aldéhyde formique** à raison de 20 grammes d'aldéhyde formique par litre d'eau ;

7° **Lait de chaux fraîchement préparé** à 20%. Pour avoir du lait de chaux actif, on prend de la chaux de bonne qualité, on la fait déliter en l'arrosant petit à petit avec la moitié de son poids d'eau. Quand la délitescence est effectuée, on met la poudre dans un récipient soigneusement bouché et placé dans un endroit sec. Comme un kilogramme de chaux qui a absorbé 500 grammes d'eau pour se déliter a acquis un volume de 2 lit, 200, il suffit de le délayer dans le double de son volume d'eau, soit 4 lit. 400, pour avoir un lait de chaux qui soit environ à 20% ;

8° **Sublimé corrosif** en solution de 1 gramme par litre d'eau, additionné de 10 grammes de chlorure de sodium (sel de cuisine), ou de 1 gramme d'acide tartrique ou de 1 gramme d'acide chlorhydrique. (*Ne peut être employé pour la désinfection des crachats, matières fécales et autres produits organiques, parce qu'il se forme des combinaisons insolubles qui neutralisent ses propriétés.*)

9° La **lessive de soude**, en solution aqueuse à 10% et teintée à l'aide d'une substance colorante (pour les crachats spécialement).

Désinfectants gazeux.

Gaz.

Parmi les substances chimiques, on peut utiliser à l'état gazeux, pour la désinfection, les suivantes :

1° **L'aldéhyde formique gazeuse**, obtenue à l'aide de l'un des appareils autorisés officiellement ;

2° **Les vapeurs d'acide sulfureux** dans les cas particuliers et les conditions déterminées par les instructions du Conseil supérieur d'hygiène.

Cas dans lesquels les désinfectants chimiques peuvent être utilisés.

Emploi des désinfectants chimiques.

9. — Les usages pour lesquels les désinfectants chimiques indiqués ci-dessus sont *recammandés* sont les suivants :

Le cresylol sodique pour les produits de sécrétion, d'expectoration, pour les déjections, pour le lavage des planchers ;

L'eau de Javel :

Pour la désinfection des produits de sécrétion et d'expectoration et des déjections ;

Pour celle des linges, vêtements, literies par lavage ou trempage ;

Pour celle des objets ou ustensiles ayant servi au malade ;

Pour celle des parois, murs, planchers, meubles, etc.

Les lessives :

Pour la désinfection des linges, vêtements, literies par lavage ou trempage et pour celle des objets ou ustensiles ayant servi au malade ;

Le sulfate de cuivre et le chlorure de chaux :

Pour la désinfection des produits de sécrétion et d'expectoration et des déjections;

L'aldéhyde formique en solution :

Pour la désinfection des linges, vêtements, literies par lavage ou trempage ;

Pour celle des objets ou ustensiles ayant servi au malade ;

Pour celle des parois, murs, planchers, meubles, etc. ;

Le lait de chaux fraîchement préparé :

Pour la désinfection des produits de sécrétion et d'expectoration et des déjections ;

Pour le badigeonnage des murailles non tapissées, qui constitue, quand il est possible de le pratiquer, un bon moyen de désinfection ;

Le sublimé :

Pour la désinfection des parois, murs, planchers, meubles, etc. ;

Pour le lavage du corps du malade, ainsi que de la figure et des mains des personnes qui le soignent ou le visitent.

Ce produit *ne doit pas* être employé pour la désinfection des crachats, des matières fécales et autres produits organiques ;

L'aldéhyde formique gazeuse :

Pour la désinfection des parois, murs, planchers, meubles, etc. ;

La lessive de soude :

Pour la désinfection des crachats, ceux des tuberculeux en particulier.

De tous ces désinfectants chimiques, le plus simple, le plus actif et le moins coûteux est le **cresylol sodique**. N'était son odeur phéniquée, il serait recommandé dans la plupart des cas.

C) Etuves

10. — L'exposition des objets contaminés dans une étuve, soit à vapeur d'eau, soit à dégagement de gaz antiseptiques, tels que l'aldéhyde formique gazeuse, est le meilleur et le plus rapide moyen de désinfection des vêtements, de la literie, des linges, des tapis, des rideaux, des tentures, etc.

Les objets tachés de sang, de pus, de matières fécales, etc., qu'on veut exposer à l'action de l'étuve, doivent être préalablement nettoyés dans un liquide antiseptique.

Les étuves à vapeur d'eau ne doivent jamais recevoir de cuirs ni de fourrures.

Observation générale applicable aux appareils.

11. — Les étuves et les appareils servant au dégagement de gaz antiseptiques (aldéhyde formique gazeuse, ou autres) ne peuvent être mis en service que s'ils ont reçu l'autorisation officielle exigée par la loi du 15 février 1902 et le décret du 7 mars 1903 ; leur fonctionnement doit être rigoureusement conforme aux conditions spécifiées dans le certificat de vérification dont ils ont fait l'objet en conséquence.

DEUXIÈME PARTIE

APPLICATION

12. — **La désinfection doit se pratiquer dès que la maladie a été reconnue, pendant toute sa durée et après le transport du malade, sa guérison ou son décès.**

Recommandations générales.

13. — *Devoirs de la famille et du médecin.* — Tout chef de famille ou directeur d'un établissement public ou privé doit veiller à ce que la désinfection soit exécutée.

Le médecin traitant a pour devoir de rappeler cette obligation aux familles, de leur prescrire les agents désinfectants appropriés, d'en indiquer et surveiller l'emploi.

Les services publics de désinfection sont chargés d'assurer ou de contrôler l'application de ces mesures, avec le concours des familles et conformément aux prescriptions édictées par la loi du 15 février 1902 et décret du 10 juillet 1906.

I. — MESURES A PRENDRE PENDANT LA MALADIE

Pendant la maladie.

14. — *La désinfection pendant la maladie* doit être pour ainsi dire *continue.*

Elle porte :

1° Sur les produits morbides (sécrétions, expectorations, déjections, etc.) ;

2° Sur les linges, vêtements, ustensiles et menus objets à l'usage du malade ;

3° Sur le plancher de la chambre et sur les meubles qui seraient directement souillés ;

4° Sur le malade lui-même et sur les personnes qui l'approchent ;

5° Dans les cas visés au numéro 4 (page 364), sur la destruction ou l'élimination (grillages contre les moustiques) des petits animaux ou insectes susceptibles de transmettre la maladie.

A) Désinfection des produits morbides

Selles, vomissements, urines.

15. — *Les selles, vomissements et urines* des personnes atteintes de **fièvre typhoïde**, de **dysenterie**, de **diarrhée estivale**, de **choléra** et de **maladies cholériformes**, sont reçus dans des vases où l'on aura mis deux à trois grands verres de solution désinfectante (solution de crésylol sodique forte, eau de Javel, sulfate de cuivre, chlorure de chaux, lait de chaux, lessive de soude).

Les produits ainsi désinfectés sont, deux à trois heures au moins plus tard, jetés dans les latrines ou enfouis dans une excavation du sol, loin des sources et des puits à eau potable.

Crachats, fausses membranes, sécrétions de la gorge.

Les crachats (**tuberculose, pneumonie, grippe infectieuse, fièvre typhoïde, peste**), etc., *les fausses membranes* et *les sécrétions de l'arrière-gorge* (**diphtérie, scarlatine, rougeole**), sont recueillis dans des crachoirs ou d'autres récipients appropriés, à moitié remplis d'eau additionnée de crésylol ou de la solution à 10% de soude du commerce. Les crachoirs et leur contenu seront désinfectés par un séjour prolongé dans une solution désinfectante, ou par l'ébullition.

Pus, croûtes, pellicules.

*Les matières issues des pustules ulcérées ou gan-
grenées et des bubons* dans le cas de **peste**, les
croûtes dans la **variole**, les *pellicules* dans la
scarlatine, doivent être détruites par le feu, stérilisées par l'eau bouillante, ou maintenues dans
une forte solution désinfectante jusqu'à ce qu'elles soient complètement imprégnées.

B) Désinfection des linges, vêtements, ustensiles et menus objets a l'usage du malade

Linges.

16. — *Les linges, tels que les chemises, draps
de lit, essuie-mains, mouchoirs,* etc., qui ont été
en contact avec le malade, doivent, si l'on ne peut
procéder immédiatement à leur désinfection, être
enveloppés, dès qu'ils ne sont plus en usage, dans
des draps ou des sacs mouillés au moyen de la
solution de crésylol.

Pour les désinfecter sur place, on peut, soit les
plonger pendant 6 heures dans une cuvette ou un
baquet contenant de la solution de crésylol à
4 p. 1000 ou de formol à 40 pour un litre d'eau ;
soit les faire bouillir au moins pendant une heure
dans une lessive de carbonate de soude ou de cendre de bois. Les linges resteront douze heures au
moins dans la solution désinfectante, puis ils
seront rincés dans de l'eau pure.

Dans les cas où les linges ne pourraient être
désinfectés sur place par l'un de ces procédés, les

services de désinfection auront soin de faire remettre au domicile des personnes malades des sacs en grosse toile numérotés, dans lesquels on pourra empaqueter les vêtements et le linge, etc., destinés à la désinfection par le service public ; elles les feront enlever à temps et remplacer au fur et à mesure.

Les pièces de pansement sans valeur, loques, vêtements sordides, chemises usées, ouate salie, etc., seront brûlés dans la cheminée ou le poêle, chaque fois qu'on le pourra, ou plongés dans une solution désinfectante.

Bains.

Lorsque des bains froids ou tièdes sont employés pour le traitement, l'eau peut être chargée de souillures provenant du malade et devenir elle-même, lorsqu'elle sera projetée sur le sol, un moyen de contamination dangereux.

Elle devra donc être désinfectée après usage par l'addition de crésylol sodique dans la proportion de la solution à 1%.

Les baignoires seront vidées de façon que l'eau, même désinfectée, ne puisse pas atteindre les puits ou les sources.

Vêtements.

17. — Les vêtements souillés ou contaminés doivent être enveloppés, dès qu'ils ne sont plus en usage, comme il est dit pour les linges au numéro précédent, en attendant qu'on procède à leur désinfection.

Les vêtements de toile sont désinfectés dans de l'eau bouillante.

Les vêtements de laine et de drap sont désinfectés dans une étuve à vapeur d'eau ou à vapeurs antiseptiques.

Les uniformes, les fourrures, les chaussures, les objets d'habillement en cuir, en caoutchouc, en moleskine, les chapeaux en soie ou en feutre et les casquettes, les vêtements confectionnés avec des tissus délicats tels que la soie, la peluche, le velours, etc., doivent être de préférence soumis à l'action de l'aldéhyde formique gazeuse, à l'aide de l'un des appareils autorisés et suivant les conditions données à cette autorisation.

Ustensiles.

Les ustensiles de cuisine, de table, de toilette, assiettes, tasses, verres, cuillers et autres : les crachoirs ou les récipients qui en tiennent lieu, seront plongés pendant plusieurs heures dans une solution désinfectante (eau de Javel étendue d'eau, formol du commerce, comme pour les linges) ou dans de l'eau qu'on portera à l'ébullition, puis soigneusement essuyés.

Menus objets.

Les petits objets à usage personnel des malades, livres, jouets, crayons, fournitures de bureau, porte-monnaie (et, le cas échéant, les billets de banque ou valeurs qui auraient pu être contaminés par le malade) sont soumis à l'action de l'aldéhyde formique à l'aide de l'un des appareils autorisés et suivant les conditions données à cette autorisation.

Toutefois, les jouets, livres et autres menus objets qui n'auraient pas de valeur seront de préférence brûlés dans la cheminée ou le poêle, chaque fois qu'on le pourra.

Aliments.

Les aliments ayant séjourné dans la chambre ne devront être consommés qu'après avoir subi, autant que possible, une nouvelle cuisson.

C) DÉSINFECTION DU PLANCHER DE LA CHAMBRE ET DES MEUBLES QUI AURAIENT ÉTÉ DIRECTEMENT SOUILLÉS.

Chambres et meubles.

19. — Les planchers, les poignées des portes de la chambre des malades, les meubles sont nettoyés chaque jour au moins une fois avec des linges humectés par la solution forte de crésylol. Les balayures sont jetées au feu.

Si des produits morbides, tels que crachats, vomissements, urines, sang, etc., ont souillé un objet, un meuble, le plancher, etc., on aura soin de les arroser de suite avec la même solution et de les essuyer plus tard avec des linges trempés dans cette solution.

D) DÉSINFECTION DU CORPS DU MALADE ET DES PERSONNES QUI L'APPROCHENT

Corps du malade.

20. — Le médecin veillera à la désinfection des parties du corps du malade souillées par les déjections.

Les linges ou ouate employés à cet usage sont ensuite plongés pendant une heure dans une solution désinfectante ou brûlés.

Convalescents.

Les convalescents de **variole, scarlatine, diphtérie, rougeole** doivent, avant de reprendre leur vie habituelle, les enfants avant de retourner à l'école, prendre un grand bain savonneux ou, tout au moins, subir des lotions savonneuses et générales. Ces lavages devront s'étendre au cuir chevelu et à la barbe.

Après ces lavages, les convalescents auront soin de revêtir du linge propre et des vêtements qui n'ont pas été portés pendant la maladie, à moins qu'on ne les ait préalablement désinfectés.

Garde-malades (1).

21. — Les personnes qui soignent les malades et toutes celles qui auraient pu s'infecter à leur contact doivent se désinfecter les mains, la figure et la barbe en sortant de la chambre du malade.

(1) Voir « *Maladies Contagieuses* » page 296.

Il leur est recommandé de mettre, en entrant, par dessus leurs vêtements, une longue blouse, qu'elles laisseront dans la chambre et qui devra être ultérieurement soumise à la désinfection ; de même, il leur est recommandé de porter à l'intérieur de la chambre des chaussures spéciales qu'elles mettront en entrant et laisseront en sortant.

Elles doivent s'interdire de prendre leurs repas dans la chambre des malades et se désinfecter les mains et la figure avant de manger.

E) DESTRUCTION DES INSECTES ET PETITS ANIMAUX

Insectes et rongeurs.

22. — On s'efforcera de détruire les insectes (mouches, moustiques, puces, punaises (1) et les petits animaux (rats, souris) en cas de **fièvre typhoïde, dysenterie, choléra, peste, fièvre jaune, typhus exanthématique, lèpre, suette miliaire** (n° 4, 4°), par tous les moyens spéciaux dont on pourra disposer. L'emploi de gaz asphyxiants, tels que l'acide sulfureux (voir p. 390), seul ou en combinaison, permet d'y parvenir dans des locaux fermés. Il n'existe pas jusqu'ici de procédé qui permette à lui seul d'assurer avec certitude la destruction de ces animaux et parasites d'une façon absolue ; mais il faut néanmoins utiliser tous ceux qu'on a pratiquement à sa portée et qui sont d'ordinaire mis en usage.

(1) Voir page 165 et suivantes.

II. — MESURES A PRENDRE
APRÈS TRANSPORT, GUÉRISON OU DÉCÈS

Après la maladie.

23. — *La désinfection après transport, guérison ou décès* porte, en premier lieu, sur les différents points qui ont été déjà visés pendant la maladie sous les lettres *A* à *E* (n°ˢ 15 à 22 et qui doivent nécessairement, après sa terminaison, faire l'objet de mesures d'ensemble complémentaires ; et en second lieu, dans les conditions qui vont être indiquées ci-après (lettres *F* à *I*, n°ˢ 24 à 31) :

Sur les couvertures, matelas et objets de literie ;

Sur les parois de la chambre (murs, planches, fenêtres, portes, etc.) et sur le mobilier (lit, table de nuit, chaises, tapis, rideaux, tentures, etc.) ;

Sur les latrines, fosses d'aisances et fumiers qui auraient été contaminés par des déversements ;

Sur les éviers, vidoirs, bacs de pompes, rigoles, ainsi que sur les bassins des sources, les puits ou les citernes qui auraient pu être directement ou indirectement souillés.

F) DÉSINFECTION DES COUVERTURES, MATELAS, PAILLASSES ET AUTRES OBJETS DE LITERIE

Objets de literie.

24. — Les matelats, sommiers, paillasses et autres objets de literie peuvent être désinfectés, soit par exposition dans une étuve ou chambre à vapeur d'eau ou à vapeurs antiseptiques, soit par l'un des procédés indiqués ci-après.

On en prévient, au moins partiellement, la souillure et on en facilite la désinfection ultérieure en plaçant sous le malade un tissu ou un papier imperméable (**choléra, fièvre typhoïde,** etc., etc.).

Transport au poste.

25. — Si les couvertures, matelas, paillasses ou autres objets de literie doivent être désinfectés au poste, ils sont enveloppés, pour leur transport, dans des linges ou sacs arrosés d'une solution désinfectante

Avant leur passage à l'étuve, et dans le cas où ils seraient tachés de sang, de matières fécales, de pus, etc., ces objets doivent être soumis à un trempage ou mieux à un lavage mécanique dans une solution désinfectante, le passage à l'étuve ayant pour effet de rendre ces taches indélébiles, si cette précaution n'est pas prise.

Mesures à prendre en l'absence d'étuve.

26. — Si la désinfection par l'étuve ne peut être aisément pratiquée, notamment en raison de l'éloignement de l'étuve utilisable, on peut procéder de la façon suivante :

Les couvertures sont plongées dans une solution de savon mou, préparée avec 250 grammes de savon pour 10 litres d'eau et qui est, après deux heures de contact, portée à l'ébullition ; on les y remue de manière à déplacer l'air retenu dans les plis des tissus et on les fait bouillir dans le bain recouvert d'un couvercle.

Les matelas, traversins, oreillers, édredons, lits de plumes, sont défaits, après avoir été largement arrosés avec une solution désinfectante. Les enveloppes sont mises à la lessive ou plongées dans une solution désinfectante. La laine le crin et la plume sont désinfectés par un trempage et un lavage à froid dans une solution désinfectante de crésylol ; l'action de ce bain désinfectant est lente ; le crin ou la laine y resteront douze heures au moins, au cours desquelles ils seront agités avec un bâton de manière à déplacer l'air retenu dans leur épaisseur ; ils seront ensuite rincés dans de l'eau pure, pendant une ou deux heures.

Les paillasses, vieilles couvertures, etc., sont enveloppées dans des sacs mouillés et transportées au dehors.

S'il existe un espace libre suffisant à proximité de l'habitation (cour, jardin, etc.), on les incinérera après arrosage au pétrole, sous réserve des dispositions rappelées au n° 34 pour la destruction des objets mobiliers.

Souvent, on sera forcé de transporter au poste des paillasses, etc., fortement imprégnées de liquides diarrhéiques, etc., dont la destruction par le feu présenterait des difficultés : le procédé le plus sûr consiste à les désinfecter à l'étuve.

Sommiers.

Les enveloppes des sommiers sont lavées comme il est dit ci-dessus pour celles des matelas ; le cadre et les ressorts sont nettoyés avec le plus grand soin au moyen de brosses et de linges mouillés, trempés dans une solution désinfectante.

G) DÉSINFECTION DES PAROIS ET DU MOBILIER DE LA CHAMBRE

Locaux et mobiliers.

27. — A la suite du transport du malade à l'hôpital, de son changement de logement, de sa guérison ou de son décès, la désinfection de la chambre et des locaux où il a séjourné est indispensable.

La désinfection des locaux peut être pratiquée, soit par le dégagement dans la pièce d'un gaz antiseptique, soit par le lavage et l'humectation des parois et des objets à l'aide d'un liquide désinfectant.

Il est désirable que la chambre soit évacuée et demeure close pendant deux ou trois heures au moins avant l'arrivée des désinfecteurs, afin d'assurer, par le repos de l'air, la chute de toutes les poussières qui s'y trouvent en suspension.

Désinfection par dégagement de gaz antiseptique
(Voir p. 390)

Désinfectants gazeux.

28. — On aura recours à la désinfection du domicile par un gaz antiseptique, tel que l'aldéhyde formique, quand les locaux peuvent être clos hermétiquement.

Quel que soit le procédé employé pour la désinfection par l'aldéhyde formique gazeuse, plusieurs conditions doivent être remplies pour qu'elle donne des résultats satisfaisants ;

1° Les objets susceptibles d'être désinfectés par ce gaz doivent être disposés de telle manière que leurs surfaces soient largement exposées partout à son action.

Le lit et les meubles adossés aux murs sont écartés de ceux-ci, les tiroirs des armoires complètement tirés ;

2° Toutes les précautions doivent être prises pour que l'espace à désinfecter demeure hermétiquement clos pendant toute la durée de l'opération. Si l'on ne peut pas fermer le local, en obturer convenablement les ouvertures, fentes, lézardes, tous les mal-joints en un mot, il faut renoncer à la désinfection par l'aldéhyde et recourir aux lavages.

Tous les mal-joints des portes et fenêtres sont calfeutrés avec des bandes d'ouate ou du papier qu'on brûlera ensuite.

Les fêlures des vitres et les fissures des portes, planchers, etc., sont bouchées avec des bandes de papier ou du mastic de vitrier, de même que les trous de serrures, à l'exception de celui de la porte d'entrée.

Les bouches de calorifère, les orifices servant à la ventilation, les trous pratiqués dans la cheminée pour le passage des gaz fournis par les appareils de chauffage, les poêles, etc..., toutes les ouvertures quelconques dans les murailles (tuyaux acoustiques, orifices de passage de fils de sonneries électriques, etc.), doivent être recherchés et soigneusement bouchés.

Quand le poêle ne peut pas être retiré de la cheminée, on ferme les ouvertures, portes des fourneaux, joints, avec des bandes de papier gommé, d'ouate, ou du mastic.

Toutes ces opérations, prescrites en vue de rendre l'herméticité du local aussi parfaite que possible, doivent être exécutées avec le plus grand soin.

Avant de quitter la chambre, les désinfecteurs se dépouillent de leurs vêtements de travail et les étalent sur le support. Ils se lavent les mains, la figure, la barbe, avec la solution faible de crésylol ou de sublimé au millième, puis sortent de la chambre. Ils ferment la porte et la calfeutrent soigneusement du dehors et bouchent le trou de serrure avec une bourre d'ouate.

Les opérations de désinfection sont ensuite effectuées à l'aide de l'un des appareils autorisés pour la désinfection par gaz antiseptiques.

Les conditions du fonctionnement de l'appareil formogène, la dose à employer, la durée de l'opération, doivent être rigoureusement telles que l'autorisation officielle les énumère.

Lorsque le temps de contact indiqué sur le certificat d'autorisation sera écoulé, les portes et les fenêtres seront rapidement ouvertes de manière à aérer activement.

Désinfection par lavages.

Lavages.

29. — On emploiera les lavages avec l'une des solutions ci-dessus indiquées (n° 8) toutes les fois qu'on aura à désinfecter des locaux qu'on ne pourrait pas clore hermétiquement, ou qui seraient malpropres, encombrés et ne pourraient rester longtemps inoccupés.

Les planchers, boiseries, portes et fenêtres, les murs peints à l'huile ou tapissés avec du papier sont lavés avec l'une des mêmes solutions. Les désinfecteurs feront usage de deux seaux, l'un pour le liquide désinfectant, l'autre pour l'eau pure destinée au rinçage des linges et brosses.

L'application de la solution désinfectante doit être autant que possible précédée, pour les peintures et les boiseries, d'un lessivage préalable avec une solution alcaline.

Les lavages antiseptiques s'exécutent à la main, méthodiquement. Après avoir passé le linge, la brosse à main ou le pinceau, de haut en bas, sur une partie de la paroi, on les rince dans l'eau pure, puis on les trempe à nouveau dans le liquide désinfectant et l'on passe à la surface voisine.

Les murs blanchis à la chaux ou à la colle sont badigeonnés à nouveau avec un lait de chaux fraîchement préparés ou repeints à la colle.

Les logements tapissés au papier seront désinfectés à l'aide de vapeurs d'aldéhyde formique dans les conditions indiquées pour chaque appareil et chaque système par le Conseil supérieur d'hygiène publique.

Le sol battu, en terre glaise, des maisons pauvres à la campagne, doit être arrosé abondamment avec la solution forte de crésylol.

On a soin de verser le liquide désinfectant dans tous les coins et recoins, de manière à imprégner profondément l'air de la chambre ; on gratte ensuite le revêtement sur une épaisseur de plusieurs millimètres et l'on fait un nouvel arrosage.

Les meubles (bois de lit, chaises, tables, etc.), les cadres, les glaces et tous autres objets qui doivent être traités avec ménagement et qu'il faut éviter de trop mouiller, seront frottés au linge humecté de la solution faible de crésylol.

H) DÉSINFECTION DES LATRINES, FOSSES D'AISANCES, ETC.

Latrines, fosses d'aisances.

30. — Comme il est à craindre dans les cas de **fièvre typhoïde**, de **dysenterie** et surtout de **maladies cholériformes**, ou de **choléra**, que les latrines n'aient été souillées par des déjections, il sera toujours prudent de leur appliquer les mesures de désinfection indiquées ci-dessus pour les chambres des malades : lavage du siège, des abords, etc.

La désinfection des fosses d'aisances n'a d'utilité que dans les cas où des matières cholériques, typhiques ou dysentériques y ont été projetées depuis peu de temps.

Elle est toujours difficile à réaliser et assez incertaine.

Un moyen à recommander consiste à y jeter des quantités considérables de lait de chaux (environ 5 litres de lait de chaux à 20% par mètre cube de matières de vidange) et à chercher à obtenir un brassage intime de la masse, en la remuant avec une longue perche. Dans tous les cas, il est nécessaire d'y verser de l'huile de schiste à raison d'un kilogramme par mètre superficiel de fosse.

I) DÉSINFECTION DES ÉVIERS, VIDOIRS, RIGOLES ET DES PUITS, CITERNES, ETC.

Eviers, vidoirs, cours, etc.

31. — Les éviers, vidoirs, bacs de pompe, rigoles, cours et courettes sont abondamment arrosés avec la solution forte de crésylol à 4%.

Il en est de même des fumiers.

Puits.

Lorsqu'il y a lieu de croire qu'un puits maçonné à eau potable a été contaminé, on pourra le désinfecter, ainsi que son contenu, de la manière suivante :

On verse dans le puits une quantité de permanganate de chaux ou de potasse pour colorer fortement l'eau en rose. Cette quantité doit être calculée, d'après le volume d'eau que contient le puits au moment de l'opération, sur la base de 10 grammes de permanganate par mètre cube d'eau à désinfecter. Le permanganate devra être dissous préalablement et versé dans le puits à l'état de solution.

Après déversement du permanganate, on laisse en contact pendant vingt-quatre heures, puis on pompe jusqu'à ce que l'eau soit redevenue absolument incolore.

Si d'ailleurs il résulte des constatations faites que le puits ne pourrait être dans la suite complètement soustrait à de nouvelles contaminations, il est préférable, lorsque les conditions locales le permettent, de condamner ce puits et d'en construire un nouveau qui n'y soit pas exposé. Le mieux est de forer un puits métallique, dont l'ouverture sera protégée contre tout apport de germes morbides de la surface du sol.

RÈGLE A SUIVRE POUR L'ASSAINISSEMENT DE LA CHAMBRE D'UN MALADE APRÈS LA MALADIE

Dans tous les cas, après la guérison ou une terminaison fatale de la maladie, on devra désinfecter la chambre et tous les objets qui s'y trouvent.

A Paris, il suffit de s'adresser au service sanitaire municipal, dont les escouades désinfectent les locaux au moyen du formol ou de lavages antiseptiques et se chargent également de purifier à la laveuse-désinfecteuse, à la chambre à formol ou à soufre, à l'étuve à vapeur sous pression, les objets d'habillement, de literie, etc., qui ont été contaminés. Ce service public est fait *gratuitement* « pour les loyers au-dessous de 5oo fr. (1) ».

Dans les endroits où il n'existe pas, il convient de procéder soi-même à ces opérations.

Elles consistent à projeter successivement sur le plafond, les murs, les boiseries, les portes, les fenêtres, les parquets, les meubles, une solution de sublimé à 1 p. 1.000, à l'aide d'une pompe de jardin. On peut encore se servir de lavettes, de brosses à la main, de pinceaux, d'éponges, en ayant soin chaque fois de les laver à l'eau pure avant de les tremper dans la solution désinfectante.

La literie et les vêtements seront plongés dans la solution ou mieux, brûlés.

A défaut de sublimé, on peut se servir d'*eau de Javel*.

Dans les cas graves, la désinfection doit s'étendre rigoureusement à toutes les pièces de l'appartement, sans jamais oublier, même dans les cas bénins, de désinfecter les éviers, les vidoirs, les cabinets et les fosses d'aisance (4 kilogr. de sulfate de cuivre pour 1.000 de matière à désinfecter).

DÉSINFECTION PAR LE SOUFRE

Moins usitée qu'autrefois, la désinfection par les vapeurs d'acide sulfureux produites par la combustion du soufre peut rendre de bons services à la campagne ; voici comment on procède à

(1) Voir p. 393.

cette opération : enduire de vaseline les surfaces dorées (cadres, etc.) qui, sans cette précaution, seraient détériorées par les fumées acides : puis on bouchera toutes les ouvertures comme il est dit page 383, et par suspendre les vêtements, couvertures, tous les effets de lainage ayant appartenu au malade, dans la pièce même. Ces dispositions prises, on placera dans des terrines au-dessus d'un bassin d'eau ou sur une épaisse couche de sable mouillé, une quantité de soufre calculée d'après le cubage de la chambre (soit 3o gr. de soufre par mètre cube). Le soufre sera enflammé à l'aide d'alcool versé sur les morceaux. A la rigueur, on pourra se contenter pour une chambre de moyenne dimension (4o à 5o mètres cubes) de brûler dans le fond d'une terrine 5oo gr. de mèche soufrée. Le local restera fermé pendant vingt-quatre heures : après quoi les objets de literie et les vêtements qui s'y trouveront seront nettoyés avec le plus grand soin.

Le papier de la chambre sera enlevé et remplacé, ou mieux, le mur blanchi à la chaux, les parquets grattés et lavés avec une solution de sublimé corrosif (1 gramme pour un litre d'eau) ; la pièce sera laissée inoccupée pendant huit jours au moins, les fenêtres étant tenues pendant tout ce temps constamment ouvertes jour et nuit.

Des précautions doivent être prises en entrant dans les lieux soumis à des fumigations, afin de ne pas inspirer les gaz dangereux (acide sulfureux) ; n'y pénétrer qu'après avoir laissé l'air y circuler librement pendant un certain temps.

La sulfuration est un excellent moyen de « désinsection » (destruction des insectes : punaises, puces, mouches, etc.).

DÉSINFECTION PAR LE FORMOL

Le formol est un gaz dont on emploie la solution à 40%. Il est également soluble dans l'eau (pour pansements, solution à 1 p. 4.000). C'est un antiseptique puissant, qui possède l'avantage de n'être pas toxique.

Pour désinfecter un local, on met l'appareil générateur de vapeurs de formol au dehors, le tuyau d'échappement étant placé à l'intérieur. Comme pour la désinfection par le soufre, il faut avoir soin de bien ventiler avant de pénétrer dans les locaux soumis aux vapeurs de formol.

On trouve dans le commerce des appareils à désinfection très commodes, lorsque l'éloignement de tout centre oblige les particuliers à pratiquer eux-mêmes l'opération. Une notice détaillée enseigne la manière d'opérer (1).

TRANSPORT DES MALADES ET DES BLESSÉS

Pour opérer le transport d'un malade ou d'un blessé à l'hôpital, il suffit de télégraphier ou téléphoner aux adresses suivantes, pour obtenir qu'une voiture vienne le prendre. Faire connaître la nature de la maladie. Les frais varient suivant que

(1) Ne jamais occuper de nouveaux locaux d'habitation sans avoir préalablement fait procéder à la désinfection.

le transport a lieu dans l'intérieur de Paris (5 fr.) ou de Paris en banlieue (de 20 à 30 fr., suivant la zône). Gratuit pour les inscrits au Bureau de bienfaisance.

Ambulances urbaines (blessés) :

Hôpital Saint-Louis, rue Bichat, 40. Tél. : Nord, 22.03 et 04.

Ambulances municipales (malades) :

Rue Falguière, 106. Tél. : Ségur, 08.67.
Rue Chaligny, 21. Tél. : Diderot, 13.45.
Rue Caulaincourt, 102. Tél. : Marcadet, 04.74.
Ce service est complété par un Bureau central de renseignements, avenue Victoria, 5, auquel on peut s'adresser de jour et de nuit. Tél. : Archives, 14.80 (spécifier « Ambulances »).

DÉSINFECTION DES LOCAUX CONTAMINÉS

La Ville de Paris possède un service de désinfection dépendant de la Préfecture de la Seine. S'adresser par lettre, télégramme ou téléphone, à l'un des postes ci-après :
Poste central : avenue Victoria, 5. Tél. : Archives, 14.80.
Rue du Château-des-Rentiers, 71. Tél. : Gobelins, 02.74.
Rue des Récollets, 6. Tél. : Nord, 02.97.
Rue Chaligny, 21. Tél. : Diderot, 13.81.
Rue Stendhal, 1. Tél. : Roquette, 04.17.

Ces opérations sont faites à titre onéreux, la redevance étant proportionnelle au loyer réel à partir de 5oo fr. et au-dessus.

Il est accordé exonération complète aux établissements sanitaires ou charitables, aux membres du corps médical, aux sages-femmes, ainsi qu'aux instituteurs publics et leur famille, lorsque cette désinfection est demandée dans un intérêt professionnel. Les Ecoles et Institutions libres ont une diminution de 5o%.

La désinfection des chambres faisant partie d'hôtels garnis est également gratuite.

DÉSINFECTION D'OBJETS MOBILIERS DE LITERIE, D'HABILLEMENT, ETC.

S'adresser au service de désinfection, soit au poste le plus proche du domicile contaminé, soit au poste central, avenue Victoria, n° 5. Toutes les opérations faites pendant le cours d'une maladie sont comptées pour une seule opération, à la condition qu'elles se succèdent à des intervalles de durée ne dépassant pas six mois.

Nota. — Les habitants sont instamment priés de notifier à M. le maire, président de la commission d'hygiène, ou à un des membres de cette commission, toute réclamation ou indication relative à des locaux insalubres ou à des malades atteints d'affection contagieuse et transmissible.

ŒUVRES D'ASSISTANCE

Il existe un grand nombre d'institutions de prévoyance contre l'infortune et il est bon de les connaître pour venir utilement en aide à ceux que l'on veut secourir.

On peut obtenir tous les renseignements désirables en s'adressant à l'*Office Central des Œuvres de bienfaisance*, 175, boulevard Saint-Germain, à Paris.

Cet Office a pour but :

De procurer aux pauvres valides des deux sexes, aux ouvriers sans ouvrage, ni ressources, un travail temporaire qui les fait vivre ;

De les aider à se placer ;

De faciliter, par une caisse de rapatriement, le voyage de ceux qui peuvent trouver du travail sur d'autres points du territoire ou de l'étranger ;

De faire le nécessaire pour ouvrir aux orphelins, aux malades, aux vieillards, aux malheureux de toutes catégories, l'accès des œuvres créées pour eux ;

De provoquer la création d'œuvres charitables nouvelles dont l'expérience démontre la nécessité, en aidant à leur existence et à leur développement.

L'Office Central échange des renseignements et des services avec les Œuvres de tous les pays.

Il publie un Répertoire, véritable « Bottin de la Charité », intitulé *Paris Charitable, Bienfaisant et Social* (1).

Ce travail, qui renferme une notice sur plus de 9.000 œuvres publiques et privées, fait le plus grand honneur aux hommes de cœur qui l'ont entrepris et est appelé à rendre les plus signalés services aux personnes dans l'infortune ou à celles qui s'intéressent à elles, en les renseignant sur les Œuvres auxquelles il convient de s'adresser.

----

(1) Librairie Plon, un vol. de 1.078 pages. Paris, 1921.

TABLE DES CHAPITRES

PREMIÈRE PARTIE

CHAPITRE PREMIER

CHAPITRE II

Secours aux blessés

CHAPITRE III

Du transport des malades et des blessés.

CHAPITRE IV

Des sauvetages

TROISIÈME PARTIE

FIN DE LA TABLE DES CHAPITRES

TABLE DES MATIÈRES